中国最美经方丛书

丛书主编 柳越冬 杨建宇

乌梅丸

WU MEI WAN

主　编

柳越冬　魏素丽　杨建宇

中原农民出版社

·郑州·

图书在版编目(CIP)数据

乌梅丸／柳越冬,魏素丽,杨建宇主编. —郑州:中原农民
出版社,2018.9
(中国最美经方丛书)
ISBN 978－7－5542－1979－9

Ⅰ.①乌… Ⅱ.①柳… ②魏… ③杨… Ⅲ.①乌梅丸-研究
Ⅳ.①R286

中国版本图书馆 CIP 数据核字(2018)第 152515 号

出版:中原农民出版社
地址:河南省郑州市郑东新区祥盛街 27 号 7 层
邮编:450016
网址:http://www.zynm.com
电话:0371－65751257
发行单位:全国新华书店
承印单位:新乡市豫北印务有限公司

投稿邮箱:zynmpress@sina.com

策划编辑电话:0371－65788677

邮购热线:0371－65713859

开本:710mm×1010mm 　 1/16
印张:16
字数:235 千字
版次:2019 年 8 月第 1 版
印次:2019 年 8 月第 1 次印刷

书号:ISBN 978－7－5542－1979－9
定价:65.00 元

本书如有印装质量问题,由承印厂负责调换

编 委 会

大美经方！ 中医万岁！

今天有点兴奋！

"中华中医药祝之友/杨建宇教授经方经药传承研究工作室"的牌子挂在了印尼·巴淡岛！[1]我很自豪地说，这是中医药界第一块"经方经药"传承研究机构的牌子！自然，在东南亚乃至全球也是第一！而这，必须感谢、感恩医圣张仲景的经方！

在20世纪80年代，我刚学了中医方剂学，就到新华书店买了一本《古方今用》，其中第一和方"桂枝汤"，不但用于治疗感冒，而且还广泛用于内外妇儿疾病。我印象最深的是既治坐骨神经痛，又治高血压。当时，我就有点懵！待学完《伤寒杂病论》，就有点明白了。但是一直到90年代初，随着临床感悟的加深，对医圣经方潜心地体验，对《伤寒杂病论》的反复体味，就基本上明白了许多。继而，临床疗效随着经方更广泛地应用而有了大幅提高，随即，我就被郑州地区多家门诊邀请出诊，还被许昌、濮阳、新乡、信阳等地邀请出专家门诊。直到现在，我仍坚持不懈地在临床中应用经方、体验经方、推广经方，并且效果显著，声誉远扬。时而，被邀至全国各地会诊疑难杂症；时而，被邀至全国各地讲解经方心得；偶尔，被邀至境外讲解经方，交流使用经方攻克疑难杂症的经验。而今天，把"经方经药"传承研究的牌子挂在了印尼·巴淡岛上，而这一切，都缘于经方！都成于经方！这真是最美经方！大美经方！我情不自禁地在内心深处呼喊，感谢经方！感恩医圣！

时间如梭！中医药发展进入加速期。重温中医药经典蔚然成风，国家中医药管理局"全国优秀中医临床人才研修项目"学员（简称国优人才班）的培养，重在经典的研修，通过对研修项目的关注、论证、宣教、参与、主持等历炼和学习，我接触到了中医经典大家，对中医经典有了更深入地认知，对经方有了更深刻地体验，临床疗效再次得到了稳步提升。北京市中医管理局、河南省中医管理局、南阳市中医药管理局共同举办仲景书院首期"仲景国医传人"精英班，我有幸作为执行班主任，再次对经方大家和经方学验有了更多的感触和心悟。再加之，近5年来我一直在牵头专病专科经方大师研修班的数十个研修班的学习与交流，在单纯的经方学习交流之基础上，更多地引导经方的学术提升和经方应用向主流医院内推广，使我对"经方热"乃至"经典热"有了更多层面的了解和把握。期间，有一个"病准方对药不灵"现象引起了我的关注，我认为这一定是中药药物的精准及合理应用出了问题。即而联想到，国优人才班讲经典《神农本草经》苦于找不到专门研究《神农本草经》的教授,而在第三批国优人才班上课时,只有祝之友老教授一个人专注《神农本草经》专题研究与经方解读。原来这是中医药界普遍不读《神农本草经》的缘故,大家不重视临床中药学科的发展,从而导致临床中药品种、中药古今变异等问题没有得到良好的控制和改善,导致用药临床不效。故而,我们就立即开始举办"基于《神农本草经》解读经方临证应用研修班和认药采药班",旨在引导大家重温中医药首部经典《神农本草经》,认真研究经方的用药精准问题。此时此刻,明确提出"经药"这一"中医临床药学"的基本概念。根据祝之友老教授的要求和亲自授课、督导,我迅速把这个概念推广至全国各地(包括台北市的国际论坛上),及东南亚地区,为提高中医药临床疗效服务!而这个结果仍然是医圣经方的引领,仍然要感谢、感恩医圣仲景!大美经方!最美经方!

我和不少中医药人一样,稍稍有点小文人情愫,心绪放飞之时,就浮想联翩,继而就草草成文。恰好"中国最美经方丛书"第一辑15册即将出版,而邀我作序,就充之为序。

之于"中国最美经方丛书",启于原"神奇的中华经穴疗法系列丛书"的畅销与好评!继而推出。既是中原出版传媒集团重点畅销图书,也是目前"经方热""经药热"之最流行类之书籍。本丛书系柳越冬教授带头,由国家名医传承室、大学科研机构、仲景书院经方兴趣研究小组等优秀的一线临床和科研人员共同编撰,是学习经方、应用经方、推广经方的参考书籍!对经方的临床应用和科研、教学均有积极的助推意义,必将得到广大"经方"爱好者、"经药"爱好者的热捧!

最后,仍用我恩师孙光荣国医大师的话来作结束语,

那就是:

美丽中国有中医!

中医万岁!

杨建宇[2]

2018 年 6 月 2 日,于新加坡转机回国候机时

注释:[1]同时还挂了"中华中药泰斗祝之友教授东南亚·印尼药用植物苑"和"中华中医药中和医派杨建宇教授工作室东南亚·印尼工作站"的牌子。每块牌子上都有印尼文、中文、英文3种文字。

[2]杨建宇:研究员/教授,执业中医师,中华中和医派掌门人,著名经方学者和经方临床圣手。中国中医药研究促进会仲景医学研究分会副会长兼秘书长,仲景星火工程分会执行会长,北京中西医慢病防治促进会全国经方医学专家委员会执行主席,中关村炎黄中医药科技创新联盟全国经方健康产业发展联盟执行主席,中医药"一带一路"经方行(国际)总策划、总指挥、主讲教授,中华国医专病专科经方大师研修班总策划、主讲教授,中国医药新闻信息协会副会长兼中医药临床分会执行会长,曲阜孔子文化学院国际中医学院名誉院长/特聘教授。

目　录

上　篇　经典温习

下篇 现代研究

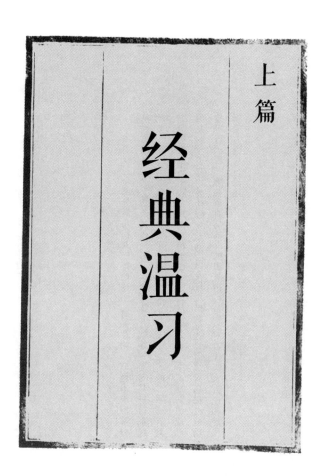

上篇

经典温习

本篇从三个部分对乌梅丸进行论述：第一章第一节溯本求源部分从经方出处、方名释义、药物组成、使用方法、方歌等方面对其进行系统梳理。第二节经方集注选取历代医家对经方的代表性阐释。第三节类方简析对临床中较常用的乌梅丸类方进行简要分析。第二章对组成乌梅丸的主要药物的功效与主治，以及作用机制进行阐释，对乌梅丸的功效进行剖析。第三章对乌梅丸的源流进行梳理，对古代医家方论和现代医家方论进行论述。

第一章 概 述

第一节 溯本求源

一、经方出处

《伤寒论》

伤寒脉微而厥,至七八日肤冷,其人躁,无暂安时者,此为脏厥,非蛔厥也。蛔厥者,其人当吐蛔。今病者静,而复时烦者,此为脏寒。蛔上入其膈,故烦,须臾复止,得食而呕,又烦者,蛔闻食臭出,其人常自吐蛔。蛔厥者,乌梅丸主之。又主久利。(338)

二、方名释义

从全方剂量来看,乌梅用至三百枚,重用乌梅为君药,取其味酸安蛔,使蛔静而痛止;经醋浸泡一宿,酸味愈浓,安蛔之力愈强,对应本方的主要功效,故以乌梅丸命名本方。

三、药物组成

乌梅三百枚,细辛六两,干姜十两,黄连十六两,当归四两,附子六两(炮,去皮),蜀椒四两(出汗),桂枝六两(去皮),人参六两,黄柏六两。

四、使用方法

古代用法：上十味，共捣筛，合治之，以苦酒渍乌梅一宿，去核，蒸之五斗米下，饭熟捣成泥，和药令相得，纳臼中，与蜜杵二千下，丸如梧桐子大。先食饮服十丸，日三服，稍加至二十丸。禁生冷滑物臭食等。

现代用法：乌梅用50%醋浸一宿，去核捣烂，和入余药捣匀，炼蜜为丸，每服9g，日服2～3次，空腹温开水送下；亦可作汤剂，水煎服。

五、方歌

六两柏参桂附辛，黄连十六厥阴遵，

归椒四两梅三百，十两干姜记要真。（《长沙方歌括》）

第二节　经方集注

伤寒脉微而厥，至七八日肤冷，其人躁，无暂安时者，此为脏厥，非蛔厥也。蛔厥者，其人当吐蛔。今病者静，而复时烦者，此为脏寒。蛔上入其膈，故烦，须臾复止，得食而呕，又烦者，蛔闻食臭出，其人常自吐蛔。蛔厥者，乌梅丸主之。又主久利。（338）

柯　琴

六经惟厥阴最为难治，其本阴而标热，其体风木，其用相火，以其具合晦朔之理。阴之初尽，即阳之初出，所以一阳为纪，一阴为独，则厥阴病热，是少阳之相火使然也。火旺则水亏，故消渴；气有余便是火，故气上撞心；心中疼热，木甚则克土，故饥不欲食，是为风化；饥则胃中空虚，蛔闻食臭则出，故吐蛔。此厥阴之火症，非厥阴之伤寒也。《内经》曰："必伏其所主，而先其所因。或收或散，或逆或从，随所利而行之，调其中气，使之和平。"是厥阴之治法也。仲景之方，多以辛甘、甘凉为君，独此方用酸收之品者，以厥阴主肝而属木。《洪范》云："木曰曲直，曲直作酸。"《内经》曰："木生酸，酸入肝，以酸泻之，以酸收之。"君乌梅之大酸，是伏其所主也。佐黄连泻心而除痞，黄柏滋肾以除渴，先其所因也。肾者肝之母，椒、附以温肾，则火有所归，而肝得所养，是固其本也。肝欲散，细辛、干姜以散之；肝藏血，桂枝、当归引血归经也。寒热并用，五味兼收，则气味不和，故佐以人参调其中气。以苦酒浸乌梅，同气相求，蒸之米下，资其谷气。加蜜为丸，少与而渐加之，缓以治其本也。仲景此方，本为厥阴诸症之法，叔和编于吐蛔条下，令人不知有厥阴之主方。观其用药，与诸症符合，岂只吐蛔一症耶？蛔为生冷之物，与湿热之气相成，故寒热互用以治之。且胸中烦而吐蛔，则连、柏是寒因热用。蛔得酸则静，得辛则伏，得苦则下，杀虫之方，无更出其右者。久利则虚，调其寒热，扶其正气，酸以收之，其利自止。愚按：厥利发热诸症，诸条不立方治，当知治法不出此方矣。（《伤寒附翼》）

黄元御

厥阴风木，生于肾水，而胎君火。水阴而火阳，阴胜则下寒，阳胜则上热。风动火郁，津液消亡，则生消渴。木性生发，水寒土湿，生意抑遏，郁怒冲击，则心中疼痛。木贼土败，脾陷则胃逆，故饥不欲食。食下胀满不消，胃气愈逆，是以吐蛔。下之阳亡脾败，乙木陷泄，则下利不止也。厥阴阴盛之极，则手足厥逆。厥而吐蛔，是谓蛔厥。伤寒脉缓而厥，至七八日，皮肤寒冷，其人躁扰无暂安之时者，此为脏厥，非蛔厥也。蛔厥者，其人当吐蛔虫。今病者有时安静，有时烦乱，此为脏寒，不能安蛔，蛔虫避寒就温，上入胸膈，故生烦乱。蛔虫得温而安，须臾烦止。及其得食，胃寒不消，气逆作呕，冲动蛔虫，蛔虫不安，是以又烦，顷则随吐而出，故当自吐蛔。蛔厥者，宜乌梅丸，乌梅、桂枝，敛肝而疏木，干姜、细辛，温胃而降逆，人参补中而培土，当归滋木而清风，椒、附，暖其寒水，连、柏，泻其相火也。（《伤寒说意》）

伤寒，脉微而见厥逆，七八日，皮肤寒冷，其人躁扰，无暂安时者，此为脏厥。脏厥者，脏寒发厥，阳根欲脱，故生躁乱，非为蛔厥也。蛔厥者，内有蛔虫而厥，其人必当吐蛔。蛔虫在内，令病者有时静，而复有时烦也。所以然者,此因脏寒不能安蛔,蛔虫避寒就温,上入其膈,故烦。蛔虫得温而安,须臾复止。及其得食,胃寒不能消纳,气逆作呕,冲动蛔虫,蛔虫扰乱不安,是以又烦。蛔闻食气而上,随胃气之呕逆而出,故其人当自吐蛔。吐蛔而发厥,是为蛔厥。乌梅丸,乌梅、姜、辛,杀蛔止呕而降气冲,人参、桂、归,补中疏木而润风燥,椒、附,暖水而温下寒,连、柏,泻火而清上热也。(《伤寒悬解》)

严则庵

胃冷仍加重汗出,因成蛔厥吐长虫,病源本属厥阴症,宜用乌梅与理中。蛔厥者,病在厥阴也,蛔入上膈则痛,须臾复止,得食则呕,而又烦,蛔闻食臭复出也,此为脏寒当自吐蛔,与乌梅温脏安蛔。亦有胃冷吐蛔者,此因发汗所致,病在阳明也,宜用理中汤加炒川椒五粒,槟榔五分,吞乌梅丸。盖乌梅丸于辛酸入肝药中微加苦寒,纳上逆之阳邪,而顺之使下也,名曰安蛔,实是安胃,故病主久利,见阴阳不相顺接,而下利之症,皆可以此方括之也。乌梅丸用细辛桂,人参附子椒姜继,黄连黄柏及当归,温脏安蛔寒厥剂。(《伤寒捷诀》)

张锡纯

厥阴一篇,病理深邃,最难疏解。注家以经文中有阴阳之气,不相顺接之语,遂以经解经,于四肢之厥逆,即以阴阳之气不相顺接解之,而未有深究其不相顺接之故,何独在厥阴一经者。盖肝主疏泄,原为风木之脏,于时应春,实为发生之始。肝膈之下垂者,又与气海相连,故能宣通先天之元气,以敷布于周身,而周身之气化,遂无处不流通也。至肝为外感所侵,其疏泄之力顿失,致脏腑中之气化不能传达于外,是以内虽蕴有实热,而四肢反逆冷,此所谓阴阳之气不相顺接也。至于病多呕吐者,亦因其疏泄之力外无所泻,遂至蓄极而上冲胃口,此多呕吐之所以然也。又胃为肝冲激不已,土为木伤,中气易漓,是以间有除中之病。除中者,脾胃之气已伤尽,而危在目前也。至于下利亦未必皆因脏寒,其因伏气化热窜入肝经,遏抑肝气太过,能激动其疏泄之力上冲,亦可激动其疏泄之力下注以成下利,然所利者必觉热而不觉凉也。(《医学衷中参西录》)

彭子益

此厥阴肝脏之本气病也。肝脏病则下寒上热,中虚风动。上热者,因下寒木失温养,化风上冲,风冲化热,热伤津液,故消渴心中热痛而饥。下寒蛔不能居,寻胃间热处而上,故病吐蛔。蛔动即是阳动,故烦。人身火在水下,上清下温则治。火出水外,上热下寒则病。上热下寒,中土必败。木气化风,木气必伤。乌梅补木气,生津液,敛风气,附子、蜀椒温下寒,黄连、黄柏清上热,干姜、人参温补中气,桂枝、当归温养木气而达肝阳,细辛温降冲气也。(《圆运动的古中医学》)

第三节 类方简析

乌梅丸在《伤寒论》中是一个驱蛔的方子,经过历代医家的发展,已经丰富了其内涵,其应用更加广泛,加减治疗更多的疾病,主要的类方有连梅汤、椒梅汤、减味乌梅丸、人参乌梅汤、麦冬麻仁汤、理中安蛔汤等,下面逐一对其进行分析。

一、连梅汤

组成:黄连二钱,乌梅三钱(去核),麦冬三钱(连心),生地黄三钱,阿胶二钱。

用法:以水五杯,煮取二杯,分二次服。脉虚大而芤者,加人参。

功用:清心泻火、滋肾养液。

主治:暑邪深入少阴消渴者,入厥阴麻痹者,及心热烦躁神迷甚者。

鉴别:此方为乌梅丸中去辛温药加甘寒养阴之品而成,本方治疗的阴伤较之椒梅汤更为严重,出现"消渴""麻痹"等症状,故不用附子、细辛、干姜、当归等辛温燥热伤阴之药,反加入阿胶、生地黄、麦冬等养阴之品,全方以泄热养阴为主。与乌梅丸之不同,后者为伤寒入厥阴,阳虚寒盛,故用附子、桂枝、细辛等温阳散寒之品,本病乃暑邪深入,阳盛阴亏,故去辛温药加甘寒养阴之品。其法源于乌梅丸,但连梅汤侧重于酸苦泄热、甘润养阴,其虽然可补乌梅丸养阴的不足,但是由于方中缺少阳药,故只能用于治疗阳盛阴亏,如果用于杂病中脾胃虚寒证,则嫌药物过于寒凉有碍中焦阳气。至于连梅汤中少佐微温之品,则变方为连梅饮,其养阴而不碍阳,清热的同时能制寒,正如张景岳说的"阴得阳助,则泉源不竭"。

方解:方中黄连泻火而津不烁,乌梅之酸以生津补肝体,合黄连酸苦为阴以泄热;色黑沉降之阿胶救肾水,麦冬、生地黄合乌梅酸甘化阴则阴亏可补;化此则泄热补阴,祛邪扶正。

方歌:连梅汤麦地阿胶,暑入少阴消渴熬,

即属厥阴麻痹症,化阴泄热用仍高。(王馨然《新增温病条辨汤头歌诀》)

二、椒梅汤

组成:黄连二钱,黄芩二钱,干姜二钱,白芍三钱(生),川椒三钱(炒黑),乌梅三钱(去核),人参二钱,枳实一钱五分,半夏二钱。

用法:水八杯,煮取三杯,分三次服。

功用:祛暑,驱蛔。

主治:暑邪深入厥阴,土衰木乘,正虚邪乘,上下格拒之证。

鉴别:暑为阳邪,其性开泄,易耗气伤津,厥阴为三阴之尽,阴气最弱,故厥阴之为病,有消渴之症。故暑邪深入厥阴,阴液的耗伤更剧,故急以养阴为要。与乌梅丸法虽相同,但去附子、当归等,变为酸甘化阴之剂。厥阴受邪,木借邪气之势必旺,来犯脾胃,故需顾护脾土,巩固后天之本。本方与半夏泻心汤亦有相似之处,但半夏泻心汤治疗的痞满,为脾寒胃热,木未乘土,而本方治疗的重点在土衰木乘,需泄肝和胃,方能恢复脾胃之气,该是两者的不同。

方解:方中黄连、黄芩、枳实苦寒涌泄,合半夏、干姜、川椒之辛温,辛开苦降,通其格拒;因正虚邪实,气阴两亏,故用乌梅、白芍之酸,合人参之甘,以酸甘化阴、益气养阴,为酸甘苦辛之剂。

方歌:椒梅姜芍夏参芩,连枳同治板在心,

消渴舌灰寒热呕,吐蛔利血失音声。（王馨然《新增温病条辨汤头歌诀》）

三、减味乌梅丸

组成: 半夏,黄连,干姜,吴茱萸,茯苓,桂枝,白芍,川椒(炒黑),乌梅。

用法: 水煎服,用量根据临床症状斟酌使用。

功用: 清暑祛湿,清上温下。

主治: 厥阴三疟,日久不已,劳则发热,或有痞结,气逆欲呕。

鉴别: 减味乌梅丸为叶天士用于治疗厥阴三疟,经久不愈,遇劳则发寒热,或者心下痞满,胃气上逆欲呕之方。此方与乌梅丸的不同在于其寒热错杂的焦点在中焦,故出现泻心汤类方的主证——心下痞满。

方解: 湿困中焦,遇热则变热,遇冷则冷,方中去附子、细辛等大辛大热之药,防湿气郁而化热,去当归、人参亦是恐其有碍中焦湿气;而改用吴茱萸,是因其性虽属热,但是能引热下行,治疗厥气上逆,浊阴不降,膈塞胀满。吴鞠通《温病条辨·下焦》第72条指出,叶天士于厥阴上犯阳明之疟痢,多用乌梅丸法化裁之,大抵柔则加白芍、木瓜之类,刚则加吴茱萸、香附之类,多不用细辛、黄柏、当归。

方歌: 减味乌梅连夏黄,姜苓桂芍蜀椒俱,

　　　　厥阴疟久因劳热,痞结阴邪逆呕苏。（王馨然《新增温病条辨汤头歌诀》）

四、人参乌梅汤

组成: 人参,莲子(炒),炙甘草,乌梅,木瓜,山药。

用法: 水煎服,用量根据临床症状斟酌使用。

功用: 酸甘化阴、健脾止痢。

主治: 久痢伤阴,口渴舌干,微热微咳者。

鉴别: 本证病机为下利损伤阴津（"口渴舌干"）,导致虚热内生（"微热微咳"）,由于没有湿热内蕴的证候表现,所以不用黄连、干姜,没有脾湿、肝寒的表现,所以不用蜀椒、当归。

方解: 人参乌梅汤方只保留了乌梅丸之人参、乌梅,另加莲子、炙甘草、

木瓜、山药而成，其功效为酸苦泄肝热，酸甘养胃阴，若下利导致阴液明显不足，则加生地黄、麦冬滋阴增液，而不用山药、莲子敛涩。

方歌：参梅莲药炙甘瓜，久痢伤阴口渴嗟，

咳热俱微宜细辨，救阴扶土法无差。（王馨然《新增温病条辨汤头歌诀》）

五、麦冬麻仁汤

组成：麦冬五钱（连心），火麻仁四钱，生白芍四钱，何首乌三钱，乌梅肉二钱，知母二钱。

用法：水八杯，煮取三杯，分三次温服。

功用：滋养胃阴、生津润燥。

主治：疟伤胃阴，不饥不饱，不便，潮热，得食则烦热愈加，津液不复。

鉴别：本证得之于暑湿日久，损伤胃阴，所以，饮食则发烦热，"病热少愈，食肉则复，多食则遗"（《热论篇》），及《伤寒论》中之"食复""劳复"即指此种情况。

方解：麦冬麻仁汤方以麦冬甘寒凉润养胃阴，生白芍酸敛养肝阴，乌梅酸泄肝热，何首乌、知母养阴截疟，配合火麻仁润肠通便，所以，本方功效为养阴益胃，酸泄肝热。

方歌：麦冬麻仁生芍知，首乌梅肉六般施，

得食愈烦津不复，胃阴疟损急扶持。（王馨然《新增温病条辨汤头歌诀》）

六、理中安蛔汤

组成：人参七分，白术一钱，茯苓一钱，川椒三分，乌梅三分，干姜（炒黑）五分。

用法：加生姜，水煎服。手足冷，加附子；有呕，加陈皮、半夏；吐蛔未止，加黄连、苦楝皮、细辛。

功用：温中安蛔。

主治：脾胃虚寒之蛔扰腹痛，症见腹痛阵作，便溏尿清，吐蛔或便蛔，四肢不温，舌苔薄白，脉虚缓等。

鉴别:本方出自明代医家龚廷贤《万病回春》,夫腹痛一证,固有寒、热、虚、实之不同,其为虫积者尤多,以其饮食不节,生冷过度,脾胃阳气薄弱,不能运化精微,蕴酿而成虫积矣。自有病证可征,急用理中,温理中脏,复其健运之职,而杜其生虫之源,加入川椒、乌梅大辛大酸之品以杀之。用蜜丸者,使之易入虫口,以缓椒、梅之急耳。(《成方便读》)

方歌:理中加减可安蛔,参术苓姜和椒梅。

腹痛便溏因虫扰,辛酸伏蛔蛔自摧。

第二章 临床药学基础

第一节 主要药物的功效与主治

　　本方由乌梅、细辛、干姜、黄连、黄柏、当归、附子、蜀椒、桂枝和人参共10味药组成,酸辛苦同用,安蛔配伍之要法,寒热并用,消补兼施,历代医家均以此方作为治蛔安蛔之主方,且其诸药相合,还具有温中补虚、清热燥湿止痢之功,故对于寒热错杂,正气虚弱之久泻、久痢亦可奏效;乌梅丸和其方所组成的乌梅汤在临床上使用广泛,疗效确切。

一、乌梅

　　乌梅别名黄仔、酸梅、合汉梅、干枝梅,为蔷薇科落叶乔木植物梅的近成熟果实经烟火熏制而成。若用青梅以盐水日晒夜浸,约10日后有白霜形成,叫作白霜梅,其功效与乌梅类似,宜忌相同。

　　临床中乌梅的常用配伍列举如下:乌梅配黄连可用于内热烦渴及湿热下利,并有安蛔之效,以蛔虫"得酸则静、得辛则伏、得苦则下",此配伍酸苦并用,可用于蛔虫引起的呕吐、腹痛、心下灼热、烦恶等症。乌梅配五味子常可用于久咳、久泻;乌梅配木瓜能化湿益胃,可用于伤暑霍乱吐泻、转筋等症;乌梅配天花粉有清热生津、止渴的功效,可用于治疗热病伤津、虚烦口渴;乌梅配槟榔常用于驱蛔理气止痛,此时常配伍木香、枳壳等行气止痛药。

二、细辛

细辛为马兜铃科植物北细辛或华细辛的全草,有北细辛与南细辛之分。北细辛主产于辽宁、吉林、黑龙江等地,根灰黄色,叶绿色,气甚芳香,味辛辣而麻舌,习惯以此为通用正品。《神农本草经》谓主"咳逆,头痛脑动,百筋拘挛,风湿痹痛,死肌。久服明目,利九窍"。

细辛主治恶寒不渴,兼治咳、厥冷、疼痛者。所谓恶寒,指患者恶寒喜暖,四肢厥冷患者往往虽夏日而厚衣,或稍受风寒则冷气入骨、全身拘急不适。所谓不渴,指口不干渴,唾液清稀且量多,甚或自觉口内有冷气,唾液咽下也觉冰冷。凡恶寒不渴之人,多精神不振,喜卧懒言,小便清长,脉象或缓或迟。其舌质淡红,舌苔白滑,上罩一层稀滑黏液,有医家称为"细辛舌"。以上为使用细辛的必见证。或咳者,痰液清稀量多,或多泡沫,或有清涕如水,或厥冷者,则四肢冷且痛,遇冷尤剧,或痛者,多为头痛、身痛、腹痛、胸背痛以及咽痛、齿痛、目痛等。

细辛治咳逆上气,多配干姜、五味子,其痰液必清稀;治疗四肢厥冷,多配当归、桂枝,其舌质必淡红;治疗疼痛,多配附子、乌头、肉桂、干姜等,其疼痛必剧。

细辛主治与附子相似,两者均用于恶寒而疼痛者,但附子能回阳救逆,用于脉伏不出时,而细辛只能化饮,不能救人于危难之际。细辛证必有水,如痰涕清稀,或舌苔水滑,精神状态较好,附子证则必有寒,如关节拘急疼痛、恶寒、精神状态较细辛更萎靡。

细辛与干姜均用于不渴而苔滑者,但细辛能止痛,干姜能止吐利,前者偏于神经系统,后者偏于消化系统。

张仲景用细辛,入汤剂量大,多用 2 ~ 3 两。入丸散剂量小,仅 1 两。后世有细辛不过钱的说法,源于宋代陈承《本草别说》,其所指者也是细辛末。但对此,后世许多医家也有不同意见,如陈修园的《神农本草经读》中有这么一段话"宋元佑、陈承谓细辛单用末不可过一钱,多则气闭不通而死。近医多以此语忌用,而不知辛香之药岂能闭气? 上品无毒之药何不可多用? 方书之言类此者不少,学者不善详察而遵信之,伊黄之门终身不能入矣"。但从张仲景用药来看,细辛粉末不可大剂量,量大必须入汤药。另外,从仲景细辛配伍来看,配附子、乌头量小,多在2两以下,如真武汤仅1两,配干姜、桂枝等则量大,多为3两。

细辛适用于恶寒口不渴者,如身热汗出口渴者,舌红少苔者,干咳无痰咽痛者,四肢厥冷而心胸烦热者,细辛当慎用。

三、干姜

干姜,为姜科植物姜的干燥根茎。主产于四川、湖北等地,旧时将产于湖北均州者,奉为道地药材,称为均姜,现时多将产于四川犍为者,视为佳品,其块大、肥壮、皮细、肉白多粉,称为川干姜。《神农本草经》谓干姜主"胸满咳逆上气,温中止血,出汗,逐风湿痹,肠澼下利"。

干姜主治多涎唾而不渴者。涎唾即涎沫,即唾液及痰涎。多涎垂者,即口内唾液较多,或咳吐痰涎较多,干姜所主的涎唾,多清稀透明,或多泡沫,患者多无口渴感,或虽渴而所饮不多。临床见此等证,其舌苔必白厚或腻,或白滑,舌面若罩一层黏液,可称此种舌为"干姜舌"。干姜证可出现于下列情况:①反复服用攻下药物后(凡经误下者,张仲景皆用干姜);②以腹泻、呕吐为特征的消化道疾病以及伴有的脉微肢冷;③以咳嗽气喘为特征的呼吸道疾病;④腰部冷痛、骨关节疼痛等;⑤部分出血性疾病。

张仲景使用干姜多配伍。干姜、甘草治呕吐、腹泻,加附子为四逆汤,加人参、白术为理中汤。干姜配半夏治呕吐,配栀子治下利以后身热烦躁,配桂枝治腹痛,配附子治下利厥冷脉微,配蜀椒治腹满腹痛,配赤石脂治下利脓血,配细辛、五味子治咳,配白术、茯苓治腰冷痛,配人参、半夏治呕吐不止,配黄连、黄芩治心下痞而吐利。

干姜主治与附子相似,其区别在于,附子证多见于心血管循环系统的症状如脉象沉微,干姜证多见于消化系统症状,如呕吐、舌苔白腻等。附子能止身疼痛而干姜则能除腹胀满,两者有内、外之别。

四、附子

附子为毛茛科植物乌头的旁生块根，主产于四川、陕西等地，而以四川所产者为优，有川附子之称。《神农本草经》谓附子"主风寒咳逆邪气，温中，金疮，破癥坚积聚，血瘕，寒湿踒躄，拘挛，膝痛能行走"。

附子主治脉沉微与痛症。

脉沉微，指脉形极细极微，按之如游丝，似有若无，或脉沉伏不出，重按至骨方得，或脉突然变得浮大而空软无力，此为附子证的特征，称为"附子脉"。这种脉多见于大汗、大下、大出血或者极度疲劳、寒冷刺激之后，体质相当虚弱的患者，也可见于经过长期疾病折磨，或年高体弱的患者。与这种脉象相伴而来的症状如下：①精神萎靡、极度疲劳感、声音低微；②畏寒、四肢冰冷；③大便溏薄或泄泻，泻下物多为不消化物，并伴有腹满腹痛等；④浮肿，尤其是下肢的凹陷性水肿，有时可出现腹水。如果检测血压，多见血压偏低，心功能与肾功能可能低下。所以"脉微细"不能仅仅理解为一个症状而应当理解为是一种体质状态，这就是中医所谓的"阳虚"或"少阴病"。

附子脉也有特殊情况，不见细弱，反见有力者，但同时必须具有其他症状。如《金匮要略》大黄附子汤证的脉象就是"脉紧弦"，桂枝附子汤证的脉象为"脉浮虚而涩"。不过两者所伴有的症状为剧烈的疼痛，所谓"胁下偏痛""身体疼烦，不能自转侧"。从临床看，附子证出现脉紧或弦的，还包括伴有出汗。如近代名医恽铁樵认为"脉硬有汗"是应用附子的特征之一。脉紧应无汗，是使用麻黄桂枝的指征，而脉紧甚至脉硬而反汗出，就是亡阳的危证，可以考虑使用附子。恽铁樵这个经验，与《伤寒论》桂枝加附子汤证是相符的，对于"发汗，遂漏不止"的患者，张仲景是主张在桂枝汤的基础上加上附子的。

附子还主治疼痛证。一是身体疼烦，在《伤寒论》及《金匮要略》中应用较多如桂枝附子汤主治"风湿相搏，身体疼烦，不能自转侧"。二是胁下偏疼，大黄附子汤主治"胁下偏痛，发热，其脉紧弦"。胁下，包括了胁肋部、上腹部和腰胯部。三是胸痛，薏苡附子散主治"胸痹缓急者"。"胸痹"为古病名,表现为胸背痛。四是腹痛,四逆散条下有"腹中痛者,加附子一枚"。《金匮要略》中的附子粳米汤,主治"腹中寒气,雷鸣切痛",均是剧烈的腹痛。唐代《千金要方》中的温脾汤(大黄、附子、干姜、肉桂、人参)治疗冷积,就是以腹痛、四肢冷、舌苔白腻为特征的疾病。此外,后世也将附子用于治疗头痛。《三因极一病证方论》治偏正头痛,年久不愈,用姜、炙附子与高良姜为末,茶调服,方名必效散。《澹寮方》中用附子配全蝎、钟乳粉,研末为丸,治疗头痛。《传家秘宝方》中则用附子石膏为末内服,均用附子。妇人痛经也可使用附子。《简易方论》用附子配当归研粗末煎服,治疗经候不调,血脏冷痛,是治疗痛经。

附子所主治的痛证,其痛势剧烈,并出现以下几种情况:①患者虽苍白虚弱,反而烦躁不安,全身疼痛而痛无定处,如一些肿瘤引起的疼痛、中枢性疼痛等;②关节疼痛、拘急而冷汗直冒,如某些风湿性关节炎、腰椎间盘脱出、痛风等;③胁腹大痛而腹部按之无硬满拒按而且舌不红、苔不黄腻者;④胸痛彻背,四肢冰冷过肘及膝,如心绞痛等。

附子主治的二证之中,脉象沉微最为重要。虽然《金匮要略》大黄附子汤证的胁腹偏痛时,其脉紧弦,但这是疼痛之脉,待痛止则脉必沉。身体烦疼者,脉虽浮而按之多软。

另外,《伤寒论》加附子多次提到"恶寒""微寒""不渴",说明附子证决无恶热、口渴诸证。患者多面色晦暗或有轻度浮肿,目睛无神,言语无力多思卧困重,即《伤寒论》所谓"少阴之为病,脉微细,但欲寐"所描述的状态。无以上指征时,附子的使用要谨慎,不可过量。

张仲景用附子,止痛多与细辛同用,温阳止泻则与干姜同用。与白术茯苓白芍同用利水,与麻黄、芍药、桂枝、甘草同用治疗身痛。配人参治大泻而脉微不出,配大黄治腹痛而大便不通。此外,张仲景方中,附子、甘草、生姜同用者甚多。陶弘景在《本草经集注》中说,俗方每用附子需甘草、人参、生姜相互配合者,正制其毒也。有实验表明,单用附子具有较大毒性,而四逆汤(附子9~12g,干姜6~9g,炙甘草12g)毒性大为减轻,二者口服量相差41倍。其原因为甘草中的主要成分甘草酸可与附子中所含的生物碱结合成难溶的盐类。

张仲景所用的附子有生、炮的不同。生附子用于回阳救逆,方如四逆汤、干姜附子汤、白通汤等,制附子用于温经止痛,方如附子汤、甘草附子汤、大黄附子汤等。用生附子,张仲景必去皮,现代研究发现附子皮中有毒成分乌头碱的含量较大,所以,去皮有利于解毒。张仲景时代的制附子的加工工艺,无从考证。但根据目前临床所用的制附子,多采用高浓度盐水腌制的办法,附子的毒性大大降低。

张仲景用附子有两个剂量段。大剂量为 3~5 枚,多用于治疗关节疼痛或心腹大痛,小剂量为 1~2 枚,多用于治疗脉沉微、四肢逆冷等。后世在附子的用量上悬殊极大。根据对全国 330 位国家级名中医临床用药经验问卷调查的结果来看,每剂最少 3g,最多达 150g,一般在 5~15g。尽管大剂量附子的有效报道很多,但因为附子采集时间、炮制、煎煮时间等各地不同,毒性的差别很大。据报道,不同地区附子的毒性相差 8 倍之多。所以,临床使用附子,仍宜从小剂量开始,而后根据患者的反应及病情需要,逐渐增加用量。

附子煎服法很有讲究。如果用于回阳救逆时,则宜久煎,可增效解毒。黄煌教授根据经验认为附子用 10g 者,宜先煎 15 分,20g 者,则先煎 30 分,30g 者,则先煎 45 分。即每增加 10g,先煎的时间增加 15 分。但用于止痛时,煎煮时间不宜过长。有人提出附子煎煮新法,即将附子捣为粗末,开水煎煮 10 分以后,尝无麻味即可。煎煮附子时,水一定要一次放足,不能中途再添加冷水进去,这是朱良春老中医的经验。另外,云南老中医吴佩衡先生也主张用大锅大水长时间煎煮附子,也是这个经验。

附子中毒,古时候用甘草、黄连、肉桂、绿豆、黑豆汤解之。现代多注射阿托品、普鲁卡因等,并用 1%~2% 鞣酸洗胃,酌情给予催吐剂、活性炭以及保温、吸氧等。口服浓茶也有解毒作用,目的是沉淀生物碱。

五、黄连

黄连为毛茛科植物黄连、三角叶黄连、峨眉野连或云连的根茎。主产于四川东部者品质最佳,称川连。因其根茎多分枝,形似鸡爪,故又称为鸡爪连。产于云南省德钦、维西、腾冲等地者,品质稍次于川连,称云连。《神农本草经》谓黄连主"热气,目痛,眦伤,泣出,明目,肠澼,腹痛,下利,妇人阴中肿痛。久服令人不忘"。

黄连主治心中烦。兼治心下痞、下利。

心中烦,主要是指精神障碍,如烦躁不安、焦虑、紧张、强迫症状、注意力不能集中,头昏头痛,甚至出现神志错乱和昏迷等,同时,患者有身体的燥热感、胸中苦闷感、心脏悸动感等,即所谓的烦热、烦闷和烦悸。与心中烦相伴的是"不得卧"即睡眠障碍。或为入睡困难,或为多梦易醒,或为过早觉醒等。心中烦是黄连证的关键。

心下痞,指上腹部的不适感、似痛非痛、似胀非胀,按压上腹部可有轻度弥漫性压痛,但无肌紧张或肌卫现象。即所谓的"心下痞,按之濡"。常伴有口苦、嗳气、恶心、呕吐,甚至便血吐血等证。

所谓下利,即腹泻,或腹中痛,或里急后重,或肛门灼热,大便黏腻臭秽或有便下黏液或血液。《伤寒论》葛根黄芩黄连汤,就是治疗"利遂不止"的方,黄连与黄柏、秦皮、白头翁配伍的白头翁汤,主治"热利下重"。《外台秘要》《千金要方》等古代方书中,治疗痢疾方中多有黄连。但是,并不是所有的下利腹泻均用黄连。黄连所治疗的是"热利",其表现在,葛根黄芩黄连汤证是"喘而汗出""脉促";白头翁汤证是"下利欲饮水者"均有热证可凭。

综上所述,黄连主治烦,兼治痞、利。烦是全身症状,痞与利是局部症状,但三者往往相兼而现。心中烦,不得卧者,多有心下痞和下利。痞利者,多有卧不安而烦热。临床上凡发热者、失眠者、出血者、腹痛者、心悸者,只要见有烦而痞,烦而利者,都可使用黄连。

作为黄连证的客观指征,舌象与脉象十分重要。舌质坚老,舌色红或暗红、舌苔黄腻而厚。所谓坚老,为其质地苍老坚敛,舌边无光泽。黄煌教授称此为"黄连舌"。相反,若舌质淡红胖嫩,舌苔薄白或无苔者,黄连就应慎用了。黄连脉多滑数或数促,如脉迟身凉者,黄连也应慎用了。

张仲景使用黄连有两个剂量段,大剂量除烦(4两),小剂量除痞(1两)。黄连的使用,用于除烦时在6g,用于除痞以及止利,则在2~3g。

黄连极苦,所以,应掌握中病即止的原则,如服药后烦热消失,心下舒适,舌苔净者即可减药。如果口感极苦,难以下咽者,也应减量或停药,多服易倒胃口。

六、黄柏

黄柏为芸香科落叶乔木黄柏的树皮。四川所产者皮厚、色鲜黄、药效较佳视为道地药材。《神农本草经》谓黄柏"主五脏肠胃中结热，黄疸，肠痔，止泻痢，女子漏下赤白，阴阳蚀疮"。

黄柏主治身黄、发热而小便不利且赤者。兼治热利。身黄首先是指皮肤、黏膜、巩膜黄染之类。发黄有阴阳两类，阴黄者黄色晦暗如烟熏，并有恶寒身冷，舌淡苔白腻，阳黄者黄色鲜明如橘色，并有身热汗出、舌红苔黄腻，黄柏所主者显是后者。临床也有无身体发黄而汗出衫黄者，或小便不利而黄者，或妇人带下淋漓色黄者，或下肢皮肤溃烂或脚癣而流黄水者，或下肢浮肿，舌苔黄腻者，也可视作黄柏主治。

发热者，主要指身体恶热，汗多，或皮肤红肿热痛。小便不利，指小便量少黄短，甚至如红茶色，常有尿频、尿急、尿痛，或尿道分泌物色黄等表现，小便不利，常伴口渴、浮肿等证。后世凡身体下部之病，如阳痿、遗精、淋浊、带下、经漏、瘘痹、便血、泻痢、痔瘘、丹毒流火、湿疹等病见上述诸证者，使用黄柏很多。

七、桂枝

桂枝为樟科植物肉桂的嫩枝，主产于我国广东、广西等地。其幼嫩而香气浓郁者品质较佳。《神农本草经》谓桂枝"主上气咳逆，结气，喉痹，吐吸，利关节，补中益气"。

桂枝主治气上冲。所谓气上冲，是患者的一种自我感觉，主要有两个方面：①上冲感，气从少腹上冲胸，患者的咽喉、胸膺部、腹部有突发性的气窒感、胀痛感，甚至呼吸困难、喘促、出冷汗、烦躁乃至晕厥；②搏动感，自觉心悸，按压后舒适，或患者全身出现搏动感或感觉到明显的脐腹部的跳动感，甚至晕厥。此外，颈动脉的搏动感，也可以看作是气上冲。循环系统许多疾病，如心肌病、心脏瓣膜病、心功能不全、心律不齐、低血压、心力衰竭等，以及消化道疾病等均可以出现气上冲样的综合征。

桂枝证与出汗相关。《伤寒论》中经常有"发汗后""发汗过多"等说法，桂枝汤等也用于治疗"汗自出者""汗出恶风者""自汗出而不愈者""阳明病脉迟汗出多、微恶寒者"。桂枝证的汗出，一种情况为服用麻黄等发汗药物以后，汗出如洗，并伴有心悸、烦躁不安、乏力等。一为自动出汗，即天气并不热，也未服用发汗药物，但尚微微汗出，而汗出又恶风畏寒，关节疼痛、烦躁不安等。前者，可用桂枝甘草汤，后者则用桂枝汤。由于误用麻黄常导致心悸、汗多厥逆，所以，配伍桂枝以防止汗多亡阳，是张仲景的用药原则，如大青龙汤、麻黄汤、葛根汤等。

气上冲与惊恐相关。这种惊恐，多伴有冷汗淋漓、心悸、入夜多梦或多噩梦，男子易出现性梦、早泄等，女子多为梦交、带下淋漓等。张仲景常用桂枝加龙骨牡蛎汤，或用桂枝甘草龙骨牡蛎汤。

气上冲多还与腹痛相关。腹痛呈阵发性，也伴有多汗、心悸等，患者多消瘦、腹壁薄而无力，但按之表皮较硬，所谓"腹中急痛"。张仲景常用桂枝加桂汤或桂枝加芍药汤、小建中汤等。

桂枝证的脉象，张仲景没有明确，其类方中因配合的不同，其脉或浮，或沉迟，或浮虚，或结代，或芤动，但不见滑、数、促、疾等脉。所以，推断桂枝证的脉象以虚缓为多见。所谓虚，指脉无力；所谓缓，指但脉不数，有时相反较慢。

桂枝证的舌象，张仲景未提及，黄煌教授根据临床经验认为，桂枝证多见舌质淡红或暗淡，舌体较柔软，舌面湿润，舌苔薄白，并称之为"桂枝舌"。如舌红而坚老者，或舌苔厚腻焦黄者，或舌质红绛无苔者，则桂枝一般不宜使用。

使用桂枝，配伍极为关键。桂枝、甘草是平冲定悸的主药，但配伍不同，主治也不同。桂枝、甘草、茯苓为动悸；桂枝、甘草、龙骨、牡蛎是惊悸，桂枝、甘草、人参、麦冬是虚悸；桂枝、甘草、五味子是咳逆而悸。同样是治疗自汗，桂枝汤治脉弱自汗；桂枝加附子汤治身痛自汗；桂枝加黄芪汤治身肿自汗。同样是治疗疼痛，桂枝、附子、甘草是汗出恶寒骨节痛；桂枝、芍药、黄芪是汗出身肿不仁痛；桂枝、芍药、甘草、饴糖是虚劳里急腹中痛。再有，桂枝、甘草配麻黄,则无大汗亡阳之忧;桂枝、甘草配柴胡则有发汗透邪之功。桂枝、大黄、桃仁活血,用于少腹急结、月经不利者;桂枝、甘草、人参、麦冬、阿胶理虚,用于虚羸短气、脉结欲绝者。

张仲景使用桂枝有三个剂量段:大剂量(5两)治疗心悸动、奔豚气等,中等剂量(3~4两)治疗腹痛或身体痛,小剂量(2两)多配伍麻黄治疗身体痛、无汗而喘等。所以,桂枝用于心脏病,必须量大,可用12~15g,甚至达30g。

八、人参

人参为五加科植物人参的根。主产于我国东北吉林省的长白山区,常称吉林人参。《神农本草经》谓人参主"补五脏,安精神,定魂魄,止惊悸,除邪气,明目,开心益智,久服轻身延年"。

人参主治气液不足。多用于汗、吐、下之后出现以下四种情况者:①心下痞硬、呕吐不止、不欲饮食者,心下痞硬,为上腹部扁平而按之硬,且无底力和弹性。呕吐不止者,指呕吐的程度比较严重,时间长。患者体液和体力的消耗都相当严重,尤其在无法补液的古代,反复呕吐对机体造成的伤害是相当严重的。故患者必食欲不振,精神萎靡,消瘦明显。②身体疼痛、脉沉迟者,在汗、吐、下以后体液不足的状态下,其疼痛多为全身的不适感,似痛非痛,烦躁不安,其脉多沉迟而无力。③烦渴、舌面干燥者,大汗出后其人必精神萎靡,头昏眼花,气短乏力,口干舌燥,烦躁不安,其舌质必嫩红而不坚老,舌色不绛。④恶寒、脉微者,其人多有呕吐、食欲不振、下利不止等症。虽恶寒而身凉有汗,脉象微弱或沉伏,精神萎靡不振,反应迟钝。

根据古典文献中应用人参的经验,使用人参的客观指征,有以下三方面:第一是脉象,由大变小,由浮转沉,由弦滑洪大转为微弱;第二是体形,逐渐消瘦,古人所谓的虚羸,就是对身体极度消瘦的一种描述,消瘦之人,其上腹部才变得扁平而硬,所谓"心下痞硬";第三是舌面,舌面多干燥,患者有渴感。根据经验,其舌苔多见光剥,舌体多瘦小而红嫩。再就是面色,面色萎黄或苍白,并无光泽,即为枯瘦。

总的来看,人参多用于消瘦或枯瘦之人。瘦人腹肌本偏紧张,又兼心下部疼痛不适,瘦人本不干渴,而反见烦渴而舌面干燥,瘦人的脉搏本来应该浮大,而反沉伏微弱者,则应当考虑人参证。其人不仅肌肉萎缩,而且肤色干枯而缺乏弹性,没有健康人的红光。若是肥胖体形,舌体大而舌苔厚腻、面色红润或晦暗或腻滞者,虽有心下痞硬、口干渴、脉沉迟者,亦非人参证。

九、当归

当归为伞形科植物当归的根。我国甘肃、四川、云南、贵州等地均有出产,其中产于甘肃岷县者称西当归、秦当归,品质最佳。《神农本草经》谓本品主"咳逆上气,温疟,寒热洗在皮肤中,妇人漏下绝子,诸恶疮疡金疮"。

当归主治腹痛,兼治崩漏、疮毒脓血。其腹痛的部位多在少腹,其疼痛多为刺痛、绞痛、急痛,而且疼痛的程度较重,前人常常用"刺痛不止""不可忍"等词语来表述。其腹痛可牵引到腰背,且多与妇人的月经、胎产有关,即月经期、围生期、产后的少腹痛,大多属于当归证。以腹痛为特点的妇科疾病,如痛经、月经失调、经前期综合征、先兆流产、胎位不正、盆腔炎、子宫肌瘤、不孕症、产后恶露不尽、上环或取环出血等,可以考虑使用当归。

适用于当归者,可见羸瘦状,皮肤多干枯,或如鱼鳞状,所谓的肌肤甲错,甚至有脱屑,其脉多细。如果体形肥胖丰腴,或无腹痛而腹满便溏者,则当归慎用。

根据后世应用经验,当归也可用于痢疾腹痛及疮毒脓血。《太平圣惠方》用当归、黄连、炮姜、阿胶蜜丸,治腹痛,下利不止,方名内补丸。《圣济总录》用当归、黄连、干姜、黄柏各一两,为细末,每服三钱匕,治疗里急后重、下利赤白及下部疼痛。《串雅内编》治疗无名肿毒,用当归八钱、黄芪五钱、甘草二钱、金银花一两,用水一大碗,陈酒一碗,合煎,空腹服,名"四金刚"。《验方新编》治疗脱疽,见患肢暗红微肿灼热,溃烂腐臭,疼痛剧烈,相当于血栓闭塞性脉管炎等。用当归二两、金银花三两、玄参三两、甘草一两,水煎服,一连十剂。

治腹痛多配芍药;手足厥冷者,多配桂枝、细辛;肌肤甲错、两目暗黑者,可配桃仁、红花;崩漏者,多配阿胶、地黄;血痢腹痛者,多配黄连、黄芩、芍药、阿胶。

第二节　主要药物的作用机制

一、乌梅

乌梅，是植物梅的近成熟果实经过烟火炮制而成的中药。最早记载于《神农本草经》名为"梅实"，列为中品，"味酸，平。主下气，除热烦满，安心，肢体痛，偏枯不仁，死肌，去青黑痣，恶疾。生川谷"。梅实即现在的乌梅，性平而其味酸涩。酸主收敛，涩能固涩，故有收敛肺气、涩肠止泻的作用。肺气敛则宣肃有职，能使上逆之气得以下降。酸能止渴，渴止则火息，故可消除烦热满闷。酸能生津，津足则虚火被抑而心神自宁，达到安神宁心之效。酸主入肝而肝主筋，肝得补，筋受津血滋濡，则肢体疼痛可蠲。津血足则筋骨健，故可使杂痕之偏枯、麻木得治。此皆肝主宗筋而束骨利机关之理。酸可去除腐肉，诸凡死肌、恶肉等均可消削。乌梅之酸，为诸酸味药之最强者，主收涩肺气而使气能通达皮表，故又能去皮肤青黑痣、疮疡、息肉等赘生之物。

历代医家对其多有论述，如《名医别录》上载："梅实，无毒，止下痢，好唾，口干……利筋脉，去痹。"宋代《日华子本草》曰："乌梅，暖，无毒，除劳，治骨蒸，去烦闷，涩肠，止痢，消酒毒，治偏枯，皮肤麻痹，去黑点，令人得睡。又入建茶，干姜为丸，止休息痢，大验也。"明代李时珍所著《本草纲目》记录："乌梅、白梅所主诸病，皆取其酸收之义。惟张仲景治蛔厥乌梅丸，及虫䘌方中用者，取虫得酸即止之义，稍有不同耳。"明朝代缪希雍所著《本草经疏》的注释甚为中肯："梅实，即今之乌梅也。梅得木气之全，故其味最酸……乌梅味酸，能敛浮热，能吸气归元，故主下气，除热烦满，及安心也。下痢者，大肠虚脱也。好唾口干者，虚火上炎，津液不足也。酸能敛虚火，化津液，固肠脱,所以主之也。其主腰体痛,偏枯不仁者,盖因湿气侵于经络,则筋脉弛纵,或疼痛不仁。肝主筋,酸入肝而养筋,肝得所养,则骨正筋柔,机关通利,而前证除矣。"清代黄宫绣的《本草求真》说:"乌梅,酸涩而温,似有类于木瓜,但此入肺则收,入肠则涩,入筋与骨则软,入虫则伏,入于死肌恶肉恶痣则除,刺入肉中则拔,故于久泻久利、气逆烦满、反胃骨蒸,无不因其收涩之性,而使下脱上逆皆治,且于痈毒可敷,中风牙关紧闭可开,蛔虫上攻眩仆可治,口渴可止,宁不为酸涩收敛之一验乎? 不似木瓜功专疏泄脾胃,筋骨湿热,收敛脾肺耗散之元,而于他症则不及也。白梅由于盐渍,味咸则能软坚。若牙关紧闭,死肉黑痣,白梅用之更捷。但肝喜散恶收,久服酸味,亦伐生气,且于诸症初起切忌。"

（一）敛肺气、止咳逆

《用药心法》认为乌梅能"收肺气"。《本草纲目》也谓可"敛肺涩肠,治久嗽"。《本草求真》称乌梅"入肺则收,入肠则涩"。盖乌梅收敛之功甚强,故大凡汗出津泄,气虚陷下、泻痢滑肠、吐衄崩漏、遗精带下、肺虚久嗽等虚损滑泄之症,均可奏收敛、收涩之效。《朱氏集验方》一服散,阿胶、生姜、大乌梅、甘草、紫苏、杏仁、大半夏、粟壳。主治暴嗽。《肘后备急方》治久咳不已方:乌梅肉(微炒),黑粟壳(去筋膜,蜜炒)各等分为末。每服二钱,睡时蜜汤调下。

（二）涩肠、止泻痢

《本草纲目》载"《医说》载曾鲁公痢血百余日,国医不能疗,陈应之用盐水梅肉一枚,研烂,合腊茶入醋服之,一啜而安。大丞梁庄肃公亦痢血,应之用乌梅、胡黄连、灶下土等分为末,茶调服亦效。盖血得酸即敛,得寒则止,得苦则涩故也"。《本草拾遗》:"除冷热痢,止吐逆。"《本草新编》称:乌梅"止痢断疟,每有速功"。《名医别录》首称乌梅能"止下痢"。《圣济总录》治下痢脓血:黄连三分,乌梅肉(炒)二两,上二味,捣罗为末,炼蜜入少蜡,和捣五百杵,丸如梧桐子大,每服二十丸,空心米饮下,加至三十丸。《补缺肘后方》治天行下痢不能食者,黄连一升,乌梅二十枚,捣末蜡如棋子大,蜜一升,合于微火上,为丸服。《肘后备急方》治久痢不止,肠垢已出,以乌梅肉二十个,水一盏,煎六分,食前,分二服。

（三）生津、止消渴

《食疗本草》称乌梅:"擘破,水渍,以少蜜相和,止渴,霍乱心腹不安及痢赤。"盖本品能养阴生津而润胃护脾,又滋养肝阴,故逼用于津液亏乏、精气耗伤所致各种烦渴。《仁斋直指方论》以麦冬、人参、茯苓、黄芪、乌梅肉、甘草、瓜蒌根、干葛组成玉泉丸,有益气养阴,生津止渴之功,治消渴口干。《杂病源流犀烛》益气养阴、生津止渴之玉泉丸,以天花粉、葛根、麦冬、人参、茯苓、乌梅、甘草、生黄芪、炙黄芪,治五脏气馁、阴虚内热、外消肌肉之消瘅病,约当现今之"糖尿病",症见虚热烦渴、多饮、多尿、烦躁失眠。本方有益气养阴、清热生津之效。

（四）伏虫、治蛔厥

蛔虫得酸而能伏,乌梅因其酸味,既可安蛔止痛,又可缓急利胆,故凡胆道蛔虫、肠虫掣痛等均用。①蛔动:《日用本草》治蛔虫上行口鼻,乌梅肉嚼之,或煎汤饮自下。《张氏医通》安蛔散,以乌梅肉三钱,黄连、蜀椒、藿香、槟榔各一钱,胡粉、白矾各五分为末,每服三四钱,水煎如糊,空腹服之,治吐蛔属热证者。《通俗伤寒论》连梅安蛔汤,以胡黄连一钱,炒川椒十粒,雷丸三钱,乌梅二枚,黄柏八分,槟榔二枚,水煎服,治蛔厥,症见饥不欲食,食则吐蛔,甚则蛔动不安,脘痛烦躁,昏乱欲死者。②蛔痛:《类证治裁》理中安蛔汤,以人参三钱,白术、茯苓、干姜各一钱半,炒川椒十四粒,乌梅三个,不用甘草,忌甜,水煎服,治气冲也痛,饥不欲食,吐蛔者。③蛔厥:《伤寒论》乌梅丸为治疗蛔厥的主方,现代研究,本丸主要有麻醉虫体、增加胆囊收缩、增加胆汁分泌、松弛奥狄括约肌、抑菌、镇痛等作用。此外,《中药大辞典》还载治疗钩虫病,取乌梅15~30g,加水500ml,煎成120ml,早晨空腹1次服完;二煎在午餐前1次服下。或用乌梅去核,文火短干研末,水泛为丸,每服3~6g,每日3次,食前服。治疗20例,服药天数最少5天,最多23天,14例大便检查钩虫卵阴性。据临床观察,乌梅煎剂疗效高于丸剂。

（五）止呕、止脘痛

《肘后备急方》治腹痛,短气欲绝,以乌梅二七枚,水五升,煮一沸,纳大钱七枚，煮二升半，强人可顿服之，赢人可分为再服，当下便愈。乌梅味酸，与甘药相合则酸甘化阴，可柔阴而止痛。

（六）止出血

《本草纲目》谓"血得酸则敛"。《本草求原》称乌梅能"治溲血、下血、诸血证"。本品炒后更具收涩之性，故可用以收敛止血，固冲涩精。①便血：《济生方》治大便下血不止，乌梅三两（烧，存性），为末，用好醋打米糊丸，如梧桐子大，每服七十丸，空腹米汤饮下。②尿血：《本草纲目》治小便尿血，乌梅烧存性，研末，醋糊丸，梧桐子大。每服四十丸，酒下。⑤崩漏：《妇人大全良方》治妇人血崩，乌梅烧灰，为末，以乌梅汤调下。

（七）解毒脱腐

《本草求真》称乌梅"入于死肌恶肉、恶痣则除，刺入肉中则拔"。乌梅既具解毒功效，又有腐蚀之力，故可去青黑痣、蚀恶肉。①咽喉肿痛：辽宁《中医药新医疗法资料选编》治咽喉肿痛，乌梅一两，金银花二两，雄黄四钱，共为细末，炼蜜为丸，每丸一钱，一次一丸，含化徐徐咽下，日三次。②疮疡肿毒：《太平圣惠方》治小儿头疮，积年不瘥，以乌梅肉烧灰细研，以生油调徐之。《草医草药简便验方汇编》治化脓性指头炎，以乌梅肉加适量的食醋研烂，或用乌梅二分，凡士林一份，制成乌梅软膏外敷，每日上药一次，此方对脉管炎所致的指头（趾头）溃烂亦有效。《太平圣惠方》治伤寒下部生疮，以乌梅肉二两，炒令燥，捣细为末，炼蜜和丸，如梧桐子大，每服食前，以石榴根皮汤下十丸。⑤恶疮赘物：《本草三家合注》称本品"去青黑痣，及蚀恶肉，酸收之味，外治能消痣与肉也"。《本草害利》称本品"蚀恶肉"，"疽愈后，有肉突起，乌梅烧敷，一日减半，二日而平，真奇方也"。《名医别录》乌梅点捷方，去青黑痣，蚀恶肉，用乌梅肉烧灰存性，加捏粉少许，香油调，点痣或涂恶肉，用于青黑痣、恶肉者。《刘涓子鬼遗方》治一切疮肉出，以乌梅烧为灰，研末敷上，恶肉立尽。④风疹瘙痒：本品若与辛湿发散药相配合，奇治疗各种皮肤过敏症，如施今墨先生脱敏煎（乌梅、防风、银柴胡等），甚至有用乌梅丸治疗激素依赖性哮喘多种过敏疾患，均确有效验。

（八）养颜美容

在《神农本草经》乌梅去"青黑痣"基础上，不仅治恶性黑痣，同时还能用于诸如《日华子本草》所称"去黑点"之美容调理。

二、细辛

细辛首载于《神农本草经》（以下简称《本经》），被列为上品，谓其"味辛温，治咳逆，头痛脑动，百筋拘挛，风湿痹痛，死肌。久服明目，利九窍，轻身，长年"。自此后，细辛在临床上被医家广泛应用。对细辛功效的认识在临床运用过程中不断发展，逐步深入，不同历史时期细辛的临床应用具有其时代特点。

（一）解表散寒

东汉《伤寒论》第 301 条云"少阴病，始得之，反发热脉沉者，麻黄细辛附子汤主之"。以细辛配麻黄、附子，首创麻辛附配伍，开后世解表散寒之先河。其中细辛气温味辛，入少阴以散少阴之寒邪，并能资助麻黄散寒解表，助附子温经扶阳而祛寒。三药温散兼施，在发汗散寒之中予以温经助阳，虽发微汗，然无损于阳气，使外感之邪得以表散，而又固护肾阳，用药简洁谨严，寥寥三药，却将发汗温经融为一炉。其配伍结构对后世影响极大，唐代仍常用细辛与麻黄配伍以解表散寒，细辛与附子相伍以温肾散寒，如《外台秘要》所载沃雪汤、麻黄五味子汤等。清末俞林初《通俗伤寒论》用麻黄附子细辛汤合五皮饮组成麻附五皮饮，近代医家更有以此方治饱受风寒之失音者。而且后世医家在此相须相使、相辅相成思想的指导下，进一步发展出细辛羌活、细辛防风等配伍，广泛应用于祛风解表剂中，如《此事难知》中引张元素九味羌活汤，《太平惠民和剂局方》中治疗外感风邪引起的偏正头痛或巅顶头痛的川芎茶调散；清代外感热病的发生率较高，温病医家受刘完素"自制双解、通圣辛凉之剂，不遵仲景法桂枝、麻黄发表之药"的影响以辛散疏表。如《重订通俗伤寒论》中治疗伤寒愈后，伏热未尽，复感新邪，头痛发热，恶风或恶寒的麻杏石甘汤；治伤寒后，余热未尽之舌燥口渴或兼咳嗽烦躁等的葱豉白虎汤等。

（二）温肺化饮

在《伤寒论》《金匮要略》中多处可见细辛半夏、细辛干姜五味子、细辛干姜的配伍结构以温肺化饮,止咳平喘,这是张仲景用药的一大特点。如治"咳而上气,喉中水鸡声"的射干麻黄汤,"咳而脉浮者"的厚朴麻黄汤,"冲气即低,而反更咳、胸满者"的苓甘五味姜辛汤,尚有小青龙加石膏汤,苓甘五味加姜辛夏仁汤等,开温肺化饮之先河,而后世用细辛温肺化饮亦多承袭仲景,采用姜辛味以宣散肺中停饮,恢复肺之宣降,如魏晋南北朝时期陈延之《小品方》生姜五味子汤以生姜细辛五味子相配以止咳,唐代《外台秘要》所载五味子汤用细辛五味子干姜相配以温肺化饮,如宋代的《普济本事方》中治肺气虚寒,痰饮咳嗽的五味子丸,《太平圣惠方》中的治"气嗽,呼吸短气"的半夏散、干姜散等。而清代则较少应用细辛温肺化饮之功。

(三)止痛

细辛在方中多以辅佐药广泛应用于头痛、胸痹心痛、蛔厥腹痛、风湿痹痛、跌仆伤痛等。东汉张仲景用细辛止痛,常与制大黄相配以温里散寒、通便止痛,如大黄附子汤;与附子、乌头相配以祛寒散邪止痛,如麻黄附子细辛汤、赤丸;细辛配当归、桂枝以辛通血脉,温散寒邪如当归四逆汤;常配乌梅、川椒相配以制蛔止痛,细辛止痛功效才开始受到重视,用细辛多用其止痛。如《肘后备急方》治"久患心常痛,不能饮食,头中疼重"的半夏丸以及主治胸痹痛的姜桂丸。

到唐代亦多用其止痛之功,如与独活、桑寄生等药相伍,治疗肝肾不足,气血亏虚之痹症关节冷痛者,如《备急千金要方》独活寄生汤,尤其是《千金方》卷十三中所载《千金方》中用治风湿痹症的熨背散外用治胸痹,为细辛外用止痛的创新用法。

宋元时期注重配伍对细辛止痛功用以增强疗效,扩大应用范围。在《汤液本草·东垣先生用药心法·随证治病药品》明确提出了细辛与川芎相伍治头痛如神的结构,其时期对止痛功效的应用十分广泛。若外感风邪,偏正头痛,细辛常配荆芥等,如《和剂局方》川芎茶调散。若痰厥头痛,见痛势剧烈,眩晕呕吐者,常配附子、乌头等,如《三因极一病证方论》芎辛汤。若胸痹心痛,常配麻黄、吴茱萸以宣通止痛,如《兰室秘藏》麻黄茱萸汤。

明代集历代对细辛认识之大成,《本草纲目》全面概括了细辛功效,细辛,辛温能散,故诸风寒、风湿、头痛、痰饮、胸中滞气、惊痛者,宜用之。口疮、喉痹诸病用之者，取其能散浮热，亦火郁发之之义也。辛能泄肺，故风寒咳嗽上气者宜用之。辛能补肝，故胆气不足、惊痫、眼目诸病宜用之。辛能润燥，故通少阴及身窍，便涩者宜用之。但明代仍然注重配伍对细辛止痛功用以增强疗效，扩大应用范围。若少阴头痛，见痛连颊部，足寒气逆者，常配独活、川芎等，如《证因脉治》独活细辛汤；若风冷头痛，见风则头痛如破，脉弦紧者，常配附子、麻黄，如《普济方》细辛散。

（四）通窍

自《本草经集注》记载了细辛能"通精气"后，临床开始将细辛用于通窍醒神，如《肘后备急方》用"细辛，纳口中"，治"卒忤，停尸不能言者"。而细辛通窍功用，在唐代时临床上运用始为广泛，细辛配白术如《千金要方》中的通草散和细辛丸以及《外台秘要》中的香膏与细辛膏等，均以细辛配伍通草制成散剂或以蜜或猪膏制成丸、膏纳入鼻中治疗鼻塞或鼻中息肉。元代则将细辛末用于治疗头部内伤昏迷不省人事的重伤急症中，危亦林在其名著《世医得效方》中记载：细辛末吹鼻中，可治"暗风卒倒、不省人事"。清代钱秀昌在《伤科补要》中记述更为具体："凡人从高坠下，跌伤五脏，不省人事，气塞不通者，看其两太阳及胸前胁下如何，若动则可救，急用通关散（其中含细辛末）吹入鼻中。"另外，宋元时期尚注重配伍加强通窍之功，如《太平圣惠方》中治疗鼻痛的细辛膏，以细辛白芷配伍治疗鼻渊，《圣济总录》治目风眼寒及昏肿多泪的细辛汤，《丹溪心法》通关散，《秘传眼科龙木论》治暗障的通明散，以细辛防风相配通窍明目，另配猪牙皂通关开窍，苏醒神志治中风神昏。明清则进一步丰富了通窍结构，通关开窍，苏醒神志，若痰厥中恶，见神昏口噤，胸高气粗者，常配猪牙皂、麝香开窍醒神，如清代医方通关散。

综上所述，东汉首创麻辛附、辛姜味配伍，开后世解表散寒、温肺化饮之先河。魏晋南北朝时期医家多承袭仲景，偏用止痛之功，首开通窍之用。至唐代时对细辛功效认识日益深入全面，继承与创新并举。宋金元时期对其止痛通窍之功应用广泛，且开始注重配伍以协同增效。明代对细辛功效认识全面深入，尤其对细辛止痛功用注重配伍以增强疗效扩大应用范围。清代运用细辛独具匠心，伍以寒凉之品，相反相成辛散疏表。

三、干姜

干姜,为姜科多年生草本植物姜的干燥根茎,主产于四川、广东、广西、湖北、贵州、福建等地,均系栽培,冬季采收,纯净后切片晒干或低温烘干,生用。历代本草记载干姜主产地均为四川犍为,且以"川姜"质量为优。炮姜为姜科植物姜的干燥根茎置锅内用武火急炒至发泡鼓起,外皮呈焦黄色,内呈黄色,名曰"炮姜",味苦、涩,性温,归脾、肝经,功效温经止血、温中止呕。姜炭则用清炒法,取干姜段,用火炒至微鼓起,表面呈焦黑色,内部发松呈棕褐色即得。姜炭要比制炮姜用的温度要高,炮制时间要长,炮制程度不同而已。干姜性味辛热,入心、脾、肾、胃、肺、大肠经,有温中逐寒、回阳通脉、温肺化饮、温经止血之功,治心腹冷痛、吐泻、肢冷脉微、寒饮喘咳、风寒湿痹及阳虚吐血、衄血、下血等。干姜功效发挥方向的认识是在临床运用过程中逐步完善、不断发展的,不同历史时期干姜的临床应用具有其时代特点。

干姜,首见于《神农本草经》,列于中品,谓其"味辛温,无毒。主胸满咳逆上气,温中,止血,出汗,逐风湿痹,肠澼下痢",又名"白姜"(《三因极一病证方论》)"钧姜"(《本草纲目》)。《本草纲目》云:"按许慎《说文》,姜作薑,云御湿之菜也。"王安石《字说》云:姜能薑御百邪,故谓之姜。其干燥品名"干姜"。《名医别录》始将干姜和生姜分别入药。东汉末年成书的《伤寒杂病论》记载了含有干姜的方三四十首。用法多入汤剂,亦可入丸、散服用。张仲景用干姜多配伍运用控制功效发挥,配甘草治呕吐腹泻,加附子为四逆汤,加人参、白术为理中汤。干姜配半夏治呕吐,配栀子治下利以后身热烦躁,配桂枝治腹痛,配附子治下利厥冷脉微,配蜀椒治腹满腹痛,配赤石脂止下利脓血,配细辛、五味子治咳,配白术、茯苓治腰冷痛,配人参、半夏治呕吐不止,配黄连、黄芩治心下痞而吐利。张仲景运用干姜时常与炙甘草同用,其目的在于以甘草之甘平制干姜之辛热,使温中祛寒而不耗伤营阴,最具有代表性的是治疗阳虚兼伤阴证的甘草干姜汤,理中丸、桂枝人参汤都是利用了干姜的这一配伍作用,并用人参增炙甘草补脾气之力,用白术以助干姜扶阳化湿之功。人参、甘草甘以和阴,白术、干姜辛以和阳,辛甘相辅,共奏温中散寒、健脾化湿之功。此外,温中通脉、回阳救逆,温肺散寒、燥化痰饮,寒热并用、辛开苦降,温中散寒、健脾止利等配伍运用将干姜的各种功效充分发挥。《名医别录》总结汉代至魏晋时的名医经验,增入"主治寒冷腹痛,中恶,霍乱,胀满,风邪诸毒,皮肤间结气,止唾血"。

至唐宋时期,对干姜功用的认识已较全面,《药性论》对其主治亦有所发展,载"治腰肾中疼冷、冷气""夜多小便",对《神农本草经》之"逐风湿痹"发展为"去风,通四肢关节,开五脏六腑。去风毒冷痹",并增入"破血"而治"血闭"。《唐本草》谓能"治风,下气,止血,宜诸络脉,微汗"。《备急千金要方》桃花丸,用干姜、赤石脂配伍有温中祛寒、涩肠固下,主治肠胃虚弱、寒气内侵、脐腹搅痛、下利纯白、肠滑不禁、日夜无度。该方为《伤寒论》桃花汤去粳米而成。《备急千金翼方》干姜丸,用干姜、赤石脂相伍,治胃中冷、不能食或食谷不消。此方与《千金要方》之桃花丸药味相同,用量有异,故主治有别。前方治证在肠,本方功专治胃。《开宝本草》曰:"味辛,温、大热,无毒。寒冷腹痛,中恶,霍乱,胀满,风邪诸毒,皮肤间结气,止唾血。疗风下气,止血,宜诸络脉,微汗。久服令眼暗。"较早提到久服干姜丸令眼暗这种毒副反应的表现,引起后世医家的注意。

金元时期,各种本草书籍对干姜功效主治记载较前更为全面。张元素谓:"干姜本辛,炮之稍苦,故止而不移,所以能治里寒,非若附子行而不止也。理中汤用之者,以其回阳也。"较早提出干姜生用与炮炙之区别,李杲在其基础上又进一步阐述干姜与炮姜的不同,谓"干姜,生辛炮苦,阳也。生用逐寒邪而发表,炮则除胃寒而守中,多用则耗散元气,辛以散之,是壮火食气故也。须以生甘草缓之。辛热以散里寒,同五味子用以温肺,同人参用以温胃也。"虽然张仲景在干姜甘草汤中治肺痿中有提到炮干姜,但并未详述其理,可以说,金元时期是干姜炮制理论和配伍理论的开端。《用药法象》云:"治沉寒痼冷,肾中无阳,脉气欲绝,黑附子为引,用水同煎二物,姜附汤是也,亦治中焦有寒。"

《用药心法》云:"发散寒邪,如多用则耗散元气,辛以散之,是壮火食气故也,须以生甘草缓之。辛热,散里寒,散阴寒、肺寒,与五味同用,治嗽,以胜寒蛔。正气虚者,散寒,与人同补药,温胃腹中寒,其平以辛热。"朱震亨

《本草衍义补遗》指出："干姜,入肺中利肺气,入肾中燥下湿,入肝经引血药生血,同补阴药亦能引血药入气分生血,故血虚发热、产后大热者用之。止唾血、痢血,须炒黑用之。有血脱色白而夭不泽,脉濡者,此大寒也。宜干姜之温以益血,甘热以温经。"可谓汉至金元以来干姜采用炮制方法控制功效发挥方向之总结。

明代在继承前朝各时期干姜药性功用论述及配伍观点又有进一步的发展,《本草纲目》:"干姜,能引血药入血分,气药入气分,又能去恶养新,有阳生阴长之意,故血虚者用之。而人吐血、衄血、下血,有阴无阳者,亦宜用之。乃热因热用,从治之法也。"用中医理论阐释药性是这一时期的特点。又如缪希雍《本草经疏》:"干姜禀天地之阳气,故味辛而气温,虽热而无毒。辛可散邪理结,温可除寒通气,故主胸满咳逆上气,温中出汗,逐风湿痹,下痢因于寒冷,止腹痛。其言止血者,盖血虚则发热,热则血妄行,干姜炒黑能引诸补血药入阴分,血得补则阴生而热退,血不妄行矣。治肠澼亦其义也。生姜能通神明,辟恶气,故主中恶霍乱胀满,风邪诸毒,皮肤间结气。惟唾血定非寒证,《别录》载之误矣!"首次探讨干姜炮黑的药性机制和大胆提出古人有可能错误的思想风格,也值得我辈后人学习。还有明代杜文燮《药鉴》、李中梓《雷公炮制药性解》、明代卢之颐《本草乘雅半偈》等本草著作分别阐述干姜温阳、止血以及提出干姜的归经和升降配伍的机制。《景岳全书》言其"若下元虚冷,而为腹痛泻痢,专宜温补者,当以干姜炒黄用之。若产后虚热,虚火盛而唾血、痢血者,炒焦用之。若炒至黑炭,已失姜性矣。其亦有用以止血者,用其黑涩之性已耳。若阴盛隔阳、火不归元及阳虚不能摄血,而为吐血、衄血、下血者,但宜炒熟留性用之,最为止血之要药"。是对选择姜炭温经止血功效的理论总结。

清代运用干姜更讲究从理论上探究分析干姜的药性及配伍机制,较之前朝理性的思考更成熟,《本经逢原》:"干姜禀阳气之正,虽烈无毒,其味本辛,炮之则苦,专散虚火。用治里寒,止而不移,非若附子行而不守也。生者,能助阳,去脏腑沉寒,发诸经寒气,腹中冷痛,霍乱胀满,皮肤间结气,止呕逆,治感寒腹痛,肾中无阳,脉气欲绝,黑附子为引。理中汤用之,以其温脾也。四逆汤用之,以其回阳也。生则逐寒邪而发表,胸满咳逆上气,出汗风湿痹宜之。炮则除胃冷守中,温中止血,肠澼下利宜之。曷观小青龙、四逆等方并用生者,甘草干姜汤独用炮者,其理中丸中虽不言炮,温中例治不妨随缓急裁用,然亦不可过多,多用则耗散元气。辛以散之,是壮火食气也,少用则收摄虚阳,温以顺之,是少火生气也。同五味子以温肺,同人参以温胃,同甘草以温经。凡血虚发热,产后大热须炮黑用之。有血脱色白,夭然不泽,脉濡者,宜干姜之辛温以益血,乃热因热用,从治之法也。又入肺利气,入肾燥湿,入肝引血药生血,于亡血家有破宿生新,阳生阴长之义。如过用凉药,血不止,脉反紧疾者,乃阳亏阴无所附,加用炮姜、炙甘草可也。阴虚有热、血热妄行者勿用,以其散气走血也。”

徐大椿《神农本草经百种录》中说:“味辛温。主胸满,寒邪之在胸者则散之。咳逆上气,辛能润肺降逆。温中止血,血得缓而归经。出汗,辛能散逐寒气,使从汗出。逐风湿痹,治寒邪之在筋骨者。肠澼下利,治寒邪在肠胃者。生者尤良。辛散之品,尤取其气性之清烈也。久服,去臭气,通神明。辛甚气烈,故能辟秽通阳。”清代邹澍《本经疏证》对干姜的论述尤为详细,在总结前人的经验上,并提出自己的观点,分别阐述了干姜药性药理配伍理论,还详细地论述了生姜、生姜皮与干姜的不同炮制品运用之区别。周岩《本草思辨录》从方证对应的思路,列举了四逆汤、桃花汤、小青龙汤、胶姜汤等经方,分析干姜在不同方剂中干姜的不同功效发挥。近代张锡纯在《医学衷中参西录》中总结前期对干姜的论述,有进一步发挥,但把复杂的有关干姜论述进行精解,达到执简驭繁的效果。

四、黄连

(一)秦汉魏晋南北朝时期

秦汉魏晋南北朝时期,古代劳动人民在与疾病斗争的经验积累和日常生活的悉心体验中,开始从性味、功效主治、产地及采集时月、炮制、配伍方面阐述黄连的运用,虽然有不尽完善的地方,但大多具有一定的科学性,经得起临床反复验证,影响至今。

性味:《神农本草经》“味苦寒,无毒”,《吴普本草》引证了多家意见:“神农、岐伯、黄帝、雷公,苦,无毒。李氏,小寒。"反映了当时已有多种托名神话中的人物所撰写的本草著作,对黄连苦寒药性的认识基本达成一致。

功效主治:《神农本草经》"黄连,味苦寒,主热气,目痛,眦伤,泣出,明目。肠澼,腹痛,下利,妇人阴中肿痛,久服令人不忘",词简旨深,其治疗目疾、肠澼下利等与现代应用相同,但也有不足之处:未对黄连的功效(药物防治疾病的基本作用)和主治(与功效相对应的适应病证)分项论述,不利于初学者掌握,在一定程度上增加了临床用药的随意性,不利于提高临床疗效。例如,《神农本草经》载黄连与赤石脂,均能治"肠澼",但两药的功效和主治并不相同,前者清热燥湿止泻,适宜于湿热泻痢,后者收涩止泻,适宜于久泻久痢。

产地及采集时月:《吴普本草》云"或生蜀郡、太山之阳"。《名医别录》"生巫阳及蜀郡、太山。二月、八月采。"《本草经集注》云:"巫阳在建平。今西间者色浅而虚,不及东阳、新安诸县最胜。临海诸县者不佳。用之当布裹挼去毛,令如连珠。"反映了该时期已认识到黄连的产地和采集时间对功效的影响。

炮制:《本草经集注》"黄连去根毛",《雷公炮炙论》"凡使,以布拭上肉毛,然后用浆水浸二伏时,漉出,于柳木火中焙干用",反映该时期对黄连的炮制局限于简单的挑选、洗净。

东汉时期,《伤寒杂病论》运用黄连,融理法方药为一体,充分体现了辨证论治的特点。该书记载了主治心下痞满的五个泻心汤,药物组成均含有黄连。太阳病误下,表邪内陷化热,无形热邪停滞胃脘,气机痞塞不畅而致心下痞满,黄连与大黄、黄芩相伍大黄黄连泻心汤,以麻沸汤渍之,须臾绞去滓,温服,轻清气分之热而泄痞满。若心下痞满,伴见四肢厥冷,恶寒汗出的阳虚症状。黄连与大黄、黄芩、附子相伍为附子泻心汤,寒温并用,泻痞温阳治疗热邪积聚,寒邪内伏,无形寒热互结胃脘,胃气上逆,水气停聚不化,下趋肠间而致的胃脘痞满、呕逆、下利。临证根据痞满、呕逆、下利程度的偏重,分别选用半夏泻心汤、生姜泻心汤和甘草泻心汤。这三个泻心汤半夏泻心汤具有寒热平调,辛开苦降的配伍特点,对后世医家的遣药组方,产生了深远影响。

魏晋南北朝时期,战乱不息,社会动荡,百姓颠沛流离,饮食失节,常患疮疡、胃痛、痢疾、目疾等疾患,医家在临床实践的过程中,将黄连的主治范畴,在《神农本草经》基础上有所拓宽,表现在以下六方面。①疮疡肿痛:《肘后方》用黄连治疗痈疽恶疮,既有内服,又有外用黄连酒煎,时呷之。治口舌生疮等大黄、黄连、黄芩各等分,研粉,将疮洗净,以药粉敷之,日次。此乃大黄黄连泻心汤改为粉剂外用而已,是对仲景方应用之发展。外科专著《刘涓子鬼遗方》将黄连广泛用于疮疡,黄连配皂荚各等分,为末,苦酒调涂,即治肘疽方。②心痛:《肘后方》所载治卒心痛方,以黄连一味,水煎服。③痢疾:《肘后方》所载治痢复方多以黄连为主药,如天行诸痢悉主之方:黄连6g,黄柏、当归各9g,龙骨12g,水煎服。④消渴:葛洪《肘后方》最早记载了"黄连治消渴,小便多"。《刘涓子鬼遗方》记载了用黄连治消渴多尿,单用黄连为末,蜜丸如梧桐子大。⑤目疾:《肘后方》云"治目方用黄连多矣""泪出不止,黄连浸浓汁渍拭之"。⑥养生保健:《本草经集注》载"黄连道方服食长生"。并引用葛洪《神仙传》"服黄连五十年得仙"的记载。黄连"久服长生"的保健功效,可以从当时的文学作品中体现出来,王微作《黄连赞》云"黄连味苦,左右相因。断凉涤暑,阐命轻身"。南朝著名文学家江淹作《黄连颂》云"黄连上草,丹砂之次"。

(二)隋唐时期

药性:与前期认识保持一致,如《新修本草》"黄连味苦,寒、微寒,无毒"。

功效主治:此时期拓宽了黄连的主治范畴,并阐明其治疗机制。《药性论》曰"黄连杀小儿疳虫",《本草拾遗》曰"黄连主羸瘦气急",此说与临床运用黄连的情况有所不符。单味黄连,多用于腹痛下利,高热神昏,疮痈火毒,目赤肿痛等,很少用于羸瘦气急。至于黄连用于羸瘦气急,可能是误将胡黄连当作黄连,因两味药物的药材颜色和主治病证,均易混淆。黄连与胡黄连,药名仅一字之差,但并非同科属之植物,黄连为毛茛科多年生植物黄连之根茎,胡黄连为玄参科多年生植物胡黄连之根茎。黄连的干燥根茎为黄色,胡黄连的干燥根茎为黄褐色。从主治病证来看,胡黄连不仅能用于湿热泻痢、热毒疮疡,还能用于羸瘦乏力,咳喘气急,午后潮热等。《神农本草经》只是笼统地介绍黄连治疗目疾"目痛,眦伤,泣出,明目",难以反映主治证候的寒热虚实,不利于临床有针对性地遣药组方。《药性论》不仅补充了黄连治疗目疾的特点是"赤眼昏痛",而且增加了黄连治疗目疾的机制"镇肝,去热毒",有利于初学者掌握黄连用于眼疾的特点(肝火上炎所致目赤、目痛、眦伤、泣出等)。

隋唐方书虽多,现存的《千金要方》《千金翼方》和《外台秘要》基本上能代表该时期遣药组方的水平。既全面总结前人经验,又不乏作者创新之剂,主要有三大特点:①整理并保存了一大批唐代及其以前,"简、便、廉、效"的方剂《外台秘要·卷三十六》引《小品方》栀子丸方,栀子仁七个、黄连五分、黄柏三分、矾石四分、大枣四个,治疗小儿热痢不止。《外台秘要·卷二十一》引《深师方》黄连散方,黄连半两、大枣一枚,治疗双目赤痛。《外合秘要·卷二》注文引《范汪方》秦皮汤方,秦皮三两、黄连四两、白头翁二两、阿胶三两,治疗下利脓血。②丰富了黄连治疗消渴的配伍结构:早在《肘后方》就有黄连与生地黄配伍,治疗消渴的记载。《千金要方》在此基础上,将黄连、生地黄与瓜蒌汁配伍,或将黄连、生地黄与食物猪肚、羊乳、牛羊脂同用。如《千金要方·卷二十一》地黄丸方,黄连、生地黄汁、生瓜蒌根汁、牛羊脂、白蜜,及《千金要方·卷二十一》黄连丸方,黄连、生瓜蒌汁、生地黄汁、羊乳,均含有黄连、生地黄、瓜蒌这一配伍结构,而且体现了药物与食物并用的组方思路,为后世创立治疗消渴的药膳方提供了宝贵经验。③黄连用量,因时而异:《千金要方》卷所载治疗男子五劳七损,消渴不生肌肉,妇人带下,手足寒热的三黄丸,黄连的用量,颇具特色:春三月黄芩、黄连各四两,大黄三两;夏三月黄芩六两、黄连七两、大黄一两;秋三月黄芩六两、黄连三两、大黄二两;冬三月黄芩三两、大黄五两、黄连二两。为细末,炼蜜为丸,黄豆大。每服一丸。

（三）宋代

药性:《开宝本草》味苦,微寒,无毒。

功效主治:《本草图经》是临床药学的重要参考书,该书将医药密切结合,间或在附方时解释方义"治目方,用黄连多矣,而羊肝丸尤奇异……凡眼目之病,皆以血脉凝滞使然,故以行血药合黄连治之。血得热即行,故乘热洗之。""今医家洗眼汤,以当归、芍药、黄连各等分停,细切,以雪水或甜水煎浓汁,乘热洗,冷即再温洗,其益眼日"。《证类本草》开创了药书附方的先例,引用了大批宋代以前的方药资料,如《肘后方》"治眼泪出不止,浓汁渍绵干拭目。又方赤痢热下,久不止。黄连末,鸡子白丸,饮服十丸,三十丸即瘥。又方治卒消渴,小便多"。《子母秘录》"因惊举重,胎动出血。取黄连末,酒服方寸匕,日三服。"这些附方的记载,表明该时期进一步沿用前期医家运用黄连治疗肝火目疾、消渴、下利等疾病的经验《本草衍义》的作者寇宗奭,主张治病必须"知病之虚实,方之可否",不可"真伪相乱,新陈相错",指出虚寒泻痢慎用黄连"今人多用黄连治痢,盖执以苦燥之义。下理但见肠虚渗泄,便即用之,服之便止,又不顾寒热多少,惟欲尽剂,由是多致危困。若气实初病,微似有血,热多血痢,不必尽剂,虚而冷者,慎勿轻用"。其中,"黄连苦燥治初病气实热多血痢"之说,开创了药性理论具体应用的先河。

(四)金元时期

药性:王好古在《汤液本草·东垣药先生用药心法》中说"夫药有寒热温凉之性,酸苦辛咸甘淡之味,各有所能,不可不通也。药之气味,不比同时之物,味皆咸,其气皆寒之类是也。凡同气之物必有诸味,同味之物必有诸气,互相气味,各有厚薄,性用不等,制其方者,必且明其为用。"书中详细论述黄连的气味厚薄、寒热升降等理论,"气寒,味苦。味厚气薄,阴中阳也。升也,无毒"。"入手少阴,苦燥,故入心,火就燥也。然泻心其实泻脾也"。这标志着古代医家运用黄连,已经由经验用药向理论用药迈进了一步。

功效主治:《汤液本草·药类法象》"泻心火,除脾胃中湿热,治烦躁恶心,郁热在中焦,兀兀欲吐,心下痞满必用药也。仲景治九种心下痞,五等泻心汤皆用之"。《汤液本草·脏腑泻火药》"黄连泻心火",《汤液本草》引"海藏祖方,令终身不发斑疮,煎黄连一口,儿生未出声时,灌之,大应。已出声灌之,斑虽发,亦轻"。

刘完素、张从正、李东垣与朱丹溪号称金元四大家,尽管各倡己说,各具新论,但皆擅用黄连。以火热立论的刘完素曰:"古方以黄连为治痢之最,盖治痢惟宜辛苦寒药,辛能发散,开通郁结,苦能燥湿,寒能胜热,使气宣平而已。"补土派的代表医家李东垣,在《脾胃论》中首次提出治疗冲脉上逆的药物是黄柏和黄连,如"腹中气上逆者,是冲脉逆也,加黄柏三分,黄连一分半以泄之",东垣论治心下痞,无论虚实寒热,只要"心下"出现烦闷不安的症状,就必用黄连《医学发明·四时用药加减法》云"脉缓有痰而痞,加半夏、黄连。脉弦,四肢满闷,便难而心下痞,加黄连、柴胡、甘草。大便秘燥,心下痞,加黄连、桃仁,少加大黄、当归身……心下痞,觉中寒,加附子、黄连。心下痞,加黄连、生姜、橘皮,冬月加黄连、木香、藿香叶。能食而心下痞,加黄连五分、枳实三分"。以"阳常有余,阴常不足"立论的朱丹溪,擅用黄连吴茱萸相伍,治疗肝火犯胃,胁痛吞酸擅用;黄连人参相伍,治疗噤口痢,"下痢胃热噤口者,用黄连人参煎汤,终日呷之,如吐,再强饮,但得一呷下咽便好"。以攻伐驱邪为宗的张从正,在《儒门事亲》中记载了大量运用黄连驱除邪气的方剂如治疗湿热泻痢的木香槟榔丸,治疗目睛生翳、目外障的金丝膏、锭子眼药,以及疮口难愈的生肌散。

（五）明清时期

药性:《本草蒙筌》"味苦,气寒。味厚气薄,可升可降,沉也,阴也,阴中微阳,无毒。"《神农本草经疏》:"黄连禀天地清寒之气以生,故气味苦寒而无毒。味厚于气,味苦而厚,阴也。宜其下泄,欲使上行须加引导。入手少阴、阳明、足少阳、厥阴、足阳明、太阴。"

功效主治:明清以来,开始对药物功效进行归纳总结,使功效作为专项逐渐独立出来,龚廷贤所著《药性歌括四百味》载"黄连味苦,泻心除痞,清热明眸,厚肠止痢"。该时期十分注重配伍对黄连功效发挥方向的影响,《得配本草》言"得木香,治热滞。得枳壳,治痔疮。得肉桂,使心肾相交。得吴茱萸,治挟热下痢。得白芍,泻脾火。得石膏,泻胃火。得知母,泻肾火。得黄芩,泻肺火。得木通,泻小肠火。得川柏,泻膀胱火。得槐米,泻大肠火。得山栀,泻三焦火。"《本草蒙筌》"巴豆遇之,其毒即解"。"香连丸广木香和撵,为腹痛下利要药;茱连丸吴茱萸佐助,乃吞吐酸水神方。如止消渴便多,单研蜜为丸亦效。同枳壳治血痔,同当归治眼疮。佐桂蜜煎服空心,黄连为君,佐官桂少许,煎百沸入蜜,空心服之。使心肾交于顷刻"。

五、当归

秦汉时代,当归已用于临床。最早的中药学专著《神农本草经》载其"主咳逆上气,温疟,寒热洗洗在皮肤中,妇人漏中绝子,诸恶疮疡,金疮,煮饮之"。张仲景《伤寒论》《金匮要略》两书配有当归的方剂有 13 首。张仲景所辑当归诸方大多用于腹痛,尤其是妇人腹痛。如当归生姜羊肉汤治"寒疝腹中痛,及胁痛里急者",奔豚汤治"奔豚气上冲胸,腹痛,往来寒热",当归芍药散治"妇人怀娠,腹中疞痛",温经汤治"妇人年五十所,病下利,数十日不止,暮即发热,少腹里急,腹满"等。其配伍结构以当归、白芍最为常用,张仲景每以此配伍养血行血,调经安胎等,主要用于治疗妇女月经不调,崩漏下血,妊娠腹痛,胎动不安。此外,《伤寒论》当归四逆汤,治血虚受寒所致的手足厥冷。方中当归则取其甘以补血,辛以行血,温以散寒之效,当归与桂枝、细辛的配伍为后世温经散寒剂之先导。

魏晋至南北朝时期,当归的运用有两大特点。一是活血止痛之功效有所发挥,如葛洪的《肘后备急方》中,用当归、桂心、栀子三药配伍治疗卒心痛,以当归、芍药、黄连等分,水煎洗眼,治风毒目赤肿痛,并谓之"凡眼目之病,皆以血脉凝滞使然,故以行血药合黄连治之,血得热即行,故乘热洗之,用之无不神效"。二是消肿生肌的功效逐渐被认识。在外科应用方面,《神农本草经》虽已言当归主"诸恶疮疡,金疮",但汉代并没有出现相关方剂。而此期的外科专著《刘涓子鬼遗方》中,配用当归治疗外科疮痈的方有数十个。如治金疮虚竭之内补当归散方,治金疮痈疽生肉膏方等皆是。

唐代,当归的应用虽以沿袭先贤治妇科诸疾为主,但对其所治病症颇有创意。如《药性论》言当归止呕逆,虚劳寒热,破宿血,主女子崩中,下肠胃冷,补诸不足,止痢腹痛。单煮饮汁,治温疟,主女人沥血腰痛,疗齿疼痛不可忍。患人虚冷,加而用之。此不仅突出了当归的补益作用和活血调经之效,也展示了该药治疗痢疾的前景。《备急千金要方》以驻车丸黄连、干姜、当归、阿胶治久痢即是典型范例。

宋代,"当归治一切风,一切血,补一切劳,破恶血,养新血及癥痕,肠胃冷"之功效被充分肯定。该时期以当归为主要药物组方众多,内科、外科、妇科、儿科皆有应用,许多方剂也因其卓著的疗效而被广为传用。如辑入《太平惠民和剂局方》用治营血虚滞之月经不调的四物汤,《济生方》治心脾亏虚所致健忘怔忡的归脾汤,《小儿药证直诀》治小儿肝热抽搐痉挛的泻青丸等。

此时,当归与理气药如木香、槟榔等配伍当归散,用于气血凝滞诸症与祛风湿药如羌活、防风等配伍蠲痹汤,《杨氏家藏方》用治风湿痹痛,大大丰富了当归的配伍运用范围,补前人之未及。

金元时期,当归的配伍运用尤具新意。如寒凉派代表刘完素创立治痢名方芍药汤以当归、芍药与黄连、黄芩等相配,体现了"行血则便脓自愈"。补土派代表李东垣用黄芪五倍于当归创制补血要方当归补血汤,是取阳生阴长,气旺生血之理。养阴派代表朱丹溪在《丹溪心法》中所载的润肠丸,用当归和生地黄、火麻仁、桃仁、枳壳配伍治疗大便闭结,寓有"增水推舟"之意。

明清时代,伟大的医药学家李时珍在《本草纲目》中论述当归"治头痛,心腹诸痛,润肠胃筋骨皮肤,治痈疽,排脓止痛,和血补血"。不仅全面概括了当归的功效,且更明确了"润肠"的功能。当归被用于润肠通便方剂中,如《景岳全书》的济川煎,《证治准绳》的润肠汤。此外,当归养血活血之功在外科与妇科方面的应用更为深入具体。外科方面,《外科正宗》所载润肌膏,当归、麻油、紫草熬膏,外用治秃疮、脱发等。《麻科活人全书》当归红花饮治疹出不畅,色不红活而复收者。妇科方面,名医傅青主所著《傅青主女科》对当归的运用颇有心得,《傅青主女科·女科卷》所载首方,用当归者,充分体现了当归为"妇科圣药"的特点。所创制的生化汤、宣郁通经汤、养精种玉汤等直到现在都是妇科临证常用方剂。

六、附子

附子为毛茛科植物乌头的子根的加工品,味辛、甘,大热,有毒,归心、肾、脾经,有回阳救逆、补火助阳、散寒止痛之功。附子味辛气温,走而不守,温经逐寒,彻内彻外,为宣通气血之第一利器,有其他药物无法比拟的回阳救逆之功,能起沉疴、拯垂危,被历代医家所推崇。

(一)回阳救逆功效的沿革

附子的功效记载,首见于《神农本草经》(简称《本经》),"主风寒咳逆,邪气,温中,金疮,破癥坚积聚,血瘕,寒湿,痿躄,拘挛,膝痛不能行步"。《本经》并未明确指出附子有回阳救逆之功。但正如《本经逢原》言："《本经》所主诸证，皆阴寒之邪，乘虚客犯所致。"肯定了附子的温阳散寒之力。汉代的张仲景善用附子回阳救逆，为后世医家运用附子治疗危重症树立了典范。他创设了回阳救逆的名方"四逆汤"，阴盛格阳之寒厥下利的通脉四逆汤，治疗蛔厥的乌梅丸，均是取附子回阳救逆之功。

魏晋南北朝时期，《肘后备急方》有霹雳散，治阴盛格阳，燥热而不欲饮水者。用大附子一枚，烧存性，研为末，蜜水调服。逼散寒气后使热气上升，汗出乃愈。亦是取附子回阳救逆之功。唐代孙思邈在《千金要方》中创温脾汤，将附子、大黄、人参、干姜、甘草熔于一炉，功在温补脾阳攻下冷积，寓下于温药之中，这是对张仲景大黄附子汤的发挥。

宋代出现了较多含附子的基础方，如《魏氏家藏方》中的芪附汤、《妇人大全良方》中的参附汤，在这些方剂的影响下，后世医家逐渐将人参、附子或黄芪、附子作为益气温阳、回阳救逆的基本配伍结构。

金元时代四大家之中，张元素认为附子能通行诸经，言其"无所不至，为诸经引用之药"。李东垣则认为，附子能"除脏腑沉寒，三阴厥逆，湿淫腹痛，胃寒蛔动；治经闭；补虚散壅"。可应用于多种内伤杂病。

这个阶段虽然对附子的应用多有发挥，且常用于阳气衰微的厥脱之证，并提出附子治疗三阴厥逆，但没有明确提出附子有回阳救逆的功效。

明清时代，附子备受众多名医的推崇。明代名医张景岳把附子列为"药中四维"之一，他说："附子、大黄者，乱世之良将也。"《景岳全书》谓其："暖五脏，回阳气。"《本草汇言》云："附子，回阳气，散阴寒。"《雷公炮制药性解》提出黑附子"主六腑沉寒、三阳厥逆……可以回阳。"《本经逢原》指出："附子乃退阴回阳必用之药。"《本草备要》言其："大燥回阳，补肾命火，逐风寒湿。"《得配本草》云其："主六腑沉寒，回三阴厥逆。"《神农本草经读》云其"火性迅发，无所不到，故为回阳救逆第一品药。"至此，附子回阳救逆的功效明确提出。

清代四川名医郑钦安认为"附子大辛大热，足壮先天元阳"，"非附子不能挽欲绝之真阳"。郑钦安善用附子，《邛崃县志》称其为"火神派首领"。近代吴佩衡、祝味菊、范中林等均为遥承其学术思想者，人誉"吴附子""祝附子""范附子"等,将附子的运用又推向了一个高峰。

（二）补火助阳功效的沿革

附子大辛大热,通行十二经,其性刚雄,具补火助阳之卓效。考证历代本草,均肯定了附子温阳的功效,《本经》载附子"温中",张仲景善用附子顾护阳气,如桂枝去芍药加麻黄细辛附子汤治阳虚阴凝,饮留胃中之"气分病",黄土汤治脾阳虚寒之便血,大黄附子汤治疗寒结,肾气丸治"虚劳腹痛,少腹拘急,小便不利"。

汉代以后,唐宋时期,医学大有发展,详于方治。《太平惠民和剂局方》之附子理中丸源自《伤寒论》理中丸加减法,温阳祛寒、补气健脾,《济生方》所载加味肾气丸（又名济生肾气丸）,在金匮肾气丸的基础上,增加了车前子、川牛膝,温肾利水之力较金匮肾气丸更强,对后世影响巨大。

随着历代医家的运用,含附子的方剂不断丰富,在方剂的长期运用和发展过程中,附子的功效得到进一步的发展和完善,附子温阳的功效更加明确,也更细化。至金元时期,附子补火助阳的功效细化为以温脾肾之阳为主。《珍珠囊》云其:"温暖脾胃""补下焦之阳虚",《此事难知》姜附子赤石脂朱砂丹,温肾固涩、养心安神,主治下元虚冷……肾气虚寒、脾泄肾泄。

明清时期,医家在继承附子"温暖脾胃""补下焦之阳虚"的基础上,对附子温补肾命之火的功效有更深入的探讨。《雷公炮制药性解》言:"附子为阳中之阳……辛甘大热,能补命门衰败之火,以生脾土,故仲景四逆汤用以回肾气,理中汤用以补脾,八味丸用以补肾脾。"《长沙药解》言附子:"走中宫而温脾,入下焦而暖肾。补垂绝之火种,续将断之阳根。"《本草求真》谓附子"为补先天命门真火第一要剂"。张锡纯亦谓其"为补助元阳之主药"。

（三）散寒止痛功效的沿革

《神农本草经》已明确了附子散寒止痛之功效,云其:"主……痿躄,拘挛,膝痛不能步行。"《神农本草经疏》解释为:"以此诸病,皆由风寒湿三邪客之所致也……此药性大热而善走,故亦善除风寒湿三邪,三邪祛则诸证自瘳矣。"可见附子能祛风散寒除湿,为蠲痹止痛之要药,历代医家广泛应用于临床。

张仲景创立诸多治疗痹痛的良方,如单用附子为散的头风摩散有散寒止痛之功效,沐浴后于患处摩之,治疗大寒犯脑、头痛甚剧;白术附子汤治表阳皆虚之湿痹;桂枝附子汤治表阳虚风邪偏胜之湿痹;桂枝芍药知母汤治风寒化热伤阴之痹证,均是取附子散寒止痛之功。魏晋南北朝时期,《名医别录》指出附子有散寒止痛之功,还有坚肌骨的良效。言附子可治"脚疼冷弱,腰脊风寒,心腹冷痛……坚肌骨"。唐代《千金要方》有祛风散寒、温经止痛的药酒,用附子单味药以酒渍之,取附子散寒止痛之功。宋代对附子散寒止痛功效的运用亦多有发挥,如《千金方》中独活寄生汤是治疗痹痛的名方,陈无择《三因方》认为:"如加附子,则其效益佳。"明代《普济方》称附子:"祛风除湿,温经络散寒邪。"清代《本经逢原》曰其:"开肢体痹湿痿弱。"用治风寒湿所致痹症,常用附子为主药,酌配川乌、白术、桂枝、干姜等。

七、人参

人参首载于《神农本草经》,列为上品,性平,味甘、微苦,微温,归脾、肺经。功效大补元气、复脉固脱、补脾益肺、生津止渴、安神益智。主治劳伤虚损、食少、倦怠、反胃吐食、大便滑泄、虚咳喘促、自汗暴脱、惊悸、健忘、眩晕头痛、阳痿、尿频、消渴、妇女崩漏、小儿慢惊及久虚不复,一切气血津液不足之证。

(一)汉代,益气生津,治气虚津伤

《神农本草经》记载人参:"味甘,微寒,主补五脏,安精神,定魂魄,止惊悸,除邪气,明目,开心益智。久服轻身,延年。"补气是人参的最根本也是最大的作用。唯有此药,有"大补元气"之效。《伤寒论》与《金匮要略》中,采用了人参的非重复方剂达59首,《伤寒论》中,首重存津液,其中的白虎加人参汤,在白虎汤的基础之上加入人参,用的就是其益气生津液的功能,应用指征是"大烦渴"的症状,此为补气生津,又有补气疗虚损的用法,如《金匮要略》之人参汤,以人参、白术、干姜、炙甘草,水煎服,治疗中气不足之胸痹,表现为胸闷胸痛,倦怠乏力,纳呆少食等,治疗气虚血瘀,盖因病为气虚所致,本方又名理中汤,《伤寒论》用意温中散寒,健脾益气。后世"四君子汤",易

干姜为茯苓,变温补为行水,即从本方变化而来,另有益气滋阴以复脉的,如前述之炙甘草汤,诸如此类还有很多,但总不离益气生津补虚之根本。

(二)魏晋南北朝,补虚托毒,疗虚证疮疡

这一时期,将人参运用到外科治疗疮疡,是对前代认识的发展,虽然不离益气补虚,但从内科发展到外科,已经是有很大的进步。《名医别录》认为人参"主治肠胃中冷,心腹鼓痛,胸胁逆满,霍乱吐逆,调中,止消渴,通血脉,破坚积,令人不忘"。其中所说的"通血脉、破坚积",成为以人参治疗气血虚弱性疮疡的药性理论来源。在运用上,《刘涓子鬼遗方》首开先河将人参运用于外科虚损性疮疡的临床治疗,在其第三卷中所载的黄芪汤,由黄芪、生姜、石膏末、甘草(炙)、芍药、升麻、麦冬、人参、知母、茯苓、干地黄、桂心、大枣 20 枚,治疗痈疽坏后,补虚去客热,方中人参黄芪共同补气托疮生肌,配以干地黄、芍药养阴补血,生姜、升麻发散透热于外,桂心内托痈疽痘疮,知母、石膏清热,麦冬滋阴生津,书中同名之方剂,即上方去石膏、知母、茯苓、升麻、麦冬、桂心,加川芎、当归、桑螵蛸(炙)、黄芩、远志,主治发背。上述二方,人参均为益气生血,补虚托疮之用,是外科运用人参内治的先例。

《肘后方》之人参散,单用人参为末,日服 5 ~ 6 次,治疗元气欲脱之危证,症见上气喘息欲绝,伴大汗淋漓,人参作用乃大补元气而顾脱,此方是后世独参汤的原型,是人参用于急救的先河。

(三)唐代,养心安神,治心神不宁

这一时期,对人参作用的认识较前代有了进一步的发展,应用范围扩大。《海药本草》谓人参"主腹腰,消食,补养脏腑,益气,安神,止呕逆,平脉,下痰,止烦躁,变酸水"。指出人参具有益气安神,养心除烦之功。《药性论》认为人参"主五脏气不足,五劳七伤,虚损瘦弱,吐逆不下食,止霍乱烦闷呕哕,补五脏六腑,保中守神,消胸中痰,主肺痿吐脓,冷气逆上,伤寒不下食,患人虚而多梦纷纭,加而用之。"除了阐明人参有保中守神的作用,还增加止吐降逆的功效描述,在此理论基础之上,用人参与他药进行配伍,形成复方。如《外台秘要》的人参汤,以人参、甘草(炙)、半夏、龙骨、远志、麦冬、干地黄、大枣、小麦、阿胶(炙)、胶饴、石膏,水煎服,功效安志养魂,主治忽忽善忘,小便赤黄,喜梦见死人,或梦居水中,惊恐惕惕如怖,不欲闻人声,饮食不得味,神志恍惚不安。人参益气,龙骨、远志安神;阿胶、饴糖、甘草、大枣补中焦脾胃并养血;生地黄、麦冬滋阴生液,小麦养心益肾,除热止渴;半夏消痞散结治夜卧不安,本方补气养血,宁心安神,因为气血亏虚,心失所养,自然"魂不守舍",治疗后气血充足,则心安神宁矣。

《千金要方》卷三载茯神汤,采用茯神、人参、茯苓、芍药、甘草、当归、桂心、生姜、大枣等,水煎服,主治产后忽苦,心中冲悸,或志意不定,恍恍惚惚,言语错谬,心虚。人参携姜、枣补气血,又与茯神一起安神定志,一药两用实在是左右逢源,同书中卷二的麦门冬汤,含麦冬、人参、甘草、黄芩、干地黄、阿胶、生姜、大枣等,纳清酒2升,并胶煎,分3服,中间进糜粥。一方用乌雌鸡1只煮水以煎药(宋代《太平圣惠方》称本方为"人参雌鸡汤"),主治妊娠六月,卒有所动不安,寒热往来,腹内胀满,身体肿,忽有所下,腹痛如欲产,手足烦疼,这是一例用人参于产科保胎之方,人参在此处作用与前方类似,此处不再赘述。

（四）宋代,调补脾胃,益肺治虚喘

宋代,对人参的认识更加深化,应用范围扩大,《太平惠民和剂局方》说人参"主补五脏,安精神,定魂魄,止惊悸,除邪气,明目,开心益志,疗肠胃中冷,心腹鼓痛,通血脉,破坚积"。较前代而言增加"明目,开心益智,疗肠胃中冷"。都是建立在人参补气的作用基础之上的,尤其是"疗肠胃中冷",更是新颖,说明随着认识的进步,发现人参还具有温中的效果,但是,温中依然须由补气来实现,气血相对而言,气属阳,此处所指的肠胃冷,可能为气虚不能顾护阳热温煦中焦,故病为虚寒,用人参补益其气,固摄且恢复阳热的温煦功能,自然中焦虚冷得以治疗,"气"在宋以前或者东汉以前所承载的功能方面的解释是推动,运行血脉。《难经·二十二难》说"气主煦之,血主濡之",《康熙字典》援引《玉篇》之说:"煦,吹之也。"则为推动力,《集韵》的解释是"气以温之也",本句中的"气"在此为动词,是嘘吹的意思,但此处并未说明,后世于是在人参性寒还是性温上产生了分歧。《圣济总录》卷一八七人参丸,由人参、白茯苓、厚朴（生姜汁炙）、青橘皮（焙）、高良姜（炒）、半夏（焙）、桂枝（去粗皮）、甘草（炙）组成,每服20丸,生姜汤送下,主治脾脏虚冷,脐腹疼痛,胸胁痞闷,不思饮食,人参在此处一是与半夏一起消除胸胁痞闷,二是协助高良姜、生姜祛除脾脏之寒,三是携厚朴、甘草补中焦之气,一方同时起到了三种作用。

《日华子本草》谓之"杀金石药毒,调中治气,消食开胃,食之无忌"。这段论阐述已经使得人参具有类似甘草的解毒功能,其中的"消食开胃"说,指出人参的健脾益胃作用,是当时人参应用方向的写照。《和剂局方》中的四君子汤,其功能益气补中,健脾和胃,治疗气虚腹胀,不思饮食,肠鸣泄泻,呕秽吐逆,脉弱无力,人参、白术补脾益气,茯苓利水渗湿健脾,甘草和中。诸药共同补中益气,后世凡习医者皆耳熟能详,本方实际上是《金匮要略》人参汤之变方,前面已经说过,此处不再重复,至于六君子汤、七味白术散、五味异功散均由本方加味而得。

本时期除了用人参健脾益胃以外,还用于补肺益气,举凡肺气亏虚咳喘证也用之。《圣济总录》卷六十六之人参丸,用人参、百部、紫菀、大黄(炒)、款冬花、贝母、知母、白前、百合、山药、半夏、桑白皮、葶苈子、五味子(炒)、蛤蚧1对(酥炙),炼蜜为丸,每服20丸,糯米汤或者橘皮汤送下,治年深喘嗽,春秋发动,痞满短气,痰涕如胶,睡卧不宁,方中人参补肺气,蛤蚧补肾纳气(此组合后来衍变为止咳喘之名方蛤蚧散),浙贝母清肺热,半夏燥湿化痰,山药补脾养肺,百合滋阴,盖因久咳势必伤阴,故事先防范之,款冬花润肺止咳,葶苈子祛痰平喘,五味子敛肺生津止咳,共治虚喘。

虽然有诸多新用途,但是作为益气之用毕竟是本源,《和剂局方》中名方人参败毒散,方中用人参、茯苓、甘草、枳壳、柴胡、前胡、羌活、独活、川芎各等分,为粗末,加生姜、薄荷少许水煎服,以益气解表,方中人参益气扶正以辅助诸药驱邪又使散中有补,不致耗伤真元,为益气解表之代表方。后来喻昌(嘉言)在《寓意草》中谈及本方,认为"虚弱之体,必用人参三五七分,入表药少助元气,以为驱邪之主,使邪气得药,一涌而出,全非补养之意也"。点透人参之用实为因患者体虚正气不足,无力托邪外达,所以用少量人参益气扶正以帮助机体将邪气外托,见解颇为深刻。

(五)金元时期,大补元气

金元时期,名家辈出,诸家从各自不同的角度对医理药理进行孜孜不倦地探讨,多有新发现,同时,创制出了许多至今仍然广泛运用的名方。《珍珠囊》曰人参"养血,补胃气,泻心火"。以往观点多强调人参补气,通血脉,而此番论述增加"养血"所谓"养",是指可以滋润,补充,即在原来基础上增加,而不是如人参补气功能一般,填补缺损之气而可以作为大补的主力,因此养血只可作为辅助功能之用。《康熙字典》对"补"的解释是"修破谓之补",至于"养",该书引《玉篇》之解释"育也,畜也,长也"。含有蓄积之意。一般而言,蓄积较补缺来说是缓慢而渐进的,因此人参并非补血主药,而《珍珠囊》的论说亦非指人参主补血。李东垣说:"古人血脱者益气,盖血不自生,须得生阳气之药乃生,阳生则阴长,血乃旺也,若单用补血药,血无由而生矣。"清晰指出人参于补血的作用在于以其阳气推动阴血生长,乃生化动力也。此言可以说是为人参补血一说的理论基础和指南。

《医学启源》谓之"治脾肺阳气不足,及肺气喘促,短气少气,补中缓中,泻肺脾胃中火邪"。此处强调人参入于肺、脾、胃,意为入于肺、脾、胃经,该书是张元素所作,开始体现出其药物归经的思想,从此时起,人参被认为具有补益阳气的功效,随着医家们不断地探索,张元素以后的医家提出"人参大补元气"一说,并于临床实践运用之。典型如葛乾孙所创载于《十药神书》的独参汤,用人参二两去芦、大枣 5 枚水煎服,用于大失血后元气大虚之补气固脱,"血脱者,当益其气",通过补气以生血。前承《肘后方》人参汤,后启参附汤,参附汤中以人参补元气,附子壮元阳,前者固后天之本,后者固先天之本,共同挽救垂危有发展,当然也有继承,这一时期的医家运用人参补脾肺之气,或补肺平喘,涌现出许多名方。

《丹溪心法》之六君子汤,即在四君子汤的基础上,加砂仁、陈皮(一方加半夏)加生姜 3 片,大枣 1 枚,水煎服,主治脾胃不和,不进饮食,上燥下寒,服热药不得者,加砂仁是为温中健脾消食,陈皮理气,助四君子之补,又能行所补之气,使补而不滞,这是补益肺脾的名方的例子。补肺平喘的名方,如《御药院方》之人参蛤蚧散,用炙酥蛤蚧 1 对,炙甘草、杏仁、人参、茯苓、知母、浙贝母、桑白皮以补肺益肾,止咳定喘,主治肺肾气虚喘息,咳嗽,症见痰稠色黄,或咳吐脓血,胸中烦热,身体羸瘦,或遍身浮肿,脉浮虚,方中蛤蚧补肺益肾,定喘止嗽;人参大补元气,茯苓健脾渗湿防止脾虚生痰;杏仁、桑白皮肃降肺气以止咳定喘；知母、浙贝母清热化痰止咳，甘草调和并引领诸药入肺、肾经，标本兼顾，补气清热，止咳定喘。

李东垣《汤液本草》谓之："味既甘温，调中益气，即补肺之阳、泻肺之阴也，若便言补肺，而不论阴阳寒热何气不足，则误矣，若肺受寒邪宜此补之；肺受火邪不宜用也。"指出人参不可用于肺热，按照李东垣的说法，人参是甘温之品，既然是甘温，那么白虎汤或白虎加人参汤证如此高热，自然不该应用之，那么，仲景创制白虎加人参汤又还有什么意义呢？岂非大错？实际上，认为人参治疗肺胃阳气不足，是《日华子本草》开的先例，原书本已佚，其条文散见于宋代的《本草衍义》，明代的《本草纲目》以及《古今医统》诸书。

于是，认为人参性温成为一种主流观点，随着不断有医家加入对这种观点的支持，"人参性温"一说逐渐被人们接受，而五代至明，成为两种观点在时间上、事实上的分水岭。根据临床观察，阳虚时若只是单纯补气（包括用人参），效果并不会理想，因此可以认为：人参有少许补阳之功，但是很薄弱，补气才是其最强、最根本的作用，以往用人参补阳者，无不加入诸如干姜、附子之类。

（六）明代，气血双补，治五脏诸虚

明代医家继承前代学说，在记录人参药性时兼采寒温两种性质，如《本草蒙筌》的记载："味甘，气温、微寒，肠胃积冷温平，滋补元阳。"就体现了这种做法。又如《滇南本草》记述人参："主补五脏，止消渴，冷气上逆，伤寒不下食，治肺胃阳气不足，肺气虚弱。"《本草征要》认为人参："疗心腹寒痛，除胸胁逆满，止消渴，破坚积。"都是采取两种学说兼采的态度。李时珍在《本草纲目》中引用其父李言闻的评述："人参生用气凉，熟用气温。"是从炮制方面解释人参药性的区别。也有认为人参性温而没有兼采两说的，如王好古认为："人参甘温，补肺之阳，泄肺之阴，肺受寒邪宜此补之；肺受火邪，则反伤肺，宜以沙参代之。"李时珍对此做出批评："海藏王好古言人参补阳泄阴，肺寒宜用，肺热不宜用。节斋王纶因而和之，谓参、芪能补肺火，阴虚火动失血诸病，多服必死，二家之说皆偏矣。夫人参能补元阳，生阴血，而泻阴火，东垣李氏之说也明矣。仲景张氏言：亡血血虚者，并加人参；又言：肺寒者，去人参，加干姜，无令气壅。丹溪朱氏亦言虚火可补，参、芪之属；实火可泻，芩、连之属，二家不察三氏之精微，而谓人参补火，谬哉，夫火与元气不两立，元气胜则那火退，人参既补元气而又补邪火，是反复之小人矣，何以与甘草、芩、术谓之四君子耶？虽然，三家之言不可尽废也，惟其语有滞，故守之者，泥而执一，遂视人参加蛇蝎，则不可也。"既是对王好古等人观点的批驳，又提出诸家应该灵活运用而不该拘泥某一说乃至不敢放胆使用。

同时也有坚持人参性寒论的，比如《本草求真》说人参："明目开心，益智添精助神定惊止悸，解渴除烦，通经生脉，破积消痰，发热自汗，多梦纷纭，呕哕反胃，虚咳喘促，久病滑泄，淋沥胀满，中暑中风，一切气虚血损之症，皆所必用。"通篇不曾提及人参"温阳"二字。

这一时期，也是诸家对人参功效进行总结的时期，《本草纲目》谓人参："治男妇一切虚证，发热自汗，眩运头痛，反胃吐食，咳疟，滑泻久痢，小便频数淋沥，劳倦内伤，中风中暑，痿痹，吐血，嗽血，下血，血淋，血崩，胎前产后诸病。"说明人参治疗范围之广。《景岳全书·本草正》说人参"气虚血虚俱能补，阳气虚竭者，此能回之于无何有之乡；阴血崩溃者，此能障之于已决裂之后，惟其气壮而不辛，所以能固气；惟其味甘而纯正，所以能补血"。又说"而血分之所以不可缺者，而未有气不至而血能自至者也，所以人参之性多主于气，而凡脏腑之有气者，皆能补之"。强调了人参补气的功能，以及对血的滋养和推动的作用。

临床方面，人参得到更为广泛的运用。《医学正传》之六君子汤，在四君子汤的基础之上，加上陈皮、半夏，以益气补中，健脾养胃，行气化滞，燥湿除痰，理气降逆，主治脾胃虚弱，气逆痰滞，食少便溏，咳嗽有痰，色白清稀，短气痞满，呕恶呃逆，吞酸，面色萎黄，四肢倦怠。方中四君子汤补脾益气，半夏燥湿化痰，陈皮理气化痰，这是在前代四君子汤成方的基础上灵活加味而成。《外科正宗》之托里消毒散，方用人参、川芎、白芍、黄芪、当归、白术、茯苓、金银花、白芷、甘草、皂角、桔梗水煎服，功效消肿溃脓，去腐生肌，主治痈疽已成，不得内消者，是以人参补正气，托疮毒，特别提出"脾弱者，去白芷，倍人参"。则为补脾气之虚弱而用之。这一时期需要特别提到的医家是张介宾，他在人参的运用上达到了一个新的高度，创制了许多以人参为主的方剂，后世多沿用之，其对独参汤的发展运用尤其令人瞩目。他指出独参汤主治"诸气虚,气脱,凡诸虚证垂危者"。较《十药神书》的"血脱者,当益其气"而言,扩展到了"固脱,挽救垂危"将人参汤推上了一个新的高度,成为后世最重要的急救方之一,此外,又在仲景四逆汤的基础之上,加人参一味而成四味回阳饮,重用人参、制附子、炮姜、炙甘草,水煎服,治疗元阳虚脱,恶寒肤冷,气息微弱,冷汗如油,亦为急救之重要方剂。另外还创制了举元煎、胎元饮、两仪膏等方剂,诸方中的人参,除使用其补气固脱的作用以外,广泛用于元气大虚以及各种气血两虚之证。

（七）清至民国,气虚轻症,多以党参代之

原因有二:一是党参出现后,由于价格较人参便宜,且人参货源紧缺,因此一般的气虚轻证多用党参代替人参,历史上公认山西上党人参为质量最佳,而历代对太行山的破坏性采伐,损坏了上党人参的生存环境。明朝自李时珍《本草纲目》大力推崇人参,上党人参遭到了商人的毁灭性采摘,加上官府对参农的巧取豪夺,参农苦不堪言,纷纷放弃种植人参,并将参园毁掉以避其害,这段记载与《本草纲目》中的一段记载"上党,今潞州也,民以人参为地方害,不复采取"不谋而合,上党人参就此灭绝;二是由于临床上有用人参误补致患者死亡,或误用导致病情加重,故而因噎废食,不敢轻易使用。《本经逢原》从仲景至今,明贤方书无不用人参,何为今日医家摒绝不用,殊不知误用人参杀人者,皆是与黄芪、白术、干姜、当归、肉桂、附子同行温补之误所致;不与羌、独、柴、前、芎、半、枳、桔等同行汗和之法所致也,又痘疹不宜轻用人参者,青干紫黑陷,血热毒盛也,若气虚顶陷,色白皮薄,泄泻浆清,必用也。指出配伍不当是造成"人参杀人"的原因,又指出了外科痘证应用人参的诊断标准,在诸家纷纷避人参犹如洪水猛兽之时,能做出此番见解,难能可贵。

虽然因噎废食,但是医家们对人参功效的认识仍然向全面化的方向发展,《本草新编》认为人参"能入五脏六腑,无经不到,非仅入脾、肺、心而不入肝、肾也"。与甘草"入十二经"之说无异,并且提出了人参入各经的比重多少:"五脏之中,尤专入肺、入脾,其入心者十之八,入肝者十之五,入肾者十之三耳。"虽然是一种揣测与假设,但也可以说是对人参作用靶向的一种新的探讨。《得配本草》亦谓之"能通行十二经",也有上承前人,强调人参大补元气功效的,《本草备要》说人参"大补元气,泻火,生甘苦微凉,熟甘温"。

临床方面,依然出现许多新创的方剂,明末清初,《傅青主女科》之固气汤,用人参、白术(炒)、熟地黄、杜仲(炒黑)、当归(酒洗)、白茯苓、山茱萸、甘草、远志、五味子(炒)10粒,水煎服,主治少妇妊娠三月,行房不慎,导致损伤元气,血崩胎堕,并治气虚崩漏,方中人参能大补元气,固胎元而止崩漏,故重用之。继承傅青主衣钵的陈士铎,在《金匮要略》人参汤的基础上,以原方加减化裁而得去来汤,由人参、茯苓、苍术、白术、甘草、川乌、半夏组成,水煎服,功效补气利湿,主治气虚而微感寒湿之邪,邪冲心包,一时心痛,俯痛俟已,一日而十数遍,饮食无碍,昼夜不安,方中人参、茯苓、白术、甘草又可视为四君子汤,大补中焦之气,茯苓与二术渗湿利水,实为墩土以制水之用意,此方载于《辨证录》卷二。

民国时期名家张锡纯制参麦汤,以人参、牛蒡子(炒)、紫苏子(炒)、生杭芍、麦冬、山药、半夏、甘草,水煎服,主治阴分亏损已久,至肺虚有痰,咳嗽劳喘,或兼肺有结核者,亦是用其生津之能,以麦冬伍用,增液更速。

八、川花椒

川花椒最早以樧和大椒之名载于《尔雅》。《神农本草经》收载"秦椒"为中品,蜀椒为下品,并记载其"味辛温。主风邪风,温中除寒痹,坚齿发明目,久服轻身好颜色,耐老增年通神",是最早记载川花椒有温中,祛寒湿,逐痹痛的功效,该功效也是川花椒历代作为药品的主要作用之一。

张仲景在《金匮要略》中就用其治心胸中大寒痛、呕不能饮食、腹中寒,如大建中汤:蜀椒二合(去汗),干姜四两,人参二两。在秦汉时期川花椒作为药品的应用不是很广泛,有关记载也不多。与食用相关的记载如用酒浸泡川花椒制成椒浆祭祀祖宗,迎神避邪,屈原《九歌》中有"奠桂酒兮椒浆"之说,《荆楚岁时记》:"俗有岁首用椒酒,椒花闻香,故采花以贡樽。"由此可见在食用上主要是作为香料使用。

在魏晋南北朝时期川花椒在使用上主要侧重于药用,陶弘景的《本草经集注》中秦椒"生温,熟热,有毒""主治喉痹,吐逆,疝瘕,去老血,主后余疾,腹痛,出汗,利五脏"。《名医别录》说其"除五脏六腑寒冷,伤寒,温疟,大风,汗不出,心腹留饮,宿食,止肠澼,下利,泄精,女子字乳余疾,散风邪,瘕结,水肿,黄疸,鬼疰,蛊毒,杀虫,鱼毒,久服开腠理,通血脉,坚齿发,调关节,耐寒暑,可作膏药"。"蜀椒,大热",记载川花椒的药用范围比《神农本草经》广泛,对其的了解和认识也更进一步。提出了川花椒的止泄,治女子余疾,杀虫,通血等功效。如《肘后方》中治寒疝腹痛,(花)椒二合,干姜四两;治手足心风肿,是川花椒功效的典型运用。

到了隋唐时期,甄权的《药性论》中提到川花椒治恶风,遍身四肢顽痹,口齿浮肿摇到;主女人月闭不通,治产后恶血痢,主生发,疗腹中冷痛。治头风下泪,腰脚不遂,虚损留结,破血,下诸石水,腹内冷而痛,除齿痛,孟诜在《食疗本草》也有相关记载,如通神去老,益血,利五脏,灭瘢,生毛发。灭瘢,下乳汁,首次提出了川花椒的通乳汁、生毛发的功效。不过川花椒主要的功效依然是用于治疗风邪引起的寒痹,正如孙思邈在《千金要方·食治》描述的"去心下冷气,除五脏六腑寒,百骨节中积冷",在临床中和其他中药配伍而大量使用,如《千金要方》中的补心丸、健脾丸、肾气丸等方及《外台秘要》中沐头汤、导散、泽兰补虚丸等方。

在这一时期川花椒作为药物使用呈现出两个特点,一是由于肉桂和吴茱萸已经显示出很好的温中散寒作用,因此川花椒、干姜、桂心、吴茱萸常常多种同时出现在同一方剂组成中,尽管它们在方中的君臣佐使地位有所差别;二是川花椒的应用向干姜、肉桂等其他温里药不具备的功效演变,如治妇人余疾,月经不通,产后恶血痢,止泻,治牙痛,止痒等。

宋代是我国历史上方剂繁荣发展的一个时期,但川花椒作为药用在方中的地位开始下降,多数作为佐药和使药。值得注意的是这一时期川花椒药用功效的范围也进一步扩大,不但是用于温中,而且由温中变为温上、中、下三焦,止痛也演变为止痛、止血、补益壮阳、明目等,如《日华子本草》称其"破癥结,开胃,治天行时气温疾,产后宿血,治心腹气,壮阳,疗阴汗,暖腰膝,缩小便",《药性赋》记载:用之于上,退两目之翳膜;用之于下,除六腑之沉寒;在临床中如《圣济总录》中的杜仲丸,主治"子宫久冷、妊娠数堕胎和温下焦",苓术丸主治"肝肾久虚,眼目昏暗,视物不明,变成内障,温下而治上"，不过温中止痛还是其主要功效。

金元时期川花椒在使用上主要沿袭两宋时记载的药用功效。《汤药本草》:气热温,温中除寒痹,坚齿发,明目,利五脏。张元素则在《珍珠囊》总结为明目,温中,止精泄,如《御药院方》中的决明散,治疗眼目昏花,远视不明,就是例证。

进入明代,我国临床医学和药物的研究都有巨大的发展和进步,对川花椒温中止痛的作用也有更深刻的理解,不仅强调其可用于治疗风邪引起的寒痹,而且还可用于治因寒湿而导致的寒湿痹痛。李时珍在《本草纲目》描述:"椒,纯阳之物,乃手足太阴、右肾命门气分之药。其味辛而麻,其气温以热,禀南方之阳,受西方之阴,故能入肺散寒,治咳嗽;入脾除湿,治风寒湿痹,水肿泻痢;入右肾补火,治阳衰溲数,足弱,久痢诸证。""散寒除湿,解郁结,消宿食,通三焦,温脾胃,补右肾命门,杀蛔虫,止泄泻。""故丹溪朱氏云:椒属火,有下达之能。服之既久,则火自水中生,故世人服椒者,无不被其毒也。又《上清诀》云:凡人吃饭伤饱,觉气上冲,心胸痞闷者,以水吞生椒一二颗即散,取其能通三焦,引正气,下恶气,消宿食也。"李梴在《医学入门·本草》也这样描述川花椒能发汗,散风寒,治目翳,水泻,止呕吐,温脾胃与肾,通关益气。

此外,在描述川花椒温中止痛、除湿散寒药用功效的同时,进一步强调其温中止泻、杀虫治疮的作用。明代缪希雍谓:"其主邪气咳逆,皮肤死肌,寒温痹痛,心腹留饮宿食,肠澼下利,黄疸,水肿者,皆脾、肺二经受病。肺出气,主皮毛。脾运化,主肌肉。肺虚则外邪客之,为咳逆上气。脾虚则不能运化水谷,为留饮宿食,肠澼下利,水肿,黄疸。二经俱受风寒湿邪,则为痛痹,或成死肌,或致伤寒温疟。辛温能发汗,开腠理,则外邪从皮肤而出。辛温能暖肠胃,散结滞,则六腑之寒冷除,肠胃得温则中焦治,而留饮……余疾者,亦指风寒外侵,生冷内停而言。泄精,瘕结,由下焦虚寒所致。此药能入右肾命门,补相火元阳,则精自固而结瘕消矣。疗鬼疰蛊毒,杀虫、鱼毒者,以其得阳气之正,能破一切幽暗阴毒之物也。外邪散则关节调,内病除则血脉通。"

到了清代,川花椒的止痛杀虫作用在临床中得到了更加广泛的应用,尤其是杀蛔虫的作用更是在这一时期的各个本草中都有论述和强调。不过在本草的论述中还是着重对川花椒的温里功效进行了较全面和系统的阐述，认为其温里之功主要在除湿温肾而并非散寒温脾，如《本草思辨录》记载："蜀椒为足太阴及右肾气分之药，祛脾肾之寒湿……治寒湿无分脾肾，而补火则独在肾。"并强调川花椒在与不同的药物配伍时所显示的不同功效，如《得配本草》："得生地自然汁，煎稠和丸，治元脏作恙；配乌梅，伐肝气。配益智仁，缩小便；配茯苓，蜜丸，补益心肾；配茴香，枣肉丸，治久泻；配苍术，醋丸，治飧泻不化。"

第三节　乌梅丸的功效与主治

乌梅丸由 10 味药物组成。从药性上讲，有寒性的黄连、黄柏，也有热性的细辛、桂枝、干姜、川花椒、附子，谓寒热并用。从药味上讲，有辛味的细辛、桂枝、干姜、川花椒、附子，有甘味的人参、当归、米饭、白蜜，有苦味的黄连、黄柏，也有酸味的乌梅、苦酒，谓辛甘酸苦合用。据其功效，乌梅丸方中的药物可大致分为 3 组：乌梅、人参、当归为一组，三药相伍，补血生津，益气养阴；附子、干姜、桂枝、川花椒、细辛为一组，五药同用，可温中散寒，升发阳气；黄连、黄柏为一组，两药相伍，共奏清热燥湿、泻火解毒之功，可使火去不复伤阴，起到以泻为补的作用。全方以乌梅为主药，乌梅敛中有升，《黄帝内经》云：肝欲散，急食辛以散之，用辛补之，酸泻之。从之为补，逆之为泻。又有"五脏各有所喜，肝喜酸，酸入肝"。乌梅丸中用乌梅为主药充分体现了张仲景用道家的思想立方——欲擒故纵，"将欲歙之，必固张之，将欲弱之，必固强之，将欲废之，必固兴之，将欲夺之，必固与之"（《道德经·三十六章》）。肝喜酸，必用肝之所喜带领众药入肝，从而在病位上起作用。主治蛔虫重证，久泄久利之痢疾。

第三章　源流与方论

第一节　源　流

　　自张仲景创乌梅丸后,历代医家依据对乌梅丸功效主治的不同认识而各有侧重。清代以前的医家着重阐发乌梅丸治疗蛔虫病的机制,如《圣济总录》《外台秘要》《太平惠民和剂局方》等均载有该方,其中对乌梅丸主治疾病大多是围绕"蛔厥"和"久利"而进行的。如《圣济总录》记载"乌梅丸治疗产后冷热痢,久下不止"。《郑氏家传女科万金方》将乌梅丸用于治疗胎前脏毒肠风。

　　清代以后,医家把重心归于阐发乌梅丸主治厥阴病机制方面的研究。首先从乌梅丸君药乌梅入手,酸性药物很多,但选择乌梅,而不用芍药、五味子、山茱萸、酸枣仁等其他酸味之品的原因主要在:第一,乌梅酸味最强;第二,乌梅性温;第三,乌梅敛中有升,为其他酸味药物所不具。柯琴从分析厥阴病的证治规律着手,阐释了乌梅丸组方配伍的特点。首先提出了"乌梅丸为厥阴主方,非只为蛔厥之剂矣"的观点。但其后也有医家对此看法不同,目前,大部分医家均比较认同的观点是乌梅丸主治厥阴病寒热错杂证,病机涉及寒热错杂,脾胃失和,升降失调。

第二节 古代医家方论

成无己

肺主气,肺欲收,急食酸以收之,乌梅之酸以收肺气;脾欲缓,急食甘以缓之,人参之甘,以缓脾气;寒淫于内,以辛润之,以苦坚之,当归、桂、椒、细辛之辛,以润内寒;寒淫所胜,平以辛热,姜、附之辛热,以胜寒;蛔得甘则动,得苦则安,黄连、黄柏之苦,以安蛔。(《注解伤寒论》)

许 宏

蛔厥者,乃多死也。其人阳气虚微,正元衰败,则饮食之物不化精气,反化而为蛔虫也。蛔为阴虫,故知阳微而阴胜……故用乌梅为君,其味酸能胜蛔。以川椒、细辛为臣,辛以杀虫。以干姜、桂枝、附子为佐,以胜寒气而温其中;以黄连、黄柏之苦以安蛔,以人参、当归之甘而补缓其中,各为使。(《金镜内台方议》)

罗 美

仲景立方皆以辛甘苦味为君,不用酸收之品,而此用之者,以厥阴主肝木耳!《洪范》曰:木曰曲直作酸。《内经》曰:木生酸,酸入肝。君乌梅之大酸,是伏其所主也;配黄连泻心而除疼,佐黄柏滋肾以除渴,先其所因也;肾者,肝之母,椒、附以温肾,则火有所归,而肝得所养,是固其本;肝欲散,细辛、干姜辛以散之;肝藏血,桂枝、当归引血归经也;寒热杂用,则气味不和,佐以人参调其中气;以苦酒渍乌梅,同气相求;蒸之米下,资其谷气;加蜜为丸,少与而渐加之,缓则治其本也。蛔,昆虫也,生冷之物与湿热之气相成,故药亦寒热互用,且胸中烦而吐蛔,则连、柏是寒因热用也。蛔得酸则静,得辛则伏,得苦则下,信为化虫佳剂。久利则虚,调其寒热,酸以收之,下利自止。(《古今名医方论》)

陈修园

肝病治法,悉备于乌梅丸之中也。其味备酸甘焦苦,性兼调补助益,统厥阴体用而并治之。(《伤寒论浅注》)

柯　琴

小柴胡为少阳主方,乌梅丸为厥阴主方。二方虽不同,而寒温互用,攻补兼施之法相合者,以脏腑相连,经络相贯,风木合气,同司相火故也。其中皆用人参,补中益气,以固本逐邪,而他味俱不相袭者,因阴阳异位。阳宜升发,故主以柴胡;阴宜收敛,故主以乌梅。阳主热,故重用寒凉;阴主寒,故重用辛热。(《伤寒来苏集》)

第三节　现代医家方论

刘沈林

乌梅丸药物配伍,具有以下三个特点。一是酸苦合法:取乌梅之酸和黄连之苦寒,既能酸敛柔肝,又能清热燥湿;二是寒温并用:既取干姜、附子辛温助阳,又伍以黄连、黄柏苦寒清泄;三是寓泻于补:在祛邪消导的方药中,加上人参、当归补气调血。看似"寒热杂合",实则配合巧妙,颇有章法,充分体现了温肝阳,泄郁火之治疗特色。

王　付

肝热内盛,消灼阴津,则口渴,欲饮水不解;肝热侵扰于胃,则胃脘灼热疼痛;肝热上冲于心,则心胸炽热疼痛;肝气因热既不疏达脾胃,又肆虐脾胃,则饥不欲食,食则吐,或吐蛔;肝热内扰,逆乱心神,则急躁,易怒;肝热上冲,则口苦,性情不稳;舌红,苔黄,脉弦数均为肝热阳郁之征。其治当安蛔驱蛔止痛;清肝益肝,通阳泻肝;清上温下。又,方中乌梅味酸,酸有泻肝之热,收肝之逆气。黄连、黄柏,清泄邪热,与乌梅相用,以增泻热。人参、当归,益气补血,与乌梅相用,以滋肝体。又肝为刚脏而恶抑郁,故佐附子、细辛、干姜、桂枝、蜀椒,以通肝阳,并使邪热有泄路。方中酸借辛开,益正而不恋邪,苦借甘调,泻热而滋肝体。诸药相合,善疗厥阴肝热证。又本方寒热药物并用,故可治疗病属上热下寒证者。

连建伟

乌梅丸方见于《伤寒论》第338条,该条勾画出蛔厥的证候,并与病机属于脏寒的脏厥相鉴别。正因为张仲景以乌梅丸治疗蛔厥证,所以,《方剂学》将本方归类于驱虫剂,这显然是片面的。异病同治和同病异治的实质是以病机为核心的辨证论治,这从乌梅丸方出自厥阴病篇,及其"又主久利"可知。要了解乌梅丸方所主治证候的病机可以从两个方面考量,首先是以证测机,即以蛔厥证和厥阴提纲证为依据,推测病机;其次是以方测机,即以乌梅丸方的药物配伍和剂量为依据,推测病机。①以证测机:厥阴病提纲证(第326条)提示了乌梅丸方主治的主要病机,为了研究提纲证,必须首先厘清"厥阴"之含义。首先,"厥阴"为肝经,必然与"肝藏"密切相关,如当归四逆汤证即是其旁证;其次,"厥阴"为阴尽阳生之界限(柯韵伯"经界"说),由于阴津已伤,虚热内生,所以表现厥热胜复和寒热错杂的现象,"消渴"属于胃热,"气上撞心"属于肝热,"食则吐蛔"和"下之利不止"属于脾肾虚寒,此为厥阴病提纲证描绘寒热错杂的病机特点。②以方测机:乌梅丸方重用乌梅肉,以苦酒浸渍,增益其酸味,又重用黄连,两者配伍,酸苦泄热。对于酸味的功效,《脏气法时论篇》有两种截然不同的解释,或为"酸收",或为"酸泻",味酸的乌梅究竟是归属于收敛补益,抑或泻肝的范畴,值得深入研究。针对此问题,将其与酸枣仁、五味子、白芍作为比较,即可得出结论,此三者酸敛肝血,而乌梅则是酸泄肝热,因为肝以血为体,以气为用,体阴用阳,乌梅泄肝热,却又以当归养肝血,相反相成,符合肝的生理特点,细辛、干姜、附子、蜀椒和桂枝温煦脾肾,制约黄连之苦寒,此是对脏腑寒热错杂的综合调节,针对了脾肾寒和肝胃热相错杂的病机,再以黄柏泻"相火"(由人体元气虚而萌动的内热),最后以饭蒸、蜜丸修合,体现了经方从配伍、剂量、制作方法的缜密。

李安祥

乌梅丸为张仲景寒热并用的著名方剂,《伤寒论》原文用于治疗"蛔厥""久利",现代可用于治疗慢性湿疹、咽炎等属于寒热错杂,肝热阳郁者。临床用乌梅丸常常变丸剂为汤剂,酌情加入醋20ml,以增强方药治疗效果。同时重视饮食调配宜忌。另外,运用乌梅丸治肝热阳郁证,辛热药用量要小,酸苦药用量要大,补益药用量要适中,方可取得最佳治疗效果。

顾植山

乌梅丸是治疗厥阴寒热错杂以及蛔厥证的主方。由乌梅、细辛、干姜、黄连、附子、当归、蜀椒、桂枝、人参、黄柏组成。方中有温有寒,有辛有酸,有甘有苦。而温药之量大于寒药,可助阳破阴而出。正合寒热错杂,阳不出阴之病机。服药后寒热调和,气机升降通畅,诸症自除。

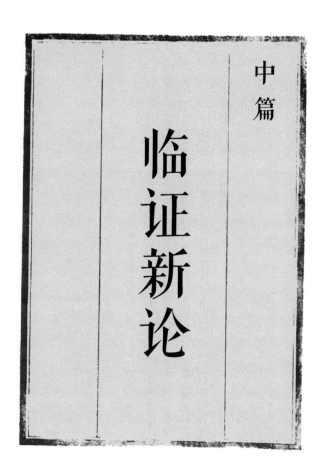

中篇

临证新论

本篇从三个部分对乌梅丸的临证进行论述：第一章临证概论对古代和现代的临证运用情况进行了梳理；第二章介绍经方的临证思维，从临证要点、与类方的鉴别要点、临证思路与加减等方面进行展开论述；第三章为临床各论，从内科、外科、妇科、儿科等方面，以临证精选和医案精选为基础进行细致的解读，充分体现了中医『异病同治』的思想，为读者提供广阔的应用范围。

第一章　乌梅丸临证概论

乌梅丸出自《伤寒论》，张仲景用于治疗厥阴病寒热错杂证，包括蛔厥及久利。现代较多用于治疗脾胃病症、妇科、虫证。相比较增加了妇科疾病，这与乌梅丸治疗厥阴病肝木横逆、犯胃乘脾的寒热错杂证相符合。

其一，厥阴肝经为风木之脏，主藏血而内寄相火，性喜条达，功擅疏泄。女子按月经事之时下，产后乳汁之泌哺，无不赖肝气之条达，若肝失疏泄，势必经行紊乱，或闭或漏，乳汁不达，则变生乳胀结核，莫不为之病矣。由此可见，肝气之疏泄与女子之生理特性具有同质性。

其二，肝又具有藏血的功能，这亦与女子生理功能息息相关。盖肝藏血，既有贮藏之意，更有调节之性，诚如王冰曰"人动则血运于诸经，人静则血归于肝脏"。女子以血为根本，经血原本是阴血，赖肝血之充实，下注冲任，血海盈溢，促使经事来潮，若其孕育，则亦赖肝血聚而养胎而产后泌乳，因乳汁原由精血所化生，故女子月经、胎产、泌乳皆依仗肝血之供奉。若肝血不足、肝血不疏、肝血不藏，均可导致经、胎、乳之病变，由此可见肝与女子以血为本之密切。

其三，肝为体阴用阳之脏，具有肝阳易亢、肝气多郁，肝血常致不足或失之归藏之特性，而女子之生理特性，如《灵枢·五音五味》谓"妇女之生，有余于气，不足于血"，与肝之特性具有共性。由此就可理解现代乌梅丸对妇科疾病运用增加的原因了。

第一节　古代临证回顾

自汉代以后,多有医家加减运用乌梅丸,如宋代《圣济总录》去黄连、细辛、蜀椒用于治疗"产后冷热痢,久下不止",这是用于产后下利的治疗;清代叶天士对乌梅丸的运用范围更广,咳嗽、呕吐、胃痛、背痛、泄泻、疟疾、头晕、头痛、瘤、痉、痛厥,以及温病皆用之,并不限于蛔厥一证。叶天士运用乌梅丸主要是抓住肝木克土侮金的病机;清代郑寿全从肝本身的生理特点出发运用乌梅丸灵活治疗多种疾病。其抓住厥阴肝的循行路线经过巅顶、睾丸而治疗巅顶痛、睾丸肿痛。

第二节　现代临证概述

一、单方妙用

◎案

陈某,男,35岁,工人。有慢性腹泻史,曾多次住院治疗,2次钡剂灌肠均诊断为溃疡性结肠炎,乙状结肠镜检可见多处溃疡,经西医口服药物及灌肠等治疗无效,遂求治于中医。症见:每日腹泻10余次,黏液夹血,肠鸣腹胀,情志不安,胸脘不舒,舌苔薄白腻,脉细数。予乌梅丸剂加减。

处方:炒乌梅35g,党参、补骨脂、干姜各30g,厚朴、制附子、地榆炭、赤芍、木香各15g,黄芩、细辛各6g,肉桂、川花椒各4.5g,黄连3g。开水煎,分

2次服。

2周后腹泻次数减少,3个月后大便如常。钡剂灌肠证实病变较治疗前明显好转,但左半结肠壁有多发性毛刺状向外突出阴影,右半结肠排钡后有多发性小息肉样透光影。继续中药治疗。4个月后复查钡剂灌肠片示:毛刺状阴影显著减少,小息肉样改变不复存在。

◎案

庄某,男,54岁。2002年10月11日初诊。患者体弱,患胃病10余年。近2年左少腹经常疼痛。发时自觉有块拱起,气逆上冲,呕吐食物。大便经常溏泻,但亦有短期大便坚如羊屎。在某医院经乙状结肠镜检查发现有结肠激惹现象,几经治疗无效。数天来,因情绪波动,一日数发而就诊。患者胃痛隐隐,左少腹痞块疼痛,聚散无常,泛恶呕逆,每遇恼怒辄发,面色㿠白,形神疲惫,纳呆便溏,舌质胖、舌色暗、苔薄黄,脉沉细弦。中医诊断为胃痛。辨证为厥阴经气失敛,胃土素有不足。治以安胃泻肝。方用乌梅丸加减。

处方:乌梅10g,川楝子10g,川花椒3g,细辛2g,桂枝10g,当归10g,炮姜6g,白芍10g,黄连3g,附子5g,延胡索10g,小茴香3g。3剂,日1剂,水煎服。

二诊:服上药3剂后,少腹冲气渐平,疼痛减轻,胃痛明显好转,但便溏未除,四肢厥冷。原方去细辛、延胡索,加党参15g。又服5剂后,少腹痞块未发,胃痛隐隐,时有便溏。按此方做丸一料,每服10g,每日2次。一料丸药服了近1个月,左少腹痞痛未再复发,胃痛亦除。

二、多方合用

乌梅丸此方寒热并用,消补兼施,临床上多不用原方合并他方治疗,多是加减运用,如治久泄久利,可加减合用四神丸;治疗呕吐,可合用小半夏汤;治疗蛔虫可合用其他杀虫方剂,如化虫丸、肥儿丸等。

第二章　乌梅丸临证思维

一、临证要点

乌梅丸为治疗寒热错杂,蛔虫上扰之蛔厥证的常用方,临床以腹痛阵作,手足厥冷,烦闷呕吐,时发时止或久泄久利等症状为使用依据。

二、与类方的鉴别要点

由乌梅丸发展而来的类方,根据病机,症状而变化,其主治和功效都各有特点。

理中安蛔汤和乌梅丸均有安蛔之功,均能治疗蛔虫病。但乌梅丸主治寒热错杂之蛔厥重证,伴有手足厥冷、心烦等症,以安蛔止痛为主,有清上温下之功;理中安蛔汤主治中焦虚寒之蛔扰证,症见便溏尿清,四肢不温,脉虚缓等,以温中安蛔为主。连梅汤有清心泻火、滋肾养液的作用,主治暑邪深入少阴消渴者及心热烦躁神迷甚者。椒梅汤有祛暑、驱蛔的作用,主治暑邪深入厥阴,土衰木乘,正虚邪乘,上下格拒之证。减味乌梅丸有清暑祛湿,清上温下的作用,主治厥阴三疟,日久不已,劳则发热之证。人参乌梅汤有酸甘化阴、健脾止痢的作用,主治久痢伤阴,口渴舌干,微热微咳者。麦冬麻仁汤有滋养胃阴、生津润燥的作用,主治疟伤胃阴,不饥不饱,不便,潮热,得食则烦热愈加等症。

三、临证思路与加减

　　腹痛甚者,可加白芍、甘草以缓急止痛;呕吐严重者,加半夏、生姜降逆止呕;本方重在安蛔,驱虫力弱,可加使君子、苦楝皮、槟榔等以增加杀虫驱虫之力;亦可加少量泻下药如大黄、芒硝等以加速排泄虫体虫卵。

第三章 临床各论

第一节 内科疾病

一、呼吸系统疾病

（一）激素依赖型哮喘

糖皮质激素吸入剂已成为支气管哮喘抗炎治疗的基础药物,疗效确切可靠,副作用小,但临床上仍有一部分患者需长期口服较大剂量激素控制病情,停药或减量均会导致哮喘加重,此类哮喘被称为激素依赖型哮喘（SDA）,是呼吸系统疾病之一,属于难治性哮喘范畴,是临床医师面临的一大难题。由于支气管哮喘反复严重发作,患者长期大量应用激素以控制气管非特异性炎症,从而对激素产生依赖性。临床多表现为气管炎性症状迁延难愈,肺功能持续性下降,同时伴随激素的各种毒副反应。一般在大剂量应用激素治疗后,往往于哮喘症状缓解或减轻的同时伴见医源性肾上腺皮质功能亢进,在激素减量或停服后,又表现为医源性肾上腺皮质功能不全而发生哮喘,病情反复,恶性循环,使哮喘越发越重,激素越用越大,难以撤离,严重者甚至导致死亡。

激素依赖型哮喘属于中医学"哮证"范畴,哮证的发生与风邪有关。禀赋不足,肾气虚衰,痰浊内蕴于肺,则形成发病的夙根,正如《景岳全书》所说:"喘有夙根,遇寒即发,或遇劳即发者,亦名哮喘。"由此可见,夙根发病的基础与肾虚密切相关。激素依赖型哮喘患者由于糖皮质激素的长期大量应用,从而导致机体下丘脑-垂体-肾上腺皮质(HPA)轴功能的严重受损与紊乱,临床则多表现为肾虚之症。另一方面,哮喘反复发作,迁延不愈,痰瘀内阻,正气愈虚。外源性糖皮质激素作用于人体,类似于中医的纯阳壮火之品,最易劫阴伤津食气,最终使得机体阴阳失衡,气血失调,气机升降失司。长期临床观察表明,SDA 患者口服激素量越大,时间越长,其全身性毒副作用越严重,阴虚火旺证候越突出,痰、瘀、火(热)表现越显著。在撤减激素过程中,随着外源性激素剂量的逐渐减少,SDA 患者肾阳亏虚之征渐露端倪,阴虚火旺之象持续未解,阴阳失衡、寒热错杂之势已趋形成,本虚标实之症愈显著。

医案精选

◎案

丁某,女,54 岁。患哮喘 10 余年,每逢季节交替或劳累后易发作。每次发作必服氨茶碱每日 20mg 以上,间断采用鼻哮平、酮替芬、百令胶囊等,停则喘甚。曾长期口服泼尼松近 2 年,后改为普米克都保 300mg,每日 2 次吸入,症状仍时轻时重。近觉哮喘加重,自加大普米克都保吸入剂量仍未见好转,夜间憋喘不能平卧,咳痰黄白相兼,畏寒肢冷,咽中不适,似有痒感,寐差多梦,大便正常,小便尚调,苔白,脉弦细。中医辨证为寒热错杂、阳虚痰阻。方用乌梅丸加减。

处方:乌梅、地龙、黄连等各 12g,当归、荆芥、川花椒各 10g,太子参 15g,附子 5g,炙麻黄 3g,首乌藤 30g,薄荷 6g(后下)。6 剂,日 1 剂,水煎服。

二诊:服上药 6 剂后,喘憋好转,夜能安卧。随症加减 1 个月余,吸入激素逐渐撤减为普米克都保 100mg,每日 2 次,病情稳定。继服中药 10 个月余,诸症皆平,但激素不能完全撤停。后采用调整肾中阴阳、活血化痰、止咳平喘等法间断调治 1 年余,激素乃得停用。

按 激素依赖型哮喘患者病情稳定后,多出现阴阳俱虚、寒热错杂证候。临床上给予逐步递减激素,直至减到激素用量每天为 100mg 的过程中。由于外来助阳药物作用力减少,加之本病迁延日久,阴损及阳,即初现肾阳亏虚之症,形成阴阳失衡、寒热错杂之势,在这一时期患者肾上腺皮质功能受到严重抑制。亦有初始即见有气虚或阳虚者,这与患者素体阳虚气虚有关。

此时本虚标实之症愈加明显,本虚以肾阴阳两虚为主,标实则为寒热错杂,痰瘀互结。患者可见胸部憋闷、动则喘甚、痰白清稀、量多易咯,面浮㿠白,形寒怕冷、肢冷便溏等阳虚证,也可见潮热盗汗、手足心热、形体消瘦、眩晕耳鸣等阴虚证,口唇多紫暗,舌质淡嫩、少苔,或紫暗而胖,边有齿痕,脉细滑。此期病情最为复杂,一方面由于长期应用激素,使机体的下丘脑-垂体-肾上腺皮质轴严重受到抑制,神经内分泌功能紊乱,免疫功能异常;另一方面由于激素的各种毒副作用在患者身上已逐渐表现出来。因此,本虚标实、虚实相兼、气血不调、寒热错杂于此期表现尤为突出。治以调整寒热、阴阳双补、降逆平喘,方选乌梅丸化裁。乌梅丸是张仲景《伤寒论》厥阴证主方,集酸苦辛甘于一方,阴阳双补,气血同调,寒热并施,标本兼顾,能够以杂治杂而兼理肝风,与此时 SDA 证治特点恰相吻合。药用乌梅、黄连、附子、当归、川花椒、地龙、炙麻黄、太子参等。阳虚症状重时,可酌加淫羊藿、补骨脂。

◎案

王某,女,36 岁。1998 年 12 月 10 日初诊。患者既往有支气管哮喘病史 8 年,每逢气候变化或情绪波动诱发,皮肤过敏原试验阴性。现每日口服泼尼松 20mg 已半年,减量即复发。其间曾间断吸入沙丁胺醇气雾剂。此次因受凉感冒后哮喘加剧。症见:气喘,憋闷,不能平卧。咳痰黄白相兼,气短,动则汗出,心烦口苦,口唇发绀,腰膝酸软,四肢厥冷,大便干结,二日未行,小便调,舌质暗红、苔薄黄,脉弦细略数。武维屏教授认为,此病为本虚标实(以本虚为主),虚实错杂,寒热互结。中医诊断为虚哮(激素依赖型哮喘)。辨证为肝肾阴虚,肺卫不固,外风引动内邪,内外相合,风痰上扰,痰瘀互阻。治以调补阴阳气血、祛风活血化痰。方用乌梅丸加减。

处方:乌梅 15g,当归 10g,赤芍、白芍各 10g,太子参 15g,细辛 3g,桂枝 6g,川花椒 10g,炙麻黄 6g,制附子 6g,黄芩 10g,黄柏 6g,枳实 10g。6 剂,日 1 剂,水煎服。

二诊:服上药 6 剂后,气喘憋闷减轻,痰色变白易咳出,大便已通畅,守上方减去黄芩、枳实,加用黄芪 15g,紫苏子、紫苏梗各 10g,同时减泼尼松 5mg,继服 7 剂。

三诊:服上药 7 剂后,诸症均明显减轻,继以上方加减约 3 个月后,泼尼松全部撤掉,病情稳定,随访半年,未再复发。

[按] 乌梅丸出自《伤寒论》,为治疗厥阴病的一张名方。阴阳错杂与风气内动是厥阴病的基本病机。该患者素有哮喘病史多年,肺气已伤;加之应用激素等纯阳之品,更易耗气伤阴。肝肾阴虚,虚风内动;肺卫不固,外邪易侵,内外相合,夹痰上扰而喘。虚实错杂,寒热互结是本病的突出表现,其病机特点与厥阴病主证相吻合。故以乌梅丸标本兼顾,寒热同施,阴阳并治,气血双调。加炙麻黄、制附子、细辛为伍,表里同治,温肾散寒,助阳解表。加赤芍、白芍、枳实等以柔肝活血、理气降逆。诸药合用,使外邪得解,内风得灭,卫表得固,痰浊得化,肺络得通,枢机得利,肺复清虚,呼吸自如,故激素得减,哮喘得愈。

(二)慢性阻塞性肺气肿

慢性阻塞性肺气肿系终末细支气管远端部分(包括呼吸性细支气管、肺泡管、肺泡囊和肺泡)膨胀,并伴有气腔壁的破坏。近数十年来阻塞性肺气肿的发病率显著增高,这是由于大气污染、吸烟和肺部慢性感染等诱发慢性支气管炎,进一步演变为本病。

慢性阻塞性肺气肿属于中医学之"肺胀""喘证"范畴,其病因多由内伤久咳、喘哮、肺疹等肺系慢性疾患,迁延失治,痰浊内蕴,日久气阴耗伤,导致肺虚,成为发病的基础。肺虚卫外不固,外邪六淫(包括致病微生物、气候变化、粉尘、烟雾及有害气体接触等)反复乘袭,诱使病情发作,并呈进行性加重。病变首先在肺,日久累及肝肾,精气耗损,肺不主气,肾不纳气,导致气喘日益加重,吸入不易,呼吸浅短难续,一动则更甚。现代许多中医家认为:①反复感受外邪,喘咳日久,损伤肺气,致肺气日虚,肺金不能生肾水,导致肺肾两虚,喘咳乃成,形成肺气肿。②饮食劳倦,损伤脾胃,脾土不能生肺金,肺金不能生肾水,肺金消而肺气虚,肾水涸而肾亦虚,发为喘咳。又脾主运化,脾伤则运化失职,水湿内停,生痰化饮,上袭于肺,肺失清肃宣发,发为喘肿。③房劳过度伤肾,巧思过极伤脑。"肾生骨髓","脑为髓海",今肾伤则生骨髓少,脑伤则下及于肾令肾更虚,肾不滋肺则肺虚,肾不养脾则脾虚,肺、脾、肾虚,本病乃成。④他脏病变传来,转为本病。⑤病程长,气滞血瘀。痰浊塞阻,肺气失宣,经久不愈而发展到肺脉闭塞,气滞血瘀或气虚血瘀,络脉受损,或痰瘀互结,病深至病。根据中医"急则治其标、缓则治其本"的原则,对慢性支气管炎发作期治以止咳祛痰为主,缓解期主要为肺肾虚、血瘀,治以补益肺肾、活血化痛。

医案精选

◎案

邓某,男,58岁。患咳喘反复发作10余年,近半月来加剧,西医诊断为慢性支气管炎、肺气肿并感染。经用青霉素、链霉素、氨茶碱和复方甘草片等治疗效果不明显,遂转中医治疗。症见:咳嗽喘促,动则尤甚,痰白呈泡沫样,间以黄色质稠,量多易咯,形寒肢冷,腰膝酸软,小便微黄,大便溏薄,面色㿠白,舌淡体胖、苔微黄,脉弦尺弱。中医辨证为肺肾阳气亏虚,饮邪上逆,内蕴化热。治以温肾补肺、涤饮降逆、止咳清热。方用乌梅丸加减。

处方:乌梅、桂枝、川花椒、干姜、白果各10g,细辛、黄连各6g,红参30g(另炖、冲服),制附子、当归各12g,黄芪15g,紫苏子、桃仁各15g,地龙20g。5剂,日1剂,水煎服。

二诊:服上药5剂后,咳喘减轻,痰量减少,已无黄痰,大便正常。于原方去干姜、制附子,加巴戟天20g、淫羊藿18g,红参改党参30g,黄连减为3g,继服10剂,咳喘遂平。

按 本病是多种慢性肺系疾病后期转归而成,病程缠绵不休,经常反复发作,难于根治。如治疗不当,极容易发生变端,出现喘脱的危象。因此治疗应有侧重地分别选用扶正祛邪的不同治疗方法,在缓解期,则应以扶正为主,提高抗病能力,并重视原发病的治疗。尽量减少发作;在发作期,则应着重针对具体症状的辨证治疗。研究表明,扶阳法治疗阳虚证的慢性支气管炎、肺气肿患者可明显改善免疫指标,使淋巴细胞转化率、E-玫瑰花结形成率均有明显提高,说明中药扶阳治疗可提高机体的免疫功能。而活血化痰中药对改善肺的通气功能,提高机体免疫功能,降低血液黏稠度和肺动脉高压等方面有一定作用。

二、循环系统疾病

（一）慢性充血性心力衰竭

慢性充血性心力衰竭，简称慢性心衰，指在有适量静脉血回流的情况下，由心脏收缩和（或）舒张功能障碍，心排出量不足以维持组织代谢需要，并致组织灌注减少，肺循环和（或）体循环瘀血为主要特征的一组病理、生理综合征，是各种心脏疾病的终末期表现。西医治疗本病的最佳方案为血管紧张素转化酶抑制剂（ACEI）、利尿剂、β受体阻滞剂的联合应用，并用或不用地高辛。其治疗目标不仅仅是改善症状、提高生活质量，更重要的是针对心肌重塑的机制，防止和延缓心肌重塑的发生、发展，降低心衰的死亡率和住院率。强心、利尿、扩血管药物，虽能改善血流动力学，缓解症状，但不影响心衰的进行性恶化，而药物的不良反应仍是临床医生公认的事实。

本病属于中医学"心悸""喘证""痰饮""水肿""胸痹"等范畴。临床上表现为胸闷心悸、动则气短，甚则喘息不能平卧、颜面及四肢浮肿、颜面发绀、烦躁不安、脘痞腹胀、形寒肢冷、大便溏泻、小便短少、舌质淡或淡暗、苔白、脉沉细无力或结代等症。心衰的病因主要为心脏原发病或他脏之病影响及心，造成气血阴阳诸虚，或六淫外邪犯心，从而损伤心脏。对于心衰病机的认识，目前多数认为是虚实夹杂，本虚标实，以虚为主。本虚主要是气阳亏虚，还涉及阴伤；标实主要是血瘀、痰饮和水湿为患。本虚与标实之间相互作用，相互影响，互为因果。而对于本虚，也有不同侧重。一般认为，心气虚是心衰的根本原因和病理基础，并可进一步导致阳虚和阴虚，使病机错综复杂，形成虚实夹杂之候，最终阴竭阳脱而死亡。中医治疗以温补心肾阳气、通阳利水、活血化痰、燥湿化痰等为大法。

临证精选

彭学海等运用乌梅丸合西药治疗充血性心力衰竭43例。参考有关诊断标准选择充血性心力衰竭患者86例，年龄32～86岁，平均52岁。原发病：冠状动脉粥样硬化性心脏病（冠心病）48例，风湿性心脏病（风心病）13例，肺源性心脏病（肺心病）11例，高原性心脏病（高心病）14例；心功能：Ⅱ级

10 例,Ⅲ级 53 例,Ⅳ级 23 例。按随机数字法分为治疗组 43 例,对照组 43 例。各组间的临床资料经统计学处理差异无显著性。治疗组和对照组均用西医常规治疗:西地兰 0.2mg 加 50% 葡萄糖注射液 20ml,每天 1 次静脉注射,或地高辛片 0.25mg,每天 1 次口服,呋塞米 20mg 加 50% 葡萄糖注射液 20ml,每天 1 次静脉注射。治疗组加服乌梅丸方。

处方:红参、当归身、干姜各 10g,制附子 12g,川花椒 10g,黄连 3g,黄柏 5g,乌梅 10g,细辛 6g。日 1 剂,水煎 2 次,共 400ml,分 2 次服。

3 周为 1 个疗程,1 个疗程结束后统计疗效。观察治疗前后心悸、气急、水肿、紫纹、颈静脉怒张、肺部啰音、胃肠道等症状和体征的变化。疗效标准:按 NYHA 心功能分级标准,显效:治疗后心功能改善相差 2 级或 3 级者;有效:心功能改善相差 1 级者;无效:心功能改善不足 1 级或恶化者。临床疗效:治疗组 43 例中显效 21 例,有效 20 例,无效 2 例,总有效率为 95.35%;对照组 43 例中显效 16 例,有效 18 例,无效 9 例,总有效率为 79.07%。两组总有效率差异有显著意义($P < 0.05$)。

按 乌梅丸是治疗胆道蛔虫症的古方,但该方的药物组成和治疗很切合充血性心力衰竭的病机,方中红参补气,增强心肌收缩力;当归身养血活血;干姜、附子、细辛、川花椒共起温阳作用,其中附子含有消旋去甲乌药碱,具有强心作用;乌梅之酸和黄连、黄柏之苦寒可防以上诸药温补之过于燥火,可共同起到辛开苦降、寒温共调、补虚泻实作用,使以上本虚标实、寒热错杂的病症得以解除。

（二）隐性心衰

隐性心衰有些患者早期先出现舒张性心衰,即隐性心衰,临床上表现隐匿,一般无典型水肿、颈静脉充盈、肝大等。心功能衰竭的基本病理变化是心气虚弱,推动无力,血行迟滞,血脉脏腑瘀阻,日久则损及心脏阴阳而水湿泛滥全身;而在隐匿性心衰阶段,其病机是心脏舒张功能和收缩功能不协调,即心阴和心阳紊乱失衡为主。此阶段使用洋地黄类药物往往收效不大（除非合并快速型心房颤动）,且弊多利少。

本病属于中医学"心悸""喘证""痰饮"等范畴。

临证精选

刁锦昌等运用乌梅丸治疗隐性心衰 39 例。本组 39 例,男 32 例,女 7 例;年龄 60～84 岁,平均年龄 68 岁。按中国心衰协会 1993 年左室舒张功能不全的诊断标准。临床症状与体征:发病后夜尿明显较白天增多(排除前列腺肥大者),近日体重增加者 32 例,卧位出现干咳者 36 例,高枕位者 35 例,轻度活动出现咳嗽、气促、心悸、胸闷者 32 例,咳白色泡沫痰者 31 例,白天极易疲倦者 25 例,上腹胀闷、食欲下降间有恶心呕吐者 9 例,失眠烦躁、夜间迫醒或阵发性呼吸困难者 28 例,脉率＞100 次/分 32 例,呼吸较平时增快者 39 例,脉压差小者 20 例,多汗或大汗淋漓者 16 例,心界扩大者 24 例,双肺底湿性啰音者 39 例。病史:冠心病 16 例,高血压 32 例,糖尿病 8 例。本次发病后曾按支气管炎、肺部感染给予青霉素、氧氟沙星等抗生素治疗无效者 38 例。同时用乌梅丸方加减服用。

处方:红参、制附子各 8～10g,五加皮、黄精、玉竹各 20g,乌梅、桂枝、黄连、黄柏各 10g,三七、甘草各 6g,细辛、川花椒各 3g,干姜 5 片。日 1 剂,水煎分 2 次温服。

冠心病者加心血康 2 片,每日服 3 次;高血压者加硝苯地平 10mg,每日服 2 次;糖尿病者加服消渴丸 5 粒,每日 3 次。症状减轻后继续服中药 3 剂。39 例均未加服洋地黄类强心药物。疗效标准与结果,痊愈:服药 3 天心功能改善,自觉症状消失,病情控制在病前状态者 26 例,占 66.67%;有效:服药 6 天心功能改善,自觉症状基本消失,病情控制在病前状态者 12 例,占 30.77%;无效:服药 6 天心功能无改善,自觉症状未减轻者 1 例,占 2.56%。

按 隐性心衰病情错综复杂,往往虚实寒热互见,诸症百出。针对上述病机用乌梅丸治疗是比较合适的,其中红参益气养心,三七化瘀生新,附子、桂枝、干姜振奋回阳,佐以五加皮、黄精、玉竹共奏调和阴阳之功。

（三）晕厥

晕厥又称昏厥,是一组综合征,常由于一时性广泛性脑供血不足,导致大脑皮质高度抑制而突然发生短暂的意识丧失。其发作时意识丧失的深度及持续时间有轻重不同。

该病属于中医学"厥证"范畴,其病因多因外邪侵袭,七情内伤,饮食不节而发病。病位在脑,意识为五脏在脑的指令下,各司其职,协调相处,共同完成人体的生命活动;气血的正常运行,使人神志清晰,思维敏捷,精神充沛;脏腑疏泄平衡协调,则脏腑气化条达,若七情内伤等,导致气机逆乱,阴阳气血不相顺接,脑血流失常发病晕厥。本证发作后常在短时内逐渐苏醒,醒后无偏瘫、失语、口眼㖞斜等后遗症。《素问·厥论》曰:"厥或令人腹满,或令人暴不知人,或至半日远至一日乃知人者何也?"在《伤寒论·辨厥阴病脉证治》中第337条提出:"凡厥者,阴阳气不相顺接,便为厥。厥者,手足厥冷者是也。"这就说明厥论有寒热虚实之分,其症状无论属寒属热都表现为手足厥冷。

医案精选

◎案

乔某,女,16岁,学生。1990年10月6日初诊。患者平素学习成绩较好,2个月前,因一次小考成绩较差,心情不畅,整日少言无语。于10月6日晨因和弟弟吵架后,突然昏仆,四肢厥逆,痉挛抽搐,汗出,心烦。发作时神志尚清,但呼之不应,伴眩晕、呕吐。舌质红、苔薄白,脉弦细。测 BP 90/60mmHg(1mmHg = 0.133kPa),HR 68次/分。心、肺、肝、脾无异常。中医诊断为厥证。辨证为邪陷厥阴、寒热错杂。方用乌梅丸加减。

处方:党参10g,制附子10g,半夏10g,茯苓10g,干姜6g,黄连6g,当归6g,川花椒6g,黄柏6g,乌梅18g,石菖蒲12g,郁金12g。1剂,急煎顿服。

服上药1剂后,厥逆、痉挛消失,呼之则应。余症亦有改善,续服5剂,诸症悉除。随访2年未见复发。

按 此例厥证,乃患者心情不畅,肝气不疏,日久邪陷厥阴,寒热错杂之症。故投用清温并举之乌梅丸方而获愈。

(四)风心病水肿

慢性风湿性心脏病是指风湿热后所遗留下来的心脏病变,以心脏瓣膜病变最为显著,故亦称风湿性心瓣膜病或简称风心病,为国内最常见的一种心脏病。风心病水肿多见于右心衰竭期,此时因长期肺动脉高压使肺小动脉由痉挛而硬化,导致右心室肥大和扩张。右心衰竭产生体循环静脉瘀血、肝脾肿大与压痛,皮下及下肢水肿和腹水等。

该病属于中医"心痹""心悸""胸痹"等范畴,其发病多由风、寒、湿邪侵入机体,由表入里,犯及血脉,累及心脏所致。心脉受侵,则主血失调、血循失度,致使心脉痛阻,久之累及肺、脾、肾,产生复杂的病理和错综的临床表现。本病素来以阳气虚衰为本,瘀血痰饮水湿为标,心肺瘀血是病机关键。心气下通于肾,肾气上承于心。风心病久之,心阳虚衰,进而累及于肾。肾阳虚则不能蒸水化气,脾失肾之温煦则运化失司,土不制水,以致水湿内停,既泛溢于肌肤,又凌心射肺,从而导致血瘀水阻之候。症见面唇青紫,心悸怔忡,喘咳倚息,动则加重,畏寒肢冷,全身浮肿,腹水肝大,舌质淡嫩、或见瘀斑,脉沉细兼结代。因此温阳化瘀、鼓动心脉、利水消肿常能获良效。

医案精选

◎案

范某,女,48 岁。1995 年 3 月 5 日初诊。患风心病 20 余年,平素尚能生活自理及从事一般家务劳动。1 个月前因感冒病情突然加重,表现为咳喘、发热、下焦水肿、肝大、少量腹水,诊断为风心病合并急性感染,心功能不全。经抗炎、强心、利尿等治疗后病情缓解。近 10 天来又有反复,求诊中医。症见:两颧潮红,唇微紫,胸中满闷,气促,偶有咳嗽,痰少、色黄白呈泡沫状,腰以下可见凹陷性水肿,腹胀如鼓,畏冷,四肢不温,口干苦不欲饮,大便稀薄,小便量少,舌暗红、苔黄白腻,脉沉细结代。中医诊断为水肿。辨证为阳虚水湿泛滥,下寒上热。方用乌梅丸加减。

处方:乌梅 10g,细辛 3g,桂枝 10g,黄连 3g,黄芩 10g;当归 10g,党参 20g,制附子 10g(先煎),川花椒 10g,大腹皮 10g;茯苓皮 30g,冬瓜皮 30g,干姜 6g。3 剂,每日 1 剂,水煎服。

二诊:3 月 9 日,服上药 3 剂后,小便量明显增多,水肿减轻,余症均有改善。效不更方,以上方略有增损,共服 15 剂,水肿、腹胀、胸闷气促等消失,食欲增进,精神改善,生活已能自理。

按 该案患者辨证属于脾肾阳衰,失其运化转输、行气化水之能,诸症悉起,故以党参、制附子、桂枝、干姜、细辛、川花椒回阳救逆,"益火之源以消阴翳";配茯苓皮、冬瓜皮、大腹皮温阳利水,宽中下气;当归与党参二味相伍,益气养血活血;黄连、黄芩二味清心肺内蕴热邪;乌梅既生津以缓温燥,又敛肺气祛痰止咳。诸药相伍,虚实寒热兼顾,故获良效。

(五)心绞痛

心绞痛属于冠心病中最常见的类型,是冠状动脉供血不足、心肌急剧且暂时的缺血与缺氧所引起的心血管综合征。绝大多数心绞痛是由冠状动脉粥样硬化性病变所引起。心绞痛的主要临床特征是胸痛,为阵发性心前区胸骨后的紧束压迫感和疼痛,可放射至左上肢、颈或下颌部,体力活动或精神情绪激动常可诱发其发作,通常持续数分,一般不超过 15 分,休息或舌下含服硝酸甘油可使心绞痛发作缓解,并可预防其发作。

该病属于中医学"胸痹""心痛""厥心痛"等范畴。首见于《黄帝内经》,《素问·脏气法时论》中有"心病者,胸中痛,胁支满,胁下痛,膺背肩胛间痛,两臂内痛"等与心绞痛症状十分相似的描述。《灵枢·厥病》篇有"真心痛,手足青至节,心痛甚,旦发夕死,夕发旦死"。《金匮要略·胸痹心痛短气病脉证治第九》有"胸痹之病,喘息咳唾,胸背痛,短气",以及"胸痹不得卧,心痛彻背"等心肌梗死及其转归预后的描述。对于其病因病机,后世医家多宗《黄帝内经》《金匮要略》之说。《素问》曰:"经脉流行不止,环周不休,寒气入经而稽迟,泣而不行,客于脉外则血少,客于脉中则气不通,故卒然而痛。"《金匮要略》指出"阳微阴弦"的病因病机,认为该病是胸阳虚极、阴寒之邪痹阻产生的正虚邪实证。近年来,临床医家在总结前人观点的基础上提出自己对病因病机的认识,冠心病属血瘀证范畴,气滞、寒凝、痰阻、阳虚等诸多因素均可导致心血瘀阻,不通则痛,导致胸痹之症。2002 年修订的《中药新药临床研究指导原则》中将心绞痛分为心血痛阻、气虚血瘀、气滞血瘀、痰阻心脉、阴寒凝滞、气阴两虚、心肾阴虚、阳气虚衰等 8 个证型;中华人民共和国中医行业标准《中医病证诊断疗效标准》中将冠心病胸痹心痛证候分为 6 型论治,即心血瘀阻、寒凝心脉、痰浊内阻、心气虚弱、心肾阴虚、心肾阳虚。

医案精选

◎案

何某,女,40 岁。1991 年 8 月 28 日初诊。主诉:反复夜间心胸闷痛半年。患者于半年前,间歇性夜间心胸憋闷,气促,继而心前区压榨样疼痛,坐位后稍缓解。服硝苯地平、硝酸异山梨酯(消心痛)等能缓解。前往某医院住院,确诊为冠心病心绞痛。经 1 个多月治疗后症状缓解出院。出院半个月后,复见每天或隔天入夜心前区憋闷痛,曾 3 次因剧烈心绞痛发作而急诊,经静脉滴注硝酸甘油后心绞痛方缓解。然第二天头晕头胀,疲乏不堪,半年来不能工作。除持续服用治疗冠心病的西药外,先后用益气活血汤、麦味地黄汤、猪苓汤、瓜蒌薤白桂枝汤、当归四逆汤等治疗,仍频频心绞痛发作。舌质暗红、苔薄白,脉弦细数。详问患者其心绞痛多于夜间发作,先有乍热乍寒感,之后胸闷憋气如重物压,气促至坐起,以后心烦热、压榨样疼痛、口不干,有欲便感,但无大汗淋漓,往往在月经期间或情绪波动时大发作,致数月来每入睡时惶恐。根据患者心痛,大发作诱因为月经期间或情绪波动时,多见阴血不足。发作时心中烦热为肝火上扰心神,而发作时间多在晚 7 ~ 11 点,且有乍热乍寒证候,为阳气衰阴寒盛,邪正相争。欲便、口不干为中下焦寒邪内干,形成上热中下焦虚寒证。病机与乌梅丸证甚为合拍。方用乌梅丸加减。

处方:乌梅 10g,槟榔、黄芩各 12g,党参 20g,制附子、川花椒、炮姜各 6g,大枣、麦冬、丹参各 15g。3 剂,日 1 剂,水煎服。

二诊:服药后乍热乍寒症消失,然夜间临睡前仍有心胸憋闷,但不需服硝酸异山梨酯、舒心丸等,静息一段时间后可以入睡,而大便成糊状,口不干,舌脉同前。寒邪已减,阳气渐复,上方已切中病机,在原方基础上加泽泻 12g,每日 1 剂,连服 5 剂。

三诊:服上药期间心绞痛已消失,试行半天工作后,仍夜间有 2 次心胸憋闷,但无压榨感,可以安睡,但梦多,口转干不多饮,舌体胖大、质暗红,苔白稍干,脉细弱。阴寒已散,阳气渐复,而阴虚火旺之象已显,加强养阴。

处方:乌梅、阿胶(烊化)各 10g,川花椒、制附子各 3g,黄连 6g,党参 20g,炮姜 5g,槟榔、泽泻、郁金各 12g,丹参、麦冬各 15g。5 剂,日 1 剂,水煎服。

四诊:患者 1 周来,无心绞痛发作,多梦,二便正常,口不干,可以胜任半天工作。方用益气活血汤加味。

处方:党参 20g,黄芪、黄精、丹参各 15g,郁金 12g,白芍、五味子、石菖蒲各 6g。2 日 1 剂,以巩固治疗。

1 年后随访,偶尔心前区憋闷,服舒心丸、硝苯地平及地西泮可以缓解,未有心绞痛大发作。

按 冠心病心绞痛是冠状动脉与心肌氧的供需失调而出现的症状,属于"胸痹"范畴。一般属阳微阴弦或气滞血瘀、气阴虚血瘀、阳虚血瘀,而选用药物时,少有选用乌梅丸治疗的报道。乌梅丸是治疗蛔厥脏寒证的代表方,自汉代后有用此方治疗久利或泄泻证。至于乌梅丸加减的汤剂治疗心绞痛,可能在治疗机制上与本例冠心病心绞痛的寒热错杂,中下焦虚寒,而肝阴虚亏至肝火上干心脉的乌梅丸证的病理相符。而心绞痛为夜间发作,多属冠状动脉狭窄基础上痉挛,改善冠状动脉平滑肌痉挛,心绞痛病则缓解,与乌梅丸治疗蛔厥、久利泄泻,改善胆道及肠道平滑肌的痉挛作用机制相符,而获疗效。

(六)高血压

高血压病又称原发性高血压,是以体循环动脉压增高为主要表现的心血管疾病。主要以头痛、失眠、烦躁易怒、乏力为常见症状,晚期因心、脑、肾等脏器出现不同程度的器质性损害而出现相应的各种临床症状甚至导致患者死亡与残疾。2005 年《中国高血压防治指南》将收缩压(SBP)$\geqslant 140$mmHg和(或)舒张压(DBP)$\geqslant 90$mmHg 诊断为 1 级高血压;SBP$\geqslant 160$mmHg 或 DBP$\geqslant 100$mmHg 为 2 级高血压;SBP$\geqslant 180$mmHg 和(或)DBP$\geqslant 110$mmHg 为 3 级高血压。

中医虽没有高血压病的病名,但据其临床表现可把此病列入"肝阳""肝火""眩晕""头痛"的范畴。其病因病机为外感六淫、内伤七情、饮食不节、脏气不平,皆可内生风、火、痰、瘀,扰乱气血,上冲头目而发病,风、火、痰、瘀相互兼夹为病,则成风火相搏、痰火内扰、风痰上蒙、痰瘀互结证。《黄帝内经》云:"诸风掉眩,皆属于肝。"《临证指南医案》:"头为诸阳之会,与厥阴肝脉会于巅……厥阴风火,乃能逆上作痛。"《河间六书》谓:"风火皆属阳,多为兼化,阳主乎动,两动相搏。"又"肝厥头痛,肝火厥逆上攻头脑也。"可见眩晕、头痛之因皆由肝风内动,肝阳上亢,肝火上逆所致。

中医药治疗高血压病源远流长,大量的临床实验证明了中医药治疗这类疾病的临床疗效,特别是现代医学技术与中医学的有机结合研究,揭示了不少中医药对高血压病的作用机制,显示了中医药对该病治疗的广泛前景。临床研究展示了中医药不仅具有良好的降压效果,而且可对机体进行多环节、多层次、多靶点的整合调节,其科学性和有效性已经被临床实践所证实。上述原发性高血压病从中医理论论述,大都是由于肝失其柔和、逐渐发展而成的。因此在治疗上着重采用滋阴、平肝潜阳息风等法。

医案精选

◎案

李某,男,36 岁。1993 年 7 月 8 日初诊。患者高血压 8 年,血压常维持在(150 ~ 180)/(98 ~ 113)mmHg,监测 BP 173/105mmHg。近 2 天发热、头痛剧烈,伴有眩晕,恶心,烦躁,口干口苦,饮食减少,大便干结,脉弦有力,舌苔白厚。辨证为少阳失和。方用小柴胡汤加减。

处方:柴胡、黄芩、桑叶、菊花、太子参、大黄各 10g,龙胆草 15g,石膏、石决明各 30g,竹茹 15g。水煎分 2 次服。

二诊:服药后,头痛、眩晕减,发热退,大便通利。但继感颈项强硬不舒,上肢麻木,胸闷,头沉,咽喉部发憋,脉弦。此为少阳证已去,肝阳肝风不得平息。治以乌梅汤加减。

处方:乌梅、代赭石、石决明各 15g,川花椒、干姜各 15g,细辛 6g,黄连、黄柏各 3g,桑寄生、杜仲、钩藤、葛根各 20g,太子参、天麻各 10g。15 剂,日 1 剂,水煎服。

三诊:服上方 15 剂后,诸症已除,特别是头部如释重冠。去干姜、川花椒继服 10 剂,BP 150/90mmHg,症状基本消失。

三、消化系统疾病

(一)慢性非特异性溃疡性结肠炎

慢性溃疡性结肠炎是一种以直结肠的表浅性、非特异性炎症病变为主的疾病。本病以直肠、结肠黏膜的非特异性炎症改变为病理特点,临床主要表现为腹痛、腹泻、黏液样血便,或有便秘、腹胀等消化道症状,常反复发作、缠绵难愈,病因尚不十分清楚,可能与免疫障碍、饮食、感染、遗传、过敏、溶霉菌分泌过多、肠道防御功能障碍和精神因素有关。现代医学尚无特异性治疗方法。本病晚期常伴有结肠组织的增生而被视为结肠癌的癌前病变,因此提高治愈率、减少复发率为研究治疗本病的焦点。

该病属于中医学"肠澼""肠风""泄泻""血证(便血)"等范畴。主要由饮食不节(洁),或过食生冷,辛辣厚味,嗜好烟酒,或情志失调,损伤脾胃,湿浊内生,化生湿热,下注肠道,致使脾胃升降失调,胃肠传导、泌别清浊之职失司,水谷精微不能正常输布,肠道脉络受损,肉腐血败而成,属寒热错杂、虚实并见之症。故治以补泻兼施、寒热并用,祛邪不忘扶正,扶正不忘祛邪,邪正兼顾,以平为期,才能使气血调畅,血脉冲和,邪去正安。

临证精选

(1)谢谋华等以乌梅丸加减治疗慢性溃疡性结肠炎,治疗组用乌梅丸加减治疗。

处方:乌梅15g,干姜10g,黄连10g,制附子5g,当归5g,党参10g,黄柏6g,桂枝10g,地榆15g,三七3g(冲服),炒白术15g,炒白芍15g。

10剂,每日1剂,水煎服,10天为1个疗程。

对照组选用补脾益肠丸,每服6g,每天3次,10天为1个疗程。两组患者均禁食辛辣食物。治疗结果:治疗组临床痊愈32例,显效11例,有效9例,无效4例,总有效率为92.86%。对照组临床痊愈9例,显效6例,有效11例,无效8例,总有效率为76.47%。两组比较有显著性差异,治疗组疗效明显优于对照组($P < 0.05$)。

(2)魏志军、张悦以乌梅丸加减治疗慢性非特异性溃疡性结肠炎急性发作 90 例。

处方:乌梅24g,当归、川花椒各 6g,桂枝、人参、制附子、干姜、细辛、黄连、黄柏各 10g。

水煎服,每日 1 剂,分早、晚 2 次服。治疗 2 周为 1 个疗程,控制急、重症状后进入活动期治疗。加减:寒重者重用干姜、附子;热重者重用黄连;便血甚者加白及、仙鹤草、血余炭。

活动期患者采用健脾燥湿、温肾之二术汤加减治疗。

处方:白术、苍术各 20g,蚕沙 10g,益智仁、薏苡仁、炒白扁豆各 5g,甘草 4g。

加减:湿热盛者加黄连 6g;脾胃虚寒者甘草易炙甘草,加高良姜等。治疗 4 周为 1 个疗程,3 个疗程后统计疗效。

对照组常规口服柳氮磺吡啶肠溶片,每次 0.5g,每日 3 次。并以氢化可的松 50mg 加生理盐水 100ml,每晚睡前 1 次保留灌肠。治疗组显效率为 85.55% ,总有效率为 67%;对照组显效率为 43.33% ,总有效率为 73.33%。两者经统计学处理,差异有非常显著性意义($P<0.01$)。

(3)王玉超以乌梅丸治疗慢性非特异性结肠炎 100 例。其中男性 62 例,女性 38 例;20~45 岁者 73 例,46 岁以上者 27 例,以青壮年发病居多;病程最短者 3 个月,最长者 5 年。临床上以腹痛、腹泻、黏液血便为主要症状,严重者可出现高热、重度腹泻、腹痛、多量黏液血便,甚至出现脱水、大量便血、肠穿孔等。常伴有肝大、关节痛、出血、假性息肉、腹部肿块等并发症。实验室检查:乙状结肠镜检查 100 例患者中,肠黏膜充血水肿者 45 例;肠黏膜糜烂、溃疡形成,有接触性出血者 40 例;假性息肉形成者 14 例;直肠癌者 1 例。乌梅丸剂加减:乌梅、川花椒、桂枝(或肉桂)、制附子、细辛、干姜、黄连、黄柏、党参、当归 10 味药物组成。舌淡、苔白者加吴茱萸;舌苔厚腻者加厚朴、山楂;舌质不红者去黄连、黄柏;腹痛较重者加白芍;大便滑利者加赤石脂、禹余粮;胃脘不舒者加陈皮、砂仁、木香。治疗结果:基本痊愈 68 例,有效 27 例,无效 5 例。

(4)樊遂明等采用乌梅丸剂煎服治疗慢性结肠炎 86 例。

处方:乌梅10g,细辛 3g,桂枝 9g,黄连 5g,黄柏 10g,当归 10g,川花椒

9g,制附子9g,干姜9g,党参12g。

每日1剂,水煎,早、晚饭前服,12天为1个疗程。加减:气虚加黄芪、白术;肾阳虚合四神丸。

治疗结果:起效时间最早8天,最迟15天,平均11.5天。疗程最短39天,最长82天,平均60.5天。86例中显效67例,好转13例,无效6例,总有效率为93%。

(5)刘海立、闻冬梅采用中西医结合治疗溃疡性结肠炎32例。治疗组、对照组均给予柳氮磺吡啶肠溶片(SASP,上海信谊药业有限公司生产,规格:每片0.25g)0.5g口服,每日1次,治疗组在此基础上加服加味乌梅汤(主要是乌梅丸与真人养脏汤加减)。

处方:乌梅9g,红参9g,制附子6g,桂枝12g,黄连6g,黄柏9g,炮姜3g,细辛3g,炒川花椒6g,炒当归12g,炒防风9g,炒白术12g,白芍15g,肉豆蔻9g,制诃子9g,炙甘草6g。

加水600ml,煎至250ml,每剂煎2次混合后分2次口服,每日1剂。两组疗程均为4周。

结果:临床症状改善情况:治疗组显效22例,有效8例,无效2例,总有效率为94%;对照组显效12例,有效10例,无效8例,总有效率73%。两组疗效比较有显著性差异($P < 0.05$)。结肠镜下炎症程度改善情况:治疗组显效21例,有效8例,无效3例,总有效率为91%;对照组显效11例,有效9例,无效10例,总有效率为67%。两组疗效比较有显著性差异($P < 0.05$)。组织学炎症改善情况:治疗组显效14例,有效10例,无效8例,总有效率75%;对照组显效5例,有效8例,无效17例,总有效率43%。两组疗效比较有显著性差异($P < 0.05$)。不良反应:两组各有2例出现轻度一过性恶心,未影响治疗,其余患者无明显不良反应及并发症等。

(6)周桃元采用中西医结合治疗溃疡性结肠炎74例。治疗组发作期用乌梅丸加减。

处方:乌梅30g,制附子6g,黄连10g,当归10g,黄柏10g,干姜6g,党参20g,白术15g,柴胡10g。

每日1剂,水煎,分2次服。同时配合口服柳氮磺吡啶肠溶片,每次1g,

每日 4 次。

缓解期口服用六君子汤合四神丸加减制成的膏剂。

处方:炒党参、炒白术各 150g,补骨脂、肉豆蔻、干姜、诃子、陈皮、甘草、五味子各 12g。

上药加水煎煮 3 次,滤汁去滓,合并药液,加热浓缩为清膏,再加适量红糖,文火收膏,每次服 15g,每日 3 次,饭前白开水送下。

对照组发作期与缓解期均口服柳氮磺吡啶肠溶片,发作期每次 1g;缓解期每次 0.5g,均每日 4 次。两组均以 20 天为 1 个疗程,连服 2 个疗程后复查纤维结肠镜或钡剂灌肠以判断疗效。缓解期服药 1 年,以防复发。停药半年后统计复发率。结果:治疗组显效率为 20.27%,总有效率为 98.65%;对照组显效率为 13.89%,总有效率为 8%。两组复发情况:治疗组 16 例复发,占 21.62%;对照组 24 例复发,占 67%。经统计学处理,有非常显著性差异($P < 0.01$)。说明治疗组预防其复发具有明显优越性。

(7)柳文,沈琳以乌梅丸合痛泻要方治疗溃疡性结肠炎 30 例。治疗组应用乌梅丸合痛泻要方,采用汤剂。

处方:乌梅 30g,细辛 5g,干姜 4g,黄连 10g,黄柏 10g,制附子 10g,党参 30g,当归 15g,桂枝 10g,川花椒 3g,白芍 30g,防风 30g,白术 30g,炙甘草 3g。

共煎取 400ml,于早、晚饭前各服 1 次,每次 200ml,睡前 1 小时保留灌肠。30 天为 1 个疗程。治疗期间不服其他药物。

对照组应用补脾益肠丸,每次 8 粒,每天 3 次。连续治疗 2 个月,两组均每 10 天检查大便常规 1 次。1 个疗程结束后 5 ~ 10 天内复查纤维结肠镜。两组治疗前和疗程后均采用硝酸还原酶法(试剂盒为南京建成生物工程有限公司生产)测定血清一氧化氮(NO)浓度以反映 NO 生成情况。治疗结果:治疗组 30 例,临床治愈 12 例,有效 10 例,无效 8 例,总有效率为 73.33%;对照组 30 例,临床治愈 7 例,有效 9 例,无效 14 例,总有效率为 53.33%。两组比较差异,有统计学意义($P < 0.05$),说明乌梅丸合痛泻要方组有效率优于补脾益肠丸组。

(8)高先正、郭星用乌梅丸化裁治疗慢性溃疡性结肠炎 120 例。所有病例均予乌梅丸方加减。

处方:乌梅 12g,当归 10g,桂枝 10g,细辛 6g,黄连 10g,黄柏 10g,人参 10g,制附子 10g(先煎),川花椒 10g,干姜 10g,细辛 6g。

随症加减:神疲体倦,面色㿠白者加黄芪 30g,重用人参;肢冷畏寒者制附子加倍;少腹胀满者加木香 10g、乌药 10g;肠鸣腹痛者加白芍 15g、木香 10g;便次增多,腰痛者加金樱子 10g、补骨脂 10g、莲子 10g;有脓血便者加赤石脂 10g、禹余粮 10g,鸡鸣泄伴性欲减退者加淫羊藿 10g、补骨脂 10g、肉豆蔻 10g;焦躁不安者加远志 10g、莲子 10g。

以上药物混合,用中药煎药机高温、高压、密闭煎煮 30 分取汁 300ml,分 2 次早、晚空腹服用,每次服 150ml,10 天为 1 个疗程,轻度患者 2~3 个疗程,中度患者 3~4 个疗程。治疗期间停用其他药物,忌辛、辣、凉及油腻食物,节情志,适劳作,避风寒。治疗结果:临床治愈 98 例,显效 10 例,好转 7 例,无效 5 例,临床治愈率为 81.66%,总有效率为 95.83%。

按 慢性非特异性溃疡性结肠炎是在多种致病因素作用下,邪蕴于肠道,气血搏结,脉络受损,传导失司而发病。病位在肠,与脾、胃、肝、肾相关,属寒热错杂证。脾肾亏虚是本,寒凝血滞、热毒湿浊塞滞、气机不利是标。治以温清并用、通涩兼施、扶正祛邪、平调阴阳。故用《伤寒论》乌梅丸加减治疗。方以乌梅为主药,配川花椒、干姜、细辛、制附子、桂枝温脏祛寒通脉;黄柏、黄连清热燥湿解毒;人参、当归益气养血,补虚扶正。全方温、补、调、清融为一炉,方药对证,使寒热升降调和,气机通畅,邪祛正安,久泄得止。

医案精选

◎案

刘某,女,32 岁。1997 年 10 月 23 日初诊。诉腹痛、腹泻,排脓、血、黏液便 10 余年,突然加重 3 天。症见:大便日行 4~7 次,均有血水 100~300ml 及少量黏液排出,伴腹痛,里急后重,消瘦,神倦,乏力,纳少,肢冷,左下腹部轻压痛。舌淡而边尖红,苔白腻而根部黄,脉弦细而数。大便常规示:肉眼见血便,白细胞(+++),连续 3 次大便培养无致病菌。血常规示:凝血 4 项正常,血小板 207×10^9/L,白细胞 10.0×10^9/L,红细胞 3.12×10^{12}/L,纤维结肠镜检查:全结肠多处黏膜充血水肿,有小出血点及点状糜烂,接触性出血,肠腔变硬,多处假息肉形成。病理活检示:非特异性炎症变化。西医诊断为非特异性溃疡性结肠炎（急性发作期）。中医辨证为寒热错杂而正气虚。治以温脏、清热、收敛、补虚。方用乌梅丸加减。

处方：乌梅24g，白及15g，当归、川花椒各6g，桂枝、人参、制附子、细辛、干姜、黄柏、黄连各9g。水煎服，日1剂，早、晚2次服。

2周后病情明显好转。无便血。但仍时有腹痛。溏泻便伴黏液每日2～3次。根据舌脉症的变化转入活动期治疗，以健脾燥湿温肾为法，方用二术汤加减治疗3个疗程后诸症消失，肠镜检查黏膜病变恢复正常，溃疡病灶已形成瘢痕，大便常规检查3次正常，属痊愈。随访1年无复发。

按 本病以脾虚为本，邪湿为标，虽湿邪可痛而化热，但因病势日久又导致湿邪多从寒化。当急性发作时，各种致病因素可归结于"邪之所凑，其气必虚"。患者最突出的特点就是寒热错杂而正气虚，虽然此时患者脓、血便较严重，但此"久利"与湿热痢疾截然不同，在治疗上务必寒温并用，攻补兼施，方选乌梅丸正切病机。方中细辛、干姜、制附子、当归、川花椒、桂枝散寒温肾而燥脾，黄柏、黄连苦寒而清热，以人参补益脾胃又可防诸药败胃，加白及止血，合乌梅之酸涩固脱达到温脏、清热、收敛、补虚之治疗目的。

（二）肠易激综合征

肠易激综合征（IBS）是最常见的肠道功能性疾病，是一种生物 - 心理 - 社会病症，属胃肠功能紊乱性疾病，占消化门诊的1/3～1/2。迄今为止，关于本病的病因病机尚不十分清楚，主要认为是多种因素导致神经 - 内分泌 - 免疫系统的异常；可能与药物、情绪紧张、食物不耐受、结肠运动功能异常、小肠功能障碍及食管、胆囊运动异常等因素有关，其中肠道功能的改变在肠易激综合征发病机制中有重要作用。国外学者发现，54%～100%的肠易激综合征患者有精神症状，其中焦虑、抑郁多见。故本病是一种心身疾病，而常规的化学药物治疗疗效不理想。

该病临床主要表现为腹痛、腹泻、腹胀或便秘，属中医"腹痛""泄泻"范畴。近年来中医药对IBS的诊治研究取得了较大进展，总结出许多行之有效的治疗方法，在改善症状、提高患者生活质量方面显示出较大优势。

临证精选

路瑞琴以乌梅丸加减治疗经X线和内镜检查确诊的IBS 33例。男性13

例,女性 20 例;年龄 12~56 岁,平均 41.5 岁;工人 21 例,教师 2 例,农民 5 例,干部 4 例,学生 1 例。以腹痛、腹泻为主要表现者 16 例,腹泻为主者 8 例,腹痛为主者 5 例,腹痛伴便秘者 2 例,腹泻便秘交替者 2 例;伴随症状有脘腹胀满、便急或排便不尽感、脘部烧灼感、失眠多梦等;病程 2~8 年,平均 2.5 年。中药方用乌梅丸加减。

处方:乌梅 20g,干姜、炙甘草各 4g,黄连、肉桂、白附子各 5g,当归、黄柏各 10g,川花椒 3g,细辛 2g,党参 12g,大枣 30g。

加减:偏虚寒,症见腹痛、腹泻、便溏、形寒肢冷、喜温喜按、肠鸣腹胀、舌淡苔白者,去黄柏,加炒白芍、肉豆蔻、诃子、乌药等;偏实热,症见腹痛、腹泻、口干喜饮、里急后重、溲黄、舌红、苔淡黄者,去细辛、干姜、白附子,加生薏苡仁、炒白芍、陈皮等;腹痛即泻、泻后痛减者,基本方合痛泻要方;便秘者,加木香、酸枣仁、火麻仁。

用法:每日 1 剂,水煎分 2 次服,1 个月为 1 个疗程,观察 1 年后判定疗效。治疗结果:33 例中治愈 17 例(51.5%),显效 9 例(27.3%),有效 4 例(12.2%),无效 3 例(9.1%);总有效率为 90.9%。

按 目前 IBS 发病机制尚未完全阐明,据多数学者研究认为可能与精神、饮食、菌群失调、环境刺激以及肠道动力学、分泌及吸收功能改变综合因素有关,治疗较为困难。本病的临床表现特征一是"急",如腹痛、腹泻常是突然发作,腹痛即泻、泻后痛减;二是"郁",如患者感到脘腹胀满、精神抑郁、嗳气吞酸、失眠多梦等;三是"泄",除少数患者表现为便秘外,大多数患者为排便次数增多,大便稀溏或完谷不化。肝主疏泄,性刚,恶抑郁,脾主运化,升清降浊,为气机升降之枢纽,本病临床常表现为肝郁脾虚或肝胃不和等证型,病位在肝、脾(胃)、肠。乌梅丸出自《伤寒论》原本为治疗蛔厥证,但条文中也注有该方"又主久利"。古往今来,以本方加减治疗慢性泄泻多有报道。乌梅丸一方寒热并用、虚实兼顾,颇符合 IBS 寒热错杂、虚实相兼之病机。方中乌梅性平味酸甘,具有涩肠止泻、生津止渴之效;配以当归、炒白芍、甘草、大枣又可起到柔肝敛肝,缓急止痛之功;配人参(党参)可抑肝扶脾;黄连、黄柏苦寒坚阴止泻;细辛、川花椒发散通郁;白附子、干姜、肉桂温中祛寒,适用于有内脏虚寒之人。随症加减,可收到较好的治疗作用。

（三）慢性胆囊炎

慢性胆囊炎由于长期慢性炎性刺激，致使胆囊壁发生纤维增厚，瘢痕收缩，造成胆囊萎缩，囊腔可完全闭合，导致胆囊功能减退，甚至完全丧失。临床表现多为右上腹或上腹部不同程度的隐痛或刺痛，常伴有上腹饱胀、嗳气、恶心、呕吐等消化不良症状，过多高脂肪饮食或劳累后症状加重。

该病属于中医学"胁痛""胆胀""黄疸"等范畴。肝气不疏，脾失健运，湿热内生，热煎胆汁，或胆囊取石术后，寒热虚实俱存，上下内外均病为本病的病机特点。因其病机关键在于"不通则痛"，故治疗当以"通利"为大法，包括清热利湿、活血化瘀、健脾益气、疏肝利胆、温阳行气等法。

临证精选

杨金环应用乌梅丸加减治疗 69 例慢性胆囊炎患者，其中男性 21 例，女性 48 例，男女比例为 1∶2.2；年龄最小 15 岁，最大 79 岁，平均为 52 岁；病程最短 1 年，最长 20 年，平均为 10.5 年。69 例中 57 例为胆囊取石术后慢性胆囊炎患者（83%），非结石性慢性胆囊炎患者 12 例（17%）。全部病例均根据临床症状、腹部 B 超检查及胆功能测定诊断。其中合并高血压病 6 例，冠心病 2 例，糖尿病 2 例，脑血管病 1 例，胃大部切除手术史 1 例，多发性神经根炎 1 例。方用乌梅丸加减。

处方：乌梅 30g，细辛 3g，干姜 5g，桂枝 5g，制附子 5g，川花椒 5g，黄连 15g，黄柏 10g，党参 30g，当归 10g。

加减：若腹胀者加大腹皮 10g、紫苏梗 10g；胃纳差加焦谷芽 10g、山楂 15g、神曲 10g；热盛而便秘者加大黄 10g（后下）、全瓜蒌 15g；恶心呕吐者加竹茹 15g、半夏 10g；痛重加延胡索 15g、川楝子 15g；胁胀加柴胡 15g、郁金 10g。每日 1 剂，每剂煎 2 次，共煎 300ml，每日 2 次，温开水对服。10 天为 1 个疗程。

临床治愈：临床症状消失，胆囊壁厚度 3mm，壁较光滑，B 超或胆囊造影显示脂餐后 1 小时胆囊排空功能较理想（35%），随访 1 年以上未再反复。

显效：临床症状好转，胆囊壁厚度 3～4mm，壁稍毛糙，B 超或胆囊造影显示脂餐后 1 小时胆囊排空功能较理想(21% ~49%),随访 1 年以上疗效不稳定者。无效:经过 3 个疗程以上的治疗,临床症状未见好转,胆囊壁厚度 > 4mm,壁毛糙,B 超或胆囊造影显示脂餐后 1 小时胆囊排空功能差(20%)。治疗结果:所有患者经治疗后每 6 ~12 个月随访复查 1 次,通过 B 超检测胆囊收缩排空功能,按规定的疗效标准确定胆囊健康状况,临床治愈 51 例,显效 13 例,无效 5 例,有效率为 92.8%。

按 乌梅丸的主要功效在于温脏祛寒,养血通脉,调和阴阳。据临证观察及受先贤近代著名老中医蒲辅周启示:"外邪陷入厥阴,七情伤及厥阴,虽临床表现不一,遵守病机,皆可用乌梅丸或循其法而达到异病同治。"此方治疗寒热错杂、正气虚弱的慢性胆囊炎最为适宜。方中重用味酸之乌梅为君药敛肝之真气,臣以制附子、桂枝、干姜、川花椒、细辛温阳而理气,疏木达郁,遵从《黄帝内经》"肝欲散,急食辛以散之,用辛补之,酸泻之"的治疗主旨,佐以人参(以党参代之)、当归之甘味温益脾胃,调和气血,培土荣木。黄连、黄柏清利湿热,又能缓和方中诸药之过于温热,以防伤阴之弊。方中黄连、黄柏用量之和要大于制附子、桂枝、干姜、川花椒、细辛用量之总和,疗效才佳。

(四)慢性萎缩性胃炎

慢性萎缩性胃炎(CAG)是以胃黏膜上皮和腺体萎缩,黏膜变薄,黏膜肌层增厚及伴有肠上皮化生、不典型增生为特征的慢性胃病,是慢性胃炎的一个类型,在临床上大多伴胃酸缺乏,胃酸缺乏则对食物的消化吸收、消毒杀菌作用降低。故出现以胃黏膜萎缩变薄,胃腺减少引起上腹部胀饱或钝痛,食欲减退,恶心嗳气,甚或消瘦、贫血、脆甲等一系列临床症状。特别是伴肠上皮化生或有不典型增生者,胃癌发生率比普通人群高,已引起医学界的高度重视。其病因根据现代临床流行病学研究结果提示,认为其发生与幽门螺杆菌(Hp)感染、遗传、不良饮食习惯、胆汁反流、免疫等因素有关。

该病属于中医学"胃脘病""痞满""嘈杂""腹胀""嗳气"等范畴,病位在胃。中医认为其与饮食、情志、感受邪气、脾胃虚弱等因素反复作用,致脾失健运、胃失和降而发病。病变初起以湿热阻滞、气机不畅为主;久则脾胃气阴受损,或脾气虚弱,或胃阴损伤;进一步发展,可因气不行血,或阴不荣络,致胃络血瘀、痰湿瘀血互结而成毒。其演变加重过程可概括为由实至虚,由虚至热,由热至瘀,由瘀至毒。其病机与脾虚、寒湿、湿热、阴亏、气滞、血瘀紧密相关。西医对 CAG 常缺乏理想的治疗方法,而中医药对 CAG 的治疗具有明显的优势,积累了丰富的经验。目前认为,在中医辨证论治的基础上,结合西医辨病,加用现代临床研究证实有较好疗效的中药,可以提高 CAG 的临床疗效和治愈率。

临证精选

(1)朱玲以乌梅丸治疗 36 例慢性萎缩性胃炎患者。治疗组用乌梅丸加减。

处方:乌梅20g,川花椒3g,干姜、桂枝各6g,制附子6g,黄连2g,黄柏8g,当归、党参各15g,细辛10g。水煎服,日 1 剂。

加减:偏脾胃虚弱者加太子参、白术、黄芪;兼胃热者加蒲公英、白花蛇舌草、半枝莲、连翘;血瘀者加赤芍、川芎、红花、延胡索;兼食积气滞者加鸡内金、山楂、谷芽、麦芽、砂仁、枳壳;兼肝郁气滞者加柴胡、郁金、川楝子。停用其他治疗胃病的药物。

对照组:胃复春片(杭州胡庆余堂生产),4 片,每餐前 30 分口服。两组疗程均为 3 个月。治疗结果:治疗 3 个月后统计疗效,治疗组 36 例中,治愈6 例,显效 11 例,好转 10 例,无效 9 例,总有效率75%;对照组 22 例中,治愈2 例,显效 5 例,好转 4 例,无效 11 例,总有效率50%。两组总有效率比较差异有显著性意义($P<0.05$)。

(2)李双以加减乌梅汤治疗慢性萎缩性胃炎 46 例临床观察。共观察 89例患者均为慢性萎缩性胃炎,其中住院患者 49 例,门诊患者 40 例。随机分为两组。治疗组 46 例中,男性 24 例,女性 22 例;平均年龄 42 岁,年龄最大者 56 岁,年龄最小者 37 岁;平均病程 6.2 年;轻度萎缩性胃炎者 18 例,中度者 24 例,重度者 4 例。对照组 43 例,其中男性 29 例,女性 14 例;平均年龄42.5 岁,年龄最大者 54 岁,年龄最小者 34 岁;平均病程 6.2 年;轻度萎缩性胃炎者 22 例,中度者 18 例,重度者 3 例。两组经统计学处理 $P>0.05$,具有可比性。治疗组用乌梅丸加减。

处方:乌梅20g,细辛4g,干姜10g,黄连10g,白豆蔻10g,当归10g,制附子 10g,川花椒 10g,桂枝 10g,党参 30g,黄柏 10g。

随症加减:食欲不振者加麦芽 10g、鸡内金(研末冲服)10g;贫血严重者加黄芪 60g;烧灼感明显者加石斛 10g;恶心呕吐明显者改干姜为生姜,乌梅减量为 10g。上药以水浸泡 30 分,加热煎煮 2 次混合,分 2 次早、晚热服。对照组均用胃蛋白酶 100mg,每日 3 次;黄连素 100mg,每日 3 次;维生素 B₁ 20mg,每日 3 次;并采取支持治疗,间断性静脉输注 10% 葡萄糖 500ml 加三磷酸腺苷 40mg、维生素 B₆100mg、维生素 C 1.0g,每日 1 次;胃胀不适加用多潘立酮 15mg,每日 2 次。两组病例连续用药 60 天为 1 个疗程,一般 4～5 个疗程,疗程结束后根据用药前后炎症、伴随症状及胃镜检查与胃黏膜病理切片的情况以判断疗效。治疗结果:治疗组临床治愈率为 26.04%,显效率为 52.08%,总有效率为 86.8%;对照组临床治愈率为 8.64%,显效率为 13.02%,总有效率为 26.10%。通过治疗组与对照组的效果统计,差异具有非常显著性意义($P < 0.01$)。

(3)杨扩美以乌梅丸加减治疗慢性萎缩性胃炎 78 例。本组 78 例,经胃镜和病理检查,明确诊断。男性 42 例,女性 36 例;年龄 26～78 岁;病程 1～16 年。病位在胃窦部 65 例,在胃窦－胃体部 5 例,在胃体部 8 例。病变程度:浅表萎缩(Ⅰ～Ⅱ度)不等者 71 例,重度萎缩(Ⅳ度)7 例;伴有不典型增生 13 例,肠上皮化生(＋)～(＋＋＋)31 例,幽门螺杆菌检出阳性者 31 例。中医辨证属虚寒型 49 例,寒热夹杂型 29 例。

虚寒型:本组共 49 例,主症胃脘胀闷隐痛,嗳气或恶心,泛吐清涎,纳差,食后胀闷加重,神疲肢软,脉细或缓,苔薄白、舌质淡红。方用乌梅丸加减。

处方:党参 18g,当归身、桂枝各 10g,乌梅 15g,川花椒、细辛各 3g,川黄连 1g,干姜、甘草各 8g,附子、枳壳各 12g。

寒热夹杂型:本组共 29 例,主症胃脘胀痛明显,口干,口苦或泛酸,胃脘灼热,纳差无味,神疲乏力,舌质稍红、苔黄,脉细数。方用乌梅丸加减。

处方:党参 18g,当归身 10g,乌梅 15g,桂枝 5g,川花椒 2g,干姜、川黄连各 3g,黄柏 8g,甘草、枳壳各 12g。

上述方药每日 1 剂,水煎 2 次共 600ml,分早、晚 2 次服完。服用 3 个月为 1 个疗程。治疗期间停用其他治疗胃病药物。

治疗结果:78 例经 1 个疗程治疗后,显效 32 例,有效 38 例,无效 8 例,总有效率 89.7%。属虚寒型显效 20 例,有效 24 例,无效 5 例;属寒热夹杂型显效 12 例,有效 14 例,无效 3 例。本组无一例有恶变趋势。

医案精选

◎案

郑某,男,40 岁。2005 年 7 月 20 日初诊。反复上腹部胀痛 3 年,加剧伴泛酸、嗳气、纳差 2 个月,痛处按之减轻,温之亦能减轻,时见软便,乏力,体重渐减,面色萎黄,舌质淡、苔薄白腻,脉细。血常规:血红蛋白(HB)97g/L,白细胞(WBC)4.2×10^9/L,中性粒细胞百分比(NE%)75%,血小板(PLT)150×10^9/L。心电图:窦性心律,正常心电图。电子胃镜:慢性浅表性胃炎伴萎缩,十二指肠球炎伴溃疡。病理切片:腺体萎缩(胃窦部),中度肠上皮化生。中医诊断为胃脘痛。辨证为脾胃虚寒。方用乌梅丸加减。

处方:乌梅丸加焦白术 15g、茯苓 20g。7 剂,日 1 剂,水煎服。

二诊:服上药 7 剂后,上腹胀痛缓解;继服 15 天后症状消失。原方加减共治疗 3 个月后胃镜复查:慢性浅表性胃炎、十二指肠球炎,Hp(-),病理切片示炎症性改变。追访 1 年未复发。

按 CAG 多属顽症痼疾,病程长久,属中医"痞症""胃脘痛"范畴,以虚寒多见。乌梅丸出自《伤寒论》,以乌梅为主药,取其酸涩敛精开胃之性,《本草逢原》称"乌梅酸收,益精开胃"。现代药理研究亦证实,乌梅的有效成分柠檬酸能促进胃酸分泌,对侵入胃肠道的细菌、霉菌,特别是幽门螺杆菌,均有很强的杀灭作用;制附子、干姜、川花椒、细辛、桂枝温中散寒助运;黄连、黄柏苦辛通降;当归、党参补气血,助正气;焦白术、茯苓健脾。全方寒热并用,邪正兼顾,虚实并治,酸辛苦甘,攻补兼施,刚柔相济,故而奏效。

◎案

舒某,男,37 岁,农民。2001 年 8 月 10 日初诊。患者诉 1995 年 10 月起感上腹疼痛,时有烧灼感,伴泛酸,在当地卫生院诊断为急性胃炎,口服西咪替丁 0.2g,每日 4 次,硫糖铝 0.9g,每日 3 次。间断用药,症状时有缓解,近 2 年来症状加重,经常感上腹不适,食欲不振,无规律性隐痛,嗳气,伴四肢疲软无力,伴头晕,而来医院检查。体格检查:神志清楚,表情痛苦,面色白,甲床苍白,全身未触及淋巴结肿大,心肺检查未见异常,上腹胃脘部轻压痛,舌质红、少津,脉细数。化验血常规:HB 80g/L,WBC 4.8×10^9/L,LY 40×10^9/L,PLT 100×10^9/L。B超检查肝脾正常,电子胃镜检查胃黏膜呈灰黄色,黏膜萎缩,皱襞变浅,呈红黄相间的斑块状分布,胃镜下取胃组织病理切片见固有腺体萎缩2/3,胃肌层稍增厚。西医诊断为中度萎缩性胃炎。中医诊断为胃脘痛。辨证胃阴不足兼气血亏损。方用乌梅丸加减。

连续服药3个疗程,诸症消失,达到痊愈标准出院。随访半年未复发。

按 本病属于中医"胃脘痛"范畴。因多种因素引起,最后导致胃气失和,气机不利,胃失濡养,一旦发生经久难愈。本病主要是胃的腺体萎缩,胃蛋白酶分泌减少,胃的固有膜炎症三大主要病理改变,最后因摄入的食物不能靠脾胃的化津输布于全身,而出现一派气血亏虚的病理改变。针对这一主要病因病机,采用加减乌梅丸治疗本病,清热解毒,温胃消食。其作用机制主要是促进胃的腺体分泌增多,方中乌梅为主药,细辛、附子、干姜为臣药,温胃消食,二者配伍,使用效彰;川花椒协助乌梅增加胃酸分泌,桂枝通经;白豆蔻理气;黄连清热、解毒;党参、当归健脾生血。综观全方,温补兼施,寒热并举,标本兼顾,共奏其效。

(五)十二指肠壅积症

十二指肠壅积症是指各种原因引起的十二指肠梗阻,以致十二指肠梗阻部位的近端扩张、食糜塞积而产生的临床综合征。引起本症原因很多,以肠系膜上动脉压迫十二指肠形成塞积者居多(占50%),其他原因有先天异常、肿瘤、十二指肠远端或近端空肠浸润性疾病和炎症、胆囊和胃手术后发生粘连牵拉十二指肠及其他先天性畸形。患者以女性(成年无力型)或长期卧床者为多。以慢性间歇性发作居多。呃逆、恶心和呕吐是常见的消化不良症状,饱餐后1~4小时有中上腹重压感,仰卧时更明显,如斜倚位或俯卧位可使疼痛减轻或缓解。也有突然起病,表现为餐后喷射状呕吐,吐出宿食和胆汁。

该病属于中医学之"呕吐""反胃"等病,采用理气和胃、消食导滞、降逆止呕等方法治疗疗效较好。

医案精选

◎案

王某,女,42岁。2002年3月10日初诊。患者多年胃下垂,双侧肾下垂。半年来上腹经常隐痛,食后不适,有恶心感,2~3小时即呕吐食物,多于疲劳或恼怒后诱发。数天前因家庭纠纷而诱发,舌体胖、苔薄黄,边有齿痕,脉右关尺沉弱、左关细弦。行X线钡餐透视提示十二指肠塞积症。中医辨证为脾胃阳虚,兼肝气郁结。厥阴阳明同病,非苓桂术甘汤证及大半夏汤证。治以苦辛酸以泄肝,甘辛热以安胃,稍佐止呕。方用乌梅丸加减。

处方:党参15g,乌梅10g,黄连3g,半夏10g,干姜9g,吴茱萸3g,桂枝10g,制附子5g,川花椒3g,代赭石30g(先煎),木香2g。3剂,日1剂,水煎服。

二诊:服上药3剂后,呕吐见轻。原方去吴茱萸,加茯苓15g,续服5剂。呕吐已除,唯食后尚有恶心感,神疲乏力,脾胃阳虚久矣,再以温补逐饮药以善后。

> **按** 十二脂肠塞积症临床多从呕吐或反胃论治。细审本案呕吐,实为肝气郁结,胃失和降。乌梅丸酸、苦、辛合用泻肝疏肝,酸、甘、辛相佐温胃祛寒,从而使肝气得敛,脾阳得温,诸症得解。

(六)滴虫性肠炎

滴虫性肠炎是由人毛滴虫引起的肠道感染,有极高的传染性与致病性,在农村较为常见。其腹泻、腹痛等多急性起病,反复发作,且经久不愈。对原因不明的长期腹胀、腹痛、肠鸣、腹泻的患者,应及时镜检大便肠滴虫,即可诊断。

该病属于中医学"泄泻""下利"的范畴,尤其与脾虚泄泻极为相似。一般认为,本病因脾胃虚弱,复由寒热湿邪蕴于大肠,邪滞肠胃,食积难化,久之生虫,扰乱腑气,大肠传化失司所致。中医药治疗多以健脾燥湿、清利湿热为主,显示良好的效果。

临证精选

魏世超用乌梅丸治疗滴虫性肠炎96例。治疗组(96例)和甲硝唑对照组(80例),根据本病有寒热错杂、虚实兼见的临床特点,以寒与热、虚与实的孰轻孰重将乌梅汤组分为 3 型,按证型选用乌梅汤中药物温清、补泻的功效而增减各味药物的分量组成。每日 1 剂,2 次煎服,早、晚各 1 次。

肠热偏重型(26 例):主症见腹泻、腹痛时而加剧,泻下黄褐而臭,或肛门灼热,口苦而干,舌红、苔黄腻,脉濡或带数。方用乌梅丸加减。

处方:乌梅 10g,党参 10g,干姜 3g,细辛 2g,当归 10g,制附子 3g,桂枝 3g,黄柏 2g,黄连 10g,川花椒 10g。

中焦虚寒型(40 例):腹泻溏薄日久,腹痛隐隐或肠鸣交作,形寒肢冷,神疲纳少,口淡不渴,舌淡、苔白腻,脉细弱或沉。方用乌梅丸加减。

处方:乌梅 10g,党参 15g,干姜 10g,细辛 6g,当归 10g,桂枝 10g,黄柏 5g,黄连 2g,川花椒 3g。

寒热并重型(30 例):腹泻粪稀有黏液,腹痛隐隐,尿赤,口不渴,舌淡红、苔薄黄,脉濡。方用乌梅丸加减。

处方:乌梅 15g,党参 15g,干姜 5g,细辛 3g,当归 10g,制附子 6g,桂枝 3g。

甲硝唑组:成人予甲硝唑每次 0.5g,每日 3 次口服;儿童按每日 25ml/kg,分 3 次饭后口服。治疗结果:两组疗效都比较肯定,经统计学处理,两组疗效无显著性差异($P > 0.05$)。乌梅汤治疗组的疗程和甲硝唑对照组疗程,两组比较平均疗程无差别($P > 0.05$)。同时在治疗观察中发现,乌梅汤治疗组病例均无毒副反应出现,而甲硝唑对照组中,出现恶心或呕吐 5 例,头晕 16 例。治疗后两组大便情况:大便成形时间与止泻时间,乌梅汤组明显优于甲硝唑组($P < 0.01$),而治疗后粪便检查滴虫消失时间两组间无显著差异($P > 0.05$)。以上结果表明,乌梅汤不仅能够调节肠道功能,还可提高机体抗病力,并有杀灭肠道滴虫的作用。

按 乌梅汤治疗滴虫性肠炎是从《伤寒论》中"蛔厥者,乌梅丸主之,又主久利"得到启发,把"虫"与"利"作为滴虫性肠炎的病机、病症,按其寒热虚实的孰轻孰重,加以辨证分型,又根据乌梅丸组方上有寒热并用、气血兼补、驱虫扶正的功效特点,因此随症调整方中各味药物的重量而组成方剂以辨证论治,既突出了专方治专病,又体现了辨证施治的中医特色。在两组治疗对比观察中,乌梅汤治疗滴虫性肠炎疗效确切,与甲硝唑疗效相比无显著差别,同时未曾发现有任何毒副反应,能被体弱、孕妇及哺乳期妇女所接受。此外,乌梅汤在治疗后的大便成形时间与止泻时间较甲硝唑有明显的优势,而对杀灭肠道中滴虫时间与甲硝唑相似,此表明乌梅汤能调节肠道功能,并杀灭肠道滴虫以达到治疗效应。

(七)克罗恩病

克罗恩病又称局限性肠炎、节段性肠炎或肉芽肿性小肠结肠炎,是一种病因未明的胃肠道慢性炎性肉芽肿性疾病,与溃疡性结肠炎统称为炎症性肠病病变多见于末段回肠和临近结肠,呈节段性或跳跃式分布,但从口腔至肛门各段消化道均可受累,其病因现代医学尚未完全明确。

该病属于中医学"腹痛""泄泻""积聚""便血""休息痢""虚劳"等范畴。《素问》中说:"食饮不节,起居不时者,阴受之……阴受之则入五脏……入五脏则膜满闭塞,下为飧泄,久为肠澼。"又说:"少阴之胜……腹满痛,溏泄,传为赤沃。"这些病因和症状的描述与本病颇为相似。本病病位在中焦,与肝脾肾等脏腑密切相关。病性多为虚实夹杂,虚者脾虚运化失职,肾虚温煦无能,水火不化精微,湿浊内生,混杂而下,发生泄泻;实者因饮食所伤,滋生湿热,蕴结肠中,气血阻滞,传导失司,肠络挛急则里急后重或腹痛阵作;湿热熏蒸,气血瘀滞则发热或大便黏腻带血。由于本病的发病机制尚未完全阐明,西药的治疗也仅仅是全身支持与缓解症状,尚无特效治疗药物,但中医学的辨证论治对于本病的治疗也有不少宝贵经验,在西医治疗尚乏良效之时,运用中西医结合的方法治疗本病不失为一种选择。治疗原则宜虚实兼顾、温涩固下以治其虚,清肠毒以除其实。

临证精选

曹钟东乌梅丸加味治疗克罗恩病21例。乌梅丸合白头翁汤化裁。

处方:乌梅30~45g,细辛6~10g,干姜10~15g,炒黄连10~15g,炒黄柏9~12g,制附子10~15g,炒当归12~24g,肉桂6~10g,红参10g,川花椒6~10g,白头翁15~20g,秦皮9g,大枣10g,炙甘草10g。每日1剂,水煎分2次温服。

脾肾虚寒证明显者白头翁、黄连、黄柏、秦皮用小剂量,其他药用大剂量;发热或上焦有热者,白头翁汤用大剂量,其他药用小剂量;腹中有积块者加三棱、莪术各 10g,15 剂为 1 个疗程。

治疗结果:疗效标准参考 1990 年中华全国中医学会脾胃病专业委员会第二次学术研讨会制订的《泄泻疗效评定标准》。痊愈:临床症状消失,肠镜检查及(或)钡剂灌肠检查正常者;好转:症状基本消失或明显减轻,肠镜及(或)钡剂灌肠显示病变减轻;无效:症状无明显改善,肠镜及(或)钡剂灌肠显示病变无改善。本组 21 例在用药 3 个疗程后(含不足 3 个疗程痊愈者)进行疗效评定,结果痊愈 16 例(占 76.20%),好转 4 例(19.05%),无效 1 例(占 4.76%),总有效率为 95.2%。临床取得满意疗效。

医案精选

◎案

史某,男,28 岁。1990 年 3 月 27 日初诊。有家族性腹泻病史。患者反复腹泻、腹痛、低热 3 年余,脐右侧肿块半年。1 周前无诱因又出现腹泻,大便呈黏液样血便,一日 10 余次,里急后重,右腹部剧痛阵作,发热。入院后用西药抗生素静脉滴注和口服消炎、止泻、止痛治疗 1 周,效果不明显。遂赴某医院进一步诊治,经纤维结肠镜检查诊断为克罗恩病(局限性结肠炎),又在该院用西药静脉滴注并口服治疗 10 天,病情改善仍不明显,继回本地求服中药。查患者舌淡,边有齿痕,苔中后部黄腻,脉细无力略数。中医辨证为脾肾两虚、大肠湿热。方用乌梅丸合白头翁汤加减。

处方:用曹钟东乌梅丸加味方,白头翁汤大剂量,余药小剂量,加三棱、莪术各 10g。7 剂,日 1 剂,水煎服。

二诊:服上药 7 剂后,腹泻腹痛明显减轻。续以白头翁汤小剂量,余药大剂量调理,3 个疗程后,腹泻、腹痛诸症悉愈,纤维结肠镜复查报告,肠黏膜病变基本恢复正常,随访至今未复发。

[按] 本病属虚实夹杂之证候,故在治疗时宜虚实兼顾,温涩固下以治其虚,清肠毒以除其实。乌梅丸方中制附子、肉桂、干姜、细辛、川花椒等温补脾肾;红参、当归、大枣、炙甘草健脾益气养血;此二组药物能够调整胃肠运动功能,增强机体免疫力。白头翁燥湿清热解毒,擅治湿热病痢,现代药理研究证明具有明显的抗肠道炎症作用;乌梅重用可泄木安土,涩肠止泄,现

代药理研究其对大肠杆菌、痢疾杆菌有一定抑制作用。诸药共奏温补脾肾、益气养血、涩肠止泻、清肠解毒之功效。因药证相符，标本兼治，切中病机，故收效满意。

（八）胆道蛔虫病

胆道蛔虫病是一种常见、多发病。在我国，胆石症的发病率逐年上升，严重地影响着人们的工作及生活，胆石症的发病原因虽然与胆囊因素、脂类代谢等诸多因素有关，但是很多胆囊结石及胆总管结石则是由于胆道蛔虫而引起的。据湖南省抽样调查报告，80%胆总管结石内都含有蛔虫卵及蛔虫残体。胆囊及胆总管结石的发生与胆道蛔虫症有很大关系，在广大农村尤为如此。而在胆道蛔虫症的治疗上，经止痛、消炎、抗感染治疗后症状体征缓解，停止了继续治疗，而此时大部分患者蛔虫或残体仍在胆道内未被排出，以后这些蛔虫残体将成为结石的核心，因此，治疗胆道蛔虫病是预防胆囊及胆总管结石的一项重要手段，治疗一定要彻底。

该病属于中医学"蛔厥"范畴。蛔虫有喜钻窜和扭结成团的特性，故大量蛔虫寄生在肠内时，可壅积肠中，聚集成团，阻塞肠道，气机不能畅达，而见剧烈腹痛，胃气上逆则伴恶心、呕吐等症；有蛔虫病史的患者，如遇寒热不调，饮食不节，造成脏寒肝热，蛔虫不能适应体内环境时，迫使蛔上入肝，动扰乱窜，穿肠入胆，即可发生蛔厥证。起病多突然，症见上腹部疼痛，有"钻顶样"感觉，痛剧难忍，辗转反侧，烦躁不安，多伴恶心呕吐，或吐出蛔虫，甚者四肢厥冷，汗出涔涔，发作为阵发性，乍作乍止，痛止一如常人。故其基本病机是上热下寒，本虚标实，寒热错杂，蛔虫窜扰。在治疗方面以清上温下、安蛔止痛为大法。《素问·至真要大论》曰"必伏其所主，而先其所因"，根据蛔虫怕酸、怕苦、怕辛的特性，罗美《古今名医方论》总结出"蛔得酸则静，得辛则伏，得苦则下，信为化虫佳剂"的经验，证之临床，屡试而爽。

临证精选

（1）刘选民用乌梅丸化裁治疗胆道蛔虫病48例。其中，男性22例，女性26例；年龄18~20岁5例，21~30岁12例，31~40岁19例，41~50岁12例。其主要症状为右上腹阵发性剧烈挛痛，并向右肩及腰背部放射，痛时坐卧不宁,弯腰弓背,以拳顶按,伴有恶心呕吐或四肢厥冷,有吐蛔虫或大便排出蛔虫史,大便查蛔虫卵阳性。所有病例均经 B 超确诊。方用乌梅丸加减。

处方:乌梅、苦楝皮、槟榔各 15g,黄连、木香各 6g,川花椒、干姜、大黄、黄柏各 10g,川楝子、使君子各 15g,细辛 3g。素体虚弱者,加党参、当归、白芍各12g;肢厥、冷汗者加制附子、桂枝各 9g;兼郁热黄疸者加金钱草、茵陈各 30g,栀子 10g。日 1 剂,水煎分 2 次早、晚服。

治愈:临床症状消失,B 超复查正常,随访半年未复发 43 例;好转:临床症状消失,半年内症状复发 5 例;均服药 6 剂。

(2)夏明清应用中西医结合治疗胆道蛔虫病 42 例。男性 28 例,女性 14例,年龄 5～45 岁,平均 20 岁。诊断标准参照《实用内科杂志》拟定即阵发性右上腹绞痛,有钻顶感,呕吐或呕吐蛔虫;B 超可在胆道探及平行光带。中药用乌梅丸加味。

处方:乌梅 30g,黄连、黄柏、川花椒、白芍、大黄各 10g,当归、制附子各6g,细辛 3g。四肢厥冷者加桂枝 10g,发热明显者减制附子。制附子先煎 30分,余药再煎;大黄后下,分早、晚 2 次温服。

西药根据病情需要,可给予抗生素、补液、纠正水与电解质平衡,解痉镇痛;腹痛缓解即给予左旋咪唑,1 次足量驱虫。临床痊愈:腹痛完全缓解,B超复查,胆道无平行光带;显效:腹痛缓解,B 超复查,蛔虫未退出或已死亡;无效:腹痛无减轻,转其他治疗。治疗结果:临床痊愈 30 例,显效 10 例,无效2 例;总有效率为 95.2%。腹痛缓解时间 1 天内 23 例,2～3 天 14 例,3 天以上 3 例。

医案精选

◎案

孙某,女,15 岁。1998 年 10 月 17 日初诊。右上腹阵发性绞痛 4 天,呕吐蛔虫 1 条,精神差,烦躁不安,右上腹剧烈绞痛,有钻顶感。查体温37.5℃,呼吸 20 次/分,HR 96 次/分,BP 90/60mmHg。急性病容,被动体位,四肢冷,右上腹明显压痛,墨菲征弱阳性,无肌卫及反跳痛,肠鸣活跃。B 超探查胆管扩张,内可见平行光带,可见蠕动,不伴身影。血常规:HB 120g/L,WBC 1.1×10^9/L,NE 7×10^9/L,LY% 29%,BA% 10%。诊断为胆道蛔虫病,即给予氨苄青霉素抗炎,补液,阿托品解痉及盐酸哌替啶 5mg 镇痛等治疗后,一般情况好转,但腹痛仍未控制。方用乌梅丸加减。

处方:乌梅丸原方加大黄,1 剂,分早、晚服,脘腹疼痛缓解。翌日晨给予左旋咪唑150mg 顿服,第 3 日腹痛完全缓解,并下蛔虫 2 条,复查 B 超示胆管无扩张,无平行光带,痊愈出院。

按 《伤寒论》谓"蛔上入其膈,故烦,须臾复止,得食而呕,又烦者,蛔闻食臭出,其人常自吐蛔。蛔厥者,乌梅丸主之"。临床应用中观察发现,乌梅丸治疗胆道蛔虫病止痛效果较慢,驱虫效果不明显,故将乌梅丸化裁加大黄,可明显提高缓解疼痛效果。及时应用西药左旋咪唑驱虫,可迅速缓解腹部疼痛、缩短病程、减少并发症,将蛔虫驱出胆道和排出体外。应当指出,胆道蛔虫病属中医"蛔厥证",而《伤寒论》指出本证属寒热错杂,如误用苦寒攻下,则上热不去,更损脾阳,下寒反而更重,可能造成下利不止的变证,因此,明确告诫"下之,利不止"。加大黄是寒热并用,在安蛔止痛的基础上进行缓下,并非单纯苦寒攻下。也是宗张仲景之法,在乌梅丸中配合了大黄附子汤,温阳而缓下,则无"利不止"之虑。胆道蛔虫病患者大多有大便不通,常见 1~2 天未大便,故加用大黄是合适的,只要无明显腹泻,即可应用。

◎案

王某,女,34 岁。1999 年 4 月 12 日初诊。患者诉胃脘及右胁下阵发性剧痛半天,呕吐苦水,吐蛔虫 1 条,大便 3 天未行,在当地医院经抗炎、止痛等治疗无效,遂转来我院。入院时患者胃脘及右胁下剧痛,痛引背心及右肩,辗转不安,呕吐苦水,舌红、苔黄厚而干,脉弦数。体温 38.2℃,腹软,剑突下及右上腹压痛明显,无反跳痛。血常规:WBC 15.2×10^9/L,NE% 82%,LY% 17%;B 超示总胆管扩张(0.8cm),可见双管征。西医诊断为胆道蛔虫病合并感染。中医诊断为蛔厥证。辨证为胃肠积热、蛔虫上扰。治以泻胃肠积热,安蛔止痛,驱除蛔虫。方用乌梅丸加减。

处方:乌梅30g,黄连 6g,川楝子 12g,槟榔 15g,苦楝皮 10g,大黄 12g(后下),芒硝15g(冲服),枳壳 10g,黄柏9g。1 剂,水煎服。

二诊:服上药 1 剂即痛止,予阿苯达唑(肠虫清)400mg,空腹 1 次顿服,同时予头孢他啶 6.0g 肌内注射,必要时予盐酸哌替啶20mg 肌内注射;症状缓解后予阿苯达唑 400mg 空腹 1 次顿服;合并感染者可选择适当的抗生素加入 5% 葡萄糖中静脉滴注抗感染。翌日守上方再进 1 剂,大便通畅,解出蛔虫 23 条,告愈。

> **按** 柯琴对乌梅丸治蛔虫作用概括为"蛔得酸则静,得辛则伏,得苦则下"。方中重用乌梅,其味酸能制蛔,先安其动扰;槟榔、苦楝皮味辛能驱蛔;黄连、黄柏味苦能下蛔。辨其寒热虚实,以本方加减治之。同时根据病情发展辅以西药治疗。病初时蛔虫从肠道钻入胆道后,导致胆道括约肌痉挛,引起剧烈疼痛,予阿托品皮下或肌内注射可解除胆道括约肌痉挛,缓解疼痛。重者予盐酸哌替啶肌内注射,镇痛效果显著。此外因蛔虫将细菌带进胆道,容易使胆道发生化脓性感染,可使用适当的抗生素治疗,控制感染。本病症状缓解后应及时口服驱虫药,可予阿苯达唑 400mg,空腹 1 次顿服。

(九)慢性腹泻

腹泻是指排便次数多于平时,且粪便量增加,水量增加,粪便变稀,并且可含有异常成分,如未经消化的食物、黏液、脓血及脱落的肠黏膜等。正常人排便次数因人而异,隔日或 2~3 日 1 次或每日 2~3 次不等,但排出的水量每日不应超过 200ml,粪便成形,不含有异常成分。慢性腹泻是指持续性腹泻病程超过 3~8 周或者腹泻反复发作。慢性腹泻是一个症状,而不是一个独立的疾病,必须结合病史、体征、化验、结肠镜与 X 线检查结果进行全面综合分析,方能做出明确的诊断。

根据慢性腹泻较长时间有大便次数增多、粪质稀薄如水样,或兼有黏液的特点,属于中医学之"泄泻""久泻"范畴。《景岳全书·泄泻》中说:"泄泻之本,无不由于脾胃。"又说:"久泻无火,多因脾肾之虚寒也。"因此治疗慢性泄泻,多从脾虚湿蕴、脾肾虚寒论治。但因慢性腹泻病情复杂,病程缠绵,虚实夹杂,寒热错杂,病位涉及脾、肝、肾三脏,因此单纯应用苦寒燥湿、甘淡渗湿、"疏肝解郁、辛热助阳之品往往难以奏效,而须苦甘酸辛合用,肝脾肾同治方能奏效。"

临证精选

(1)胡玲玲治疗顽固性腹泻 3 例,疗效显著。

①慢性肠炎,乌梅丸加味。

处方:乌梅 10g,细辛、制附子各 3g,川花椒、肉桂、黄连各 3g,黄柏 6g,当归、党参、白术各 10g,干姜、甘草各 10g。10 剂,日 1 剂,水煎服。

②脂肪泻,乌梅丸加味。

处方:乌梅 10g,细辛、肉桂各 3g,党参 10g,当归 6g,川花椒、干姜、肉桂、黄连各 3g,黄柏 6g,山楂炭 12g。14 剂,日 1 剂,水煎服。

③溃疡性结肠炎,乌梅丸加减。

处方:乌梅 10g,细辛、肉桂各 3g,党参 12g,白术 10g,川花椒、附子、干姜各 3g,黄连 5g,黄柏 10g,当归 6g,白芍 10g。共服 30 余剂,诸症皆除。

(2)陈涤平善用古方治疗久泻,他认为现代人的禀赋体质、饮食习惯、社会环境及自然环境与古人所处时代已太不相同,加之现今所用药物多为人工栽培,药效不如天然野生药材也是不争事实。因此,运用古方治疗久泻,要着重领会古方之组方意图,灵活辨证化裁,遵古而不泥古,继承不忘创新,如此才能发挥出中医药治疗久泻之特色,取得较好临床疗效。陈涤平应用乌梅丸加减方治疗慢性腹泻 36 例,取得了较满意的疗效。全部病例均采用乌梅丸加减方治疗。

处方:乌梅 5g,党参 10g,黄连 5g,炮姜 5g,制附子 6g,肉桂 3g(后下),煨肉豆蔻 3g,砂仁 3g,生山楂 15g,焦白术 10g,吴茱萸 3g,炒薏苡仁 15g。水煎服,日 1 剂,分 2 次服。

痊愈:大便正常,其他症状消失,临床检验正常;好转:大便次数明显减;无效:治疗 60 天以上症状无改善。治疗结果:36 例中痊愈 24 例(66.67%),好转 9 例(25.00%),有效率为 91.67%。疗程在 7 天以内者 3 例,无效 3 例(8.33%);总有效 8~15 天者 11 例,16~30 天者 16 例,31~60 天者 3 例,60天以上者 3 例。

医案精选

◎案

曹某,男,39 岁。1997 年 11 月 3 日初诊。10 年前因饮食不洁引起细菌性痢疾,迁延形成慢性泄泻。辗转多处,服多种中西药物无效。每于晨起时腹痛欲泻,泻后痛减,大便稀薄,每日 2~5 次,常夹不消化食物,腹胀不显,腹有冷感,受凉则腹痛腹泻,近年来性欲淡漠,举而不坚,四肢清冷,口干,舌质红、苔薄白腻,脉细濡。中医辨证为脾肾两虚、寒热夹杂、湿阻气滞。治以苦辛酸甘法,健脾温肾、化湿行气。方用乌梅丸加减。

处方:乌梅、黄连、炮干姜各5g,党参、焦白术各10g,山楂、炒薏苡仁各15g,制附子6g,肉桂(后下)、煨肉豆蔻、砂仁各3g。7剂,日1剂,水煎服。

二诊:服上药7剂后,腹泻减少至每日1~2次;继服7剂后,腹泻基本控制,唯觉胃脘时有嘈杂感。宗原方加吴茱萸,合黄连取左金丸清肝和胃之义,继服7剂。

三诊:服上药7剂后,诸症基本消失;改服参苓白术丸6g,每日2次,以巩固疗效。

按 乌梅丸出自《伤寒论》,主治胃热肠寒的蛔厥证,具有较好的治疗效果,原方"又主久利",可见,从张仲景始即应用乌梅丸治疗久泻之症。乌梅丸一方中,有君药乌梅酸以入肝,既能柔肝缓肝,治疗肝郁克脾,又有酸涩收敛之性;有甘淡之人参(党参代)益气健脾以补中治本;有黄连苦寒燥湿;有性温之干姜、附子能温脏驱寒,故用于久泻尤宜。乌梅丸组方特点是苦甘酸辛合法,因此,必须掌握好其临床适应证,用于治疗久泻应符合寒热错杂、虚实互见的证候特征,并须根据患者寒热虚实的轻重不同,灵活加减用药。乌梅丸中原有细辛、川花椒、黄柏、当归均于慢性泄泻病机不合,故宜去之。原方桂枝当易肉桂,并加肉豆蔻,仿四神丸之义,以增温肾暖土之力。须加焦白术、炒薏苡仁以协助党参健脾渗湿,以助脾之运化功能;砂仁芳香醒脾,行气以消腹胀;寒热错杂型泄泻常见食欲不减、口干、舌质红等肝胃郁热证候,当加吴茱萸,清肝和胃。泄泻每因食油荤而引起,故当加生山楂以助消化"肉积"。

(十)虫鼓

鼓胀病是历代中医"中风""肺痨""鼓胀""噎膈"四大疑难症之一,现代医学的肝硬化腹水、晚期血吸虫病形成的腹水等都属该病范围。目前西医对该病尚无较满意的治疗方法,而中医对该病的治疗方法较多,辨证与辨病相结合,外治与内治同用,并结合西医的一些疗法,使该病的疗效进一步提高。中医学认为情志郁结而伤肝,饮食不节而伤脾,肝脾俱虚;脾胃运化失职,迁延日久,进而累及于肾;肾虚不能温煦脾土,又不能滋养肝木,则使肝脾更虚,形成恶性循环。所以肝、脾、肾三脏失调导致气滞、血瘀、水停,气血水内阻又反过来损伤三脏。古人虽有"气臌""血臌""水臌"之分,但三者胶结为患,只是偏重不同而已。

医案精选

◎案

陈某,男,61 岁。1997 年 3 月 21 日初诊。诉 2 个月前觉右上腹内有一硬块,且腹胀,双下肢浮肿,在某医院行 CT 检查,以"血吸虫病肝硬化恶变伴腹水"收入院,1 周后因疗效不显而出院。症见:腹胀拒按,青筋显露,饮食不纳,面色黑黄,短气乏力,行走困难,形寒肢冷,口渴心烦,双下肢浮肿,且按之凹陷不复,小便短少,大便 5 日未行,舌红而滑、伴有青紫瘀斑,脉沉细缓。B 超:肝切面形态、大小失常,右叶内见 9.6cm×8.4cm 的一个强光团回声,边界不规整,脾切面前后径 5.2cm,侧腹见 6.0cm 液性暗区。中医诊断为肝积。辨证为感染疫水,瘀毒凝积于肝,上热下寒并见。治以疏肝理气、活血散瘀、清上温下。方用乌梅丸合血府逐瘀汤加减。

处方:乌梅、当归、熟地黄、枳实、赤芍、柴胡、党参、三棱、莪术各 20g,桃仁、红花、牛膝、麦芽、黄连、黄柏、川芎各 10g,细辛、川花椒、干姜、制附子各 3g,桂枝 5g,大黄 40g(后下)。1 剂,水煎分 2 日服。

二诊:大便已通,腹胀得减,且能进少量饮食,效不更方,守上方 21 剂,58 天后症消停药。1998 年 8 月 4 日行 B 超检查,示:肝内原有肿块及腹水全消。追访 3 年,未见复发。

按 感染疫水,虫毒内生,流入肝络,气滞血阻,瘀毒凝积成肿;虫毒日久伤肝损脾及肾,致使临床出现寒热夹杂之象。故以血腑逐瘀汤合乌梅丸加减治之,方中乌梅、黄连、黄柏、附子、细辛、川花椒、干姜、桂枝清上温下,理厥治虫;熟地黄、党参、当归、麦芽益气补血,培土健胃;枳实、赤芍、三棱、莪术、川芎、桃仁、红花、牛膝疏肝理气,活血散结,引瘀下行;大黄疏通肠腑,泻出瘀毒。药中病机,瘀毒凝积得散,血活腹水自消,诸症皆除。

◎案

刘某,男,62 岁。1997 年 3 月 27 日初诊。患晚期血吸虫病,经治无好转。现腹胀如鼓,卧床月余。症见:腹胀如鼓,青筋显露,饮食难进,面晦消瘦,短气懒言,乏力难行,形寒肢冷,心烦口渴,双下肢浮肿,按之凹陷不复,大便 6 日未行,小便短少,舌体胖滑、质红、边有齿印瘀斑,脉沉弦。B 超示:血吸虫病肝硬化腹水。中医诊断为鼓胀。辨证为虫毒内积,脉络瘀阻,肝脾受损,寒热失调,水运失常。治以除虫逐瘀。疏肝健脾。方用乌梅丸合血府逐瘀汤加减。

处方:乌梅、柴胡、党参、枳实、青皮、白术、山楂、麦芽、熟地黄、当归各20g,大黄 30g(后下),芒硝 30g(分冲),黄连、黄柏、水蛭、土鳖虫、桃仁、红花各 10g,细辛、川花椒、干姜各 3g,桂枝、制附子各 3g。2 剂,水煎服,2 日 1 剂,尽剂复诊。

二诊:服上药 2 剂后,排出硬便及黏液样便,腹胀得减,能进少量食物。守上方增减 14 剂,诸症缓解。随访 3 年,未见复发。

按 "虫鼓"一症多因感染疫水,虫毒积结于内,脉络瘀阻,肝脾受损,寒热失调,水运失常所致。方中乌梅、黄连、黄柏、川花椒、干姜、细辛、桂枝、制附子寒热并施,理厥除虫;枳实、青皮、水蛭、土鳖虫、桃仁、红花行瘀消积;大黄、芒硝通肠泻毒;党参、当归、柴胡、白术、山楂、麦芽、熟地黄益气补血,疏肝健脾。全方能使气行血活,痰积消散,水循常道,病遂痊愈。

(十一)吞酸

吞酸是指胃内容物反流入食管、咽喉或口腔,患者感觉酸水上泛的病症,由胃酸过多引起。"酸"之为病,有吐酸、吞酸之别。若不咽下而吐出者,称吐酸;若随即咽下或酸水在胃、食管间吐之不出、咯之不上者,称为吞酸。常见于胃食管反流病、反流性食管炎、慢性消化不良、溃疡病和慢性胃炎等患者。吞酸,最早见于隋代巢元方《诸病源候论·噫醋候》,称吞酸为噫醋。宋代陈无择《三因极一病症方论》又将吞酸称为咽酸。《医林绳墨·吞酸吐酸》中则曰:"吞酸者,胃口酸水攻激于上,以致咽嗌之间,不及吐出而咽下,酸味刺心(此处心指胃脘),有若吞酸之状也。"古代对吞酸基本概念的认识,是患者自身感受到酸水反流到喉口不吐出反咽下的症状。结合临床现代研究证实,酸来自胃液除反流喉口随即咽下引起不适者外,尚有部分患者酸反流不一定每次均达口腔咽喉,胃液只逆行到食管而同样可以引起食管黏膜损害,出现食管炎性胸痛、食管烧灼感、烧心、吞咽困难等。

医案精选

◎案

刘月敏用乌梅丸加减,治愈2例吞酸顽症,疗效良好。

处方:乌梅20g,桂枝、细辛各6g,黄连、附子(先煎)各4g,当归15g,干姜、川花椒、人参各10g,黄柏10g。2剂,水煎服,日1剂。又随症加减4～5剂,基本痊愈。

◎案

杨某,女,60岁。2000年3月2日初诊。吞酸反复发作30年,曾服中药多剂,西药多种(具体药物不详),于1998年在邢台矿务局总医院做纤维胃镜示:反流性食管炎,胃窦炎。因闻1例患者治愈,特前来就诊。吞酸、烧心、食管部灼热疼痛,口干、口苦、胃脘畏寒,四肢乏力,食后气短,平素倦怠、嗜卧、汗出较多,大便溏,溺赤,舌暗红、苔薄白,脉沉弱。辨证为脾虚中寒、肝经有热、寒热互结。方用乌梅丸加减。

处方:乌梅20g,细辛3g,黄连2g,干姜、桂枝、当归、川花椒、人参各10g,制附子(先煎)、黄柏、吴茱萸各10g。4剂,日1剂,水煎服。

二诊:2000年3月6日,吞酸、烧心、食管灼热疼痛已减大半,口苦、口干基本消失。体力及精神也较前大有好转,大便成形。继上方4剂。

三诊:2000年3月11日,诸症继续明显减轻,舌淡红、苔薄白,脉较前有力。上方减川花椒,加黄芪20g、白术10g,5剂,日1剂,水煎服。

2012年10月随访患者,自诉偶发吞酸,但症极轻微,可自行缓解,余无不适。

按 乌梅汤由乌梅丸变为汤剂而成。乌梅丸出自《伤寒论》,主治蛔厥证,其作用为温脏安蛔。吞酸一症临床多见肝经有热所致,正如《素问玄机原病式·六气为病·吞酸》:"酸者肝木之味也,由火盛制金不能平木,则肝木自甚,故为酸也。如饮食热则易于酸矣。"然上述两案既用过清肝之左金丸,也用过温中之剂理中汤加减,均疗效甚微,经反复斟酌,辨证为肝经有火,脾经有寒,寒热互结,故单用清肝或温中之剂均未取得明显效果。乌梅汤由乌梅、细辛、干姜、黄连、当归、附子、川花椒、桂枝、黄柏、人参组成,原为治疗蛔厥证,属寒热错杂而正气虚者设,辛苦酸味俱备,既清肝热,又温中补虚,用本方治疗药切病机,多年顽症竟愈。吞酸证,现代医学认为由胃酸分泌过多引起,而乌梅味酸,一般认为其能使胃酸分泌增加,因此治疗吞酸一症多避开乌梅。而上述两案,用乌梅20g,不但未使胃酸增加,病情加重,反而很快病愈。实践再次证明了中医学辨证论治的科学性。

(十二)胃脘痛

胃痛又称胃脘痛,是以胃脘近心窝处常发生疼痛为主的疾患。历代文献中所称的"心痛""心下痛",多指胃痛而言。如《素问·六元正纪大论》说:"民病胃脘当心而痛"。《医学正传》说:"古方九种心痛……详其所由,皆在胃脘,而实不在于心。"

胃痛是临床上常见的一个症状,多见急、慢性胃炎,胃溃疡、十二指肠溃疡病,胃神经官能症。也见于胃黏膜脱垂、胃下垂、胰腺炎、胆囊炎及胆石症等病。本证中西医治疗药物颇多,患者或治疗心切,频繁更医,或掉以轻心,渐成痼疾,这也是临床寒热错杂证多见的一个重要原因。

临证精选

(1)郭沈旺根据木乘土多胃脘痛的机制运用乌梅丸法治疗此病。

处方:乌梅10g,炒白芍15g,黄连、川花椒各10g,姜半夏10g,桂枝10g,干姜3g,当归10g,延胡索、川楝子各15g,黄柏10g,细辛3g。3剂,日1剂,水煎服。

二诊:乌梅10g,川花椒3g,川楝子、延胡索各10g,黄连6g,炒党参、姜半夏各10g,陈皮6g,厚朴10g,炒枳实10g。7剂后痊愈。

(2)余俊运用乌梅丸治疗胃脘痛62例。其中男性28例,女性34例;年龄25~65岁,其中25~45岁35例,46~60岁25例,60岁以上2例;病程均在5年以上,其中最长一例病程近30年。发病原因多数均为饮食不节,情志内伤,寒温失调,过度劳累等。经纤维胃镜诊断,浅表性胃炎48例,胃溃疡及十二指肠球部溃疡14例。诊断标准:参照1988年10月国家中医药管理局医政司《中医内外妇儿科病症诊断疗效标准》。病例选择:辨证分型主要以寒热错杂为主,症见胃脘灼痛或冷痛,嘈杂或吞酸,或晨起泛涎,或干呕食嗅,大便不调,舌质淡、苔黄腻,脉沉迟而弦。治疗方法:全部病例均以《伤寒论》乌梅丸原方为主,并加入海螵蛸及浙贝母粉冲服。

处方:乌梅 15g,细辛 6g,干姜 15g,黄连 6g,黄柏 6g,当归 15g,制附子 9g,川花椒 6g,桂枝 10g,党参 15g,海螵蛸 15g(冲服),浙贝母 15g(冲服)。煎服法:每 2 日 1 剂,每日 2 次,开水煮 30 分,饭后服,服 2 剂痛减后,续服 1 个月。

痊愈:胃脘痛止,其他症状消失,随访半年无复发;好转:胃痛缓解,次数减少,其他症状好转;无效:胃脘痛反复发作。治疗结果:痊愈 12 例 (19.4%),好转 47 例(75.8%),无效 3 例(4.8%);总有效率为 95.2%。

按 胃脘痛是临床较为常见的一个病症,临床以寒热错杂证为多见。在寒温并用、扶正祛邪指导临床颇有心得的同时,留心到有关清热解毒、扶正、制酸中药对导致胃炎及溃疡的幽门螺杆菌有较好的杀灭作用的报道,受此启发,辨病与辨证相结合,将张仲景用治蛔厥及厥阴下利的乌梅丸用于治疗本病,因而取得了较为满意的疗效。值得一提的是,多数患者在症状消除或缓解后,都不愿复查胃镜,给科学的评定疗效及治疗方法的推广带来了一定的难度。

(十三)糖尿病性胃轻瘫

糖尿病胃轻瘫(DGP),又称糖尿病胃麻痹或糖尿病胃潴留,是指继发于糖尿病基础上因胃自主神经病变引起的以胃动力低下为特点的临床综合征,如胃脘胀满、食后胀增、早饱、厌食、吸气、恶心呕吐、吞酸等,钡餐检查或胃镜检查显示胃蠕动减弱、排空迟缓;不伴有消化性溃疡、幽门梗阻、肿瘤等其他疾病。它的发生严重地影响了食物、药物的吸收利用以及血糖的控制,加重了糖尿病患者继发严重的代谢失常和心、脑、肾等重要器官的损害,为糖尿病常见的慢性并发症之一。病情较轻者生活质量降低,血糖也难以控制;重者病死率增加。自 1958 年首次提出 DGP 概念以来,患者的数量随着糖尿病发病率的上升而增多,50% 以上糖尿病患者伴有 DGP 由于其发病机制尚未完全阐明,目前仍缺乏理想的治疗药物。

该病属中医学"痞满""呕吐"范畴。基本病机以消渴日久阴损耗气,致中气虚弱、脾胃升降失调为主,脾气虚弱、运化无力为本,气滞、血瘀、湿阻、痰浊、食积、湿热等引起胃失和降为标,为虚实夹杂之证,临床运用中医中药治疗 DGP,取得较为满意的疗效。

临证精选

邹世昌治疗糖尿病性胃轻瘫 40 例,疗效满意。80 例均属 2 型糖尿病患者,均符合 1985 年 WHO 提出的糖尿病诊断标准,并符合 DGP 诊断标准。80 例 DGP 患者随机分为两组。治疗组 40 例,男 18 例,女 22 例;年龄 42 ~ 77 岁,平均(52.5 ±5.8)岁;病程 7 ~ 18 年,平均(11.2 ~ 12.1)年;空腹血糖(9.9 ~ 13.7)mmol/L,治疗前症状积分 58.9 ~ 11.9。对照组 40 例,男 19 例,女 21 例;年龄 41 ~ 76 岁,平均(52.9 ±6.2)岁;病程 7 ~ 17 年,平均(11.3 ± 2.2)年;空腹血糖(9.8 ±4.2)mmol/L,治疗前症状积分 59.1 ±11.80 两组病例资料具有可比性。治疗组采用乌梅丸加减。

处方:党参 18g,当归、桂枝、乌梅、黄柏各 10g,川花椒、黄连各 4g,干姜、细辛各 6g,附子 12g(先煎)。

每日 1 剂,水煎 2 次取汁 400ml,分 2 次饭前服。随症加减:舌红、苔黄、口苦者加大黄连用量;舌淡、苔白者加大干姜用量;大便稀软、苔厚腻者加半夏 10g;腹胀者加枳壳 12g。每日 1 剂,水煎 2 次共 400ml,分 2 次餐前服。

对照组口服多潘立酮,每日 3 次,每次 20mg,餐前 30 分服用。两组病例均给予胰岛素强化治疗,使空腹血糖控制在 7.8mmol/L 以下,餐后 2 小时血糖控制在 10.0mmol/L 以下。两组疗程均为 4 周,1 个疗程结束后评定疗效及副作用发生情况,并随访 6 个月。两组比较差异无显著性。

按 本病属中医的"痞满"范畴,其病机是以脾胃气虚为本,寒热错杂为标,致使脾气当升不升,胃气当降不降,中焦运化之权失司,遂出现以上诸症。乌梅丸方中的细辛、干姜、附子、川花椒、桂枝等辛温之品以温中散寒,与黄连、黄柏等苦寒之品以清热燥湿,共同组成辛开苦降之法,使脾胃升降之机得以恢复;党参、当归补气养血以扶正,使脾胃之气得以旺盛,以治其本;乌梅取其有健胃作用。此外,细辛、干姜、川花椒、桂枝的辛温结合当归的养血活血使胃肠气血流畅,能改善胃黏膜的微循环,有利于胃肠运动功能的恢复。通过临床疗效观察及胃排空功能的测定,说明乌梅丸有促进胃排空作用,用以治疗糖尿病性胃轻瘫可收到满意效果,而且不良反应少,疗效持久,不易复发。

（十四）腹胀

腹胀作为一个临床症状，多见于胃肠神经官能症，以顽固性上腹胀满、厌食、嗳气、焦虑、失眠、便秘或腹泻，检查无器质性改变为特点，严重影响着患者的工作和生活。

腹胀在中医学中是证候名称，出自《素问·玉机真脏论》。主要由于胃肠道过量气体的存在，故以腹部胀满不适为主诉症状，其病因有食、气、痰、虚四端，肝脾不和、脾胃升降失司是其基本病机。中医药治疗各种腹胀疗效确切，副作用小。

医案精选

◎案

牟某，女，48岁。1992年10月20日初诊。患者腹胀入夜加重，辗转难寐；或虽昏昏似睡，但每在凌晨2~3点许，脐部两侧腹壁胀急而鼓起。因胀满难忍，患者必披衣而坐，自行轻揉良久，胀满稍轻，方能渐渐入眠。如是者已历年余，曾经验血、B超、X线、肠镜等多项检查，均未发现病灶，经中西药物治疗乏效。症见：面带病容，略呈青黄色，口苦咽干，纳差，大便不成形，排出不畅，月经先后无定期，舌质偏红、苔薄黄，脉弦略数，不任重按。检视曾服方药，有用柴胡疏肝散、厚朴三物汤、厚朴生姜半夏人参汤等疏肝行气破气者，有用香砂六君子汤合保和丸半补半消者，有用补中益气汤塞因塞用者，均乏效。熟思良久，乃详析之：腹胀在脐部两侧，应属肝经病位；凌晨2~3点为丑时，属肝，其腹胀特甚者，肝气旺于主令之时而乘势凌脾也；面呈青黄色，口苦咽干者，肝气旺则胆火郁遏，必逆而炎上也；纳差，大便不成形、排出不畅者，中土因木乘而呈虚寒之象也。若此肝气旺、胆火郁、中土虚之综合证候，非用整体性调节木土不和之复方——乌梅丸不可。乃按乌梅丸原方各药味间之比例拟方。

处方：乌梅40g，细辛9g，干姜15g，黄连6g，制附子9g（先煎），当归6g，焦黄柏9g，桂枝9g，红参9g，川花椒9g。3剂，日1剂，水煎服。

当夜仅服头煎，至凌晨脐部两侧未再胀急而鼓起，翌晨自觉腹胀大减。服完3剂，腹胀消无芥蒂。随访，已历4年未复发。

按 乌梅丸治疗腹胀,古无明训。似因腹胀一症,其胀急而腹壁鼓起者,必有滞气塞于内,是以行气破气为正治。然则乌梅丸中并无一味行气破气之药,何以治疗腹胀效如桴鼓。《素问》云"厥阴气至为腹胀";又云"浊气在上,则生膜胀"。合而论之,厥阴肝旺,夹少阳相火侵凌阳明中土,致土虚而失却升清降浊之职,则腹浊气上逆而生,则胀。若此寒热虚实混处一身的木土失调证候,泛泛行气破气,或半补半消,或塞因塞用,焉能中病。而乌梅丸一方,重用乌梅,取其至酸之味,至柔之性,直入肝经以敛肝泄肝(肝以散为补、以敛为泄);又以川花椒、细辛、干姜、附子、桂枝之辛温刚燥,配黄连、黄柏之苦寒,则寒热刚柔并用,能泄厥阴而和少阳。红参、当归甘温补阳明。合而观之,乌梅丸为从整体上综合调节木土失和证候之最佳复方。故治疗本例之脐两侧顽固性腹胀,取效迅速而出人意料。尤有可议者,乌梅一药,现代将其归入收涩药类,仅载其敛肺、涩肠、生津、安蛔之效,而讳言其开通畅达之功。治疗脘腹胀、胁胀、小腹胀、肩背痛胀等气机壅塞之症时,即使不用乌梅丸,亦必于当用方中,重加乌梅 30~60g,屡收捷效。考诸古籍,《神农本草经》谓乌梅能"下气";《肘后备急方》谓乌梅可救治"心腹胀痛";《本草纲目》引"龚氏经验方"谓乌梅治"梅核膈气"。凡此种种功效,非开通畅达而何所以临床运用乌梅丸治疗木土失调之腹胀时,非重用乌梅以开通畅达不可。

(十五)十二指肠球部溃疡

十二指肠球部溃疡是一种常见的慢性病,以反复发作和不规律的上腹部痛为主要特征,现代医学认为,消化性溃疡的发生是由于胃黏膜的防御功能和攻击因子之间的平衡受到破坏而引起的胃黏膜局部和全身的免疫反应,攻击因子主要指胃酸及胃蛋白酶的消化作用以及 Hp 感染,其中 Hp 是重要的致病因子。目前治疗以消除 Hp,抗酸分泌、保护胃黏膜、促进溃疡愈合为主要方法。西药的短期疗效确切,但副作用较大,患者难以长期耐受。同时,多数患者的体质较差,伴有胃肠功能紊乱,单纯西药治疗难以取得理想的疗效。

十二指肠球部溃疡属中医学"胃脘痛""肝胃气痛"等范畴。其病因常见寒邪客胃、饮食伤胃、肝气犯胃、脾胃虚弱等。有寒凝而痛,食积而痛,气滞而痛,火郁而痛,血瘀而痛,阳虚胃失温养而痛,阴虚胃失濡养而痛。胃痛的病因种种不同,但其发病机制确有共同之处,即所谓"不通则痛",而胃为多气多血之腑,气病较轻,血病较重,胃痛初起,多在气分,迁延日久,则深入血分,所以久痛胃络受伤形成溃疡,则多见呕血,或便血,有规律的上腹部痛等。因其发病总以脾胃为中心,脾胃虚寒,气阴两亏,湿热充斥,气滞血瘀是形成溃疡的关键。故治以虚实兼顾、寒温并调、清化湿热、行气化瘀。

医案精选

◎案

史某,男,工人。1993年2月初诊。患者素有脘腹疼痛10余年,时发时止,每于空腹发作,得食则缓,按之则舒,伴嗳气泛酸,纳差,大便时溏时秘。胃镜检查示:十二指肠球部溃疡。前医投黄芪建中汤,症状时轻或重。症见:面色苍白,形体消瘦,语声低微,上腹偏右压痛明显,口苦而干,心烦失眠,形寒畏冷,短气乏力,胃纳不佳,脉弦细而弱、尺候不足,舌苔白腻。中医辨证为肝胃不和、寒热虚实错杂。方用乌梅丸加减。

处方:乌梅10g,黄连6g,黄芩10g,细辛3g,当归10g,高良姜10g,党参15g,肉桂6g,干姜6g,制附子6g(先煎),泽兰15g,三棱、莪术各10g,炮穿山甲10g。5剂,日1剂,水煎服。

二诊:服上药5剂后,疼痛大减,泛酸消失,饮食增进。效不更方,守原方50剂,诸症告除,复查胃镜示:十二指肠球部溃疡痊愈。

按 此证乃肝强胃弱,肝胃不和,寒热夹杂。章虚谷曰:木邪肆横,中土必困。故以辛热甘温助脾胃之阳,而重用酸以平肝,佐以苦寒泻火,因肝木中有相火故也。方中乌梅味酸入肝,以养肝阴;黄连、黄芩清泄肝胆之热;细辛、高良姜、肉桂、干姜、制附子温运脾阳;党参、当归补其气血;泽兰、三棱、莪术、炮穿山甲活血祛瘀通络。酸苦辛甘合而用之,可和胃补虚,以收扶土抑木之功,佐以活血通络之品,以祛其瘀滞。

(十六)上消化道出血

消化道出血以屈氏韧带(又称"Treitz韧带")为界分为上消化道出血和下消化道出血,根据出血量和速度分为急性出血、显性出血和隐性出血。上消化道出血是指屈氏韧带以上的消化道疾病引起的出血,包括胰管或胆管的出血及胃空肠吻合术后吻合口附近疾病引起的出血,发病率为50%,病死率为7%~10%。上消化道出血是消化内科常见的急症,病因繁多,在临床上以消化性溃疡(胃溃疡、十二指肠溃疡、复合性溃疡)、食管胃底静脉曲张、急性胃黏膜病变、贲门撕裂症、恶性肿瘤等疾病为上消化道出血最常见的原因,但在不同年龄组上消化道出血的病因分布有所不同。

上消化道出血属于中医学"血症"之"呕血""吐血"范畴,其病因多为胃中积热,或肝郁化火,脉络瘀滞,逆乘于胃,阳络损伤所致。病机为火热熏灼、迫血妄行及气虚不摄、血溢脉外,出血后阻滞脉络,瘀血不去则出血不止,二新血难生。实热迫血型病机为胃病日久不愈,久病入络,瘀血阻络,血溢脉外;饮食不节,嗜酒辛辣,内生燥火或湿热,湿热燥火动血而致出血;五志化火,迫血妄行亦致出血。血溢胃中,上则呕血,下则便血,故常以清胃泻火、凉血止血为法;若为脾胃虚弱,统摄失权,血不循经,血溢肠道而致便血者,则宜益气健脾、养血正血。

医案精选

◎案

杨某,男,43岁。1994年6月7日初诊。患者有胃溃疡病史5年余。本次因酒后吐血,黑便2天于1994年6月1日入院。诊断为胃溃疡合并出血。经西医用止血、补液、抗炎、输血等治疗5天,症状未见缓解,请中医会诊。症见:BP 90/60mmHg,HR 108次/分,面色㿠白,神疲乏力,语声低微,起则头晕,心慌气短,四肢厥冷,时有恶心、呕吐,呕吐物为鲜血夹有暗红色血块,大便每日5~6次,呈柏油样,口干,尿少,舌质淡、苔黄,脉细数。查HB 54g/L,大便潜血(++++),胃镜检查报告胃窦部溃疡并出血。中医诊断为吐血、便血。辨证为阳虚之体,嗜饮辛热,助火劫阴,迫血妄行。治以温阳敛阴、调补肝脾、清热泻火、益气止血。方用乌梅丸加减。

处方:乌梅30g,制附子9g,红参9g(另煎对服),炮姜炭9g,黄连6g,生大黄4.5g(后下),黄柏9g,白芍30g,当归9g,桂枝9g,白及9g,仙鹤草30g。每日2剂,水煎分4次温服。

二诊:服上药后,吐血停止,黑便次数减少至一日2次,头晕、心慌等症均减。上方加地榆30g,又服4剂后,出血停止。观察治疗20余天后,痊愈出院。

（十七）便血

屈氏韧带以下的消化道（包括空肠、回肠、结肠与直肠）称下消化道。上述部位的病变引起的出血称便血，即下消化道出血，表现为血液由肛门排出，或者血液与粪便一同排出，血色多呈鲜红或暗红。如病变在空肠、回肠或右半结肠，加之出血的量较少，出血速率较慢，则可排出黑便（柏油样便），此种情况易与上消化道病变所致的出血相混淆。此外，当上消化道病变出血时，如出血量大，速度快，血液在肠腔停留时间短时，也可表现为肛门排出暗红，甚至鲜红色血便，此种情况也易与下消化道病变出血相混淆，以上二种情况必须加以鉴别。

该病属于中医学的"肠风""脏毒""结阴"等范畴。或先血后便，或先便后血，或单纯下血。《金匮要略》有远血、近血之分。《景岳全书》进一步阐明远血者，或在小肠，或在胃；近血者，或在大肠，或在肛门。《证治要诀》以血色清而鲜者为肠风，浊而暗者为脏毒。《圣济总录》谓阴气内结者为结阴，痔疾亦包括在内。大凡便血，致病原因有二：一是脾虚不能统血，二是湿热下注伤损大肠阴络。

医案精选

◎案

李某，女，48岁，农民。患者以大便鲜血反复发作15年入院。入院时体检脾肿大，重度贫血，住医院外科行脾脏切除术，术后3天大便又见鲜血，请肛肠科会诊，诊断为混合痔，再转肛肠科手术治疗，术后仍便鲜血，前后3次请某医院血液科、消化科专家会诊，进行各种检查，包括肠镜检查，未能明确诊断。症见：形体消瘦，面色萎黄，语言有力，出汗多，胃纳可，小便正常。大便解鲜血特点是：自觉肛门部有收缩坠胀之感即有便意，便解鲜血，每次量15～30ml不等，有时纯鲜血，有时血后大便出，大便成形，质不硬不薄，便后无脓液。大便解鲜血时间，每晚8点为甚。苔薄舌红，脉细小弦滑。中医辨证为久病虚实寒热互见。方用乌梅丸加减。

处方：乌梅30g，白芍20g，党参10g，甘草5g，黄连2g，黄柏10g，炮姜2g，肉桂 1g,蜈蚣 1 条。3 剂,日 1 剂,水煎,日服 3 次。另:白及 20g、地榆炭 30g、大黄炭 10g,10 剂,水煎灌肠。

二诊:服上药 2 剂后,肛门收缩坠胀感明显减轻,晚间出血减少,3 剂后基本不出血,汗止,精神振,已见效,嘱继续灌肠,原方 5 剂。

三诊:服上药 5 剂后,未见便血,出院,继续服原方加当归 5g,口服及灌肠药各 10 剂。追访 2 个月未见复发。

按 本案为 2 次手术病例,一旦病程时间长,诊断不明确,中医属血证(近血)范畴,但治疗效果不佳。辨证从厥阴肝经论治,重用乌梅丸为君,酸以平肝,配白芍、甘草为臣,有缓急之用;黄连清肠道湿热以止血;党参扶正;炮姜、肉桂意在反佐,仍含乌梅丸刚柔并用之意,且炮姜、肉桂亦有止血之功;重用黄柏以清下焦湿热;蜈蚣平肝息风。综观全方,既按乌梅丸方意配伍,又不照搬原方,每味药各司其属,故能取得满意的疗效。可见运用经方关键是思其意而化裁,有创意而不离法度。

(十八)肝癌疼痛

肝癌是常见的恶性肿瘤之一,且病情重、预后差,尤其是中晚期肝癌患者,肝区疼痛难忍,成为严重危害患者生存质量的主症。目前对于肝癌伴发癌痛的治疗多采用 WHO 三阶梯治疗,但三阶梯治疗药物在临床使用中存在诱发出血、便秘、药物依赖等不良反应,这些不良反应的存在在一定程度上影响了患者的生活质量及进一步治疗。临床一般均应用吗啡类药物镇痛,但易成瘾,长期服用有耐药性,镇痛时间越来越短,不良反应大,易引起呼吸抑制,加重肝昏迷。因此,如何解除和缓解肝癌疼痛是广大临床工作者探讨的重要课题。

该病属于中医学"胁痛"范畴,晚期肝癌患者之癌性疼痛多表现胀痛和(或)刺痛,且固定不移。一般认为是气滞血瘀、痰湿聚积、络脉痹阻所致。肝气郁结是其基本病理变化,气滞、痰凝、血瘀是主要病理因素。按此病机治疗,常可取得一定的止痛效果。中医药因其缓解肝癌疼痛有一定的疗效,且可减轻西药的不良反应及减少对西药止痛的依赖性,正成为临床研究的一个热点。目前中医在肝癌疼痛的治疗上取得了一定的进展,治疗手段多样,尤其是中医外治法在临床上得到了广泛的应用,且中医药具有价格低廉、不良反应少等优点,表明中医在治疗癌痛方面有着广阔的前景。

医案精选

◎案

陈某,女,58岁。1993年8月4日初诊。右胁部持续性绞痛1个月。经CT、B超、剖腹探查及病理检查确诊为原发性肝癌(胆管细胞型)。症见:右胁部持续性绞痛、剧烈难忍,低热,身目俱黄,心中烦热,痛甚则四肢逆冷,口苦纳呆,形瘦神疲,头晕乏力,舌淡红、苔薄腻,脉弦。家属顾虑麻醉性镇痛药物不良反应大,且不易购到,求诊中医。因其寒热错杂,遂予乌梅丸加味。

处方:乌梅30g,黄连10g,黄柏10g,细辛6g,川花椒10g,干姜10g,桂枝10g,制附子10g,党参10g,延胡索15g,白芍30g,川楝子15g。3剂,日1剂,水煎,分多次口服。

二诊:药后胁痛未发作,上方去川楝子、白芍、延胡索,继服5剂,诸症好转,病情改善。

守方服用半月,后又嘱服汤剂之间加用乌梅丸,每服1丸,每日2次。服药期间患者未胁痛,后于4月22日因急性上消化道出血抢救无效死亡。

按 乌梅丸寒热并用,气血平调,邪正兼顾。临床凡见寒热错杂,正气亏虚的各种病症皆可选用。各种内科杂病,只要病机相同,即可异病同治。

（十九）过敏性结肠综合征

过敏性结肠综合征典型病例有三联症状:下腹痛,便后缓解;便秘与腹泻交替出现;在腹部症状较重时,粪便变细。在农村发病率较高。

该病属于中医学"腹痛""泄泻"等范畴,主要病因病机是饮食不节、寒热失调、气郁不舒、肝脾不和,治以调和肝脾、理气行滞为原则。

医案精选

◎案

周某,女,35岁。1986年5月12日初诊。腹部疼痛2个月余,时轻时重;剧痛时直不起腰,需以手按压方能忍受,每日发作2~3次,每次3~5分。胃肠钡餐透视、肝胆B超、纤维结肠镜等检查均未发现阳性体征,大便反复多次检查,未发现虫卵,自服驱虫药亦未见虫体排出,血液检查中白细胞计数在正常范围,嗜酸性粒细胞数增高。据此诊断为结肠过敏。但抗过敏治疗时剧痛不发生,停药依然如此,而反复抗过敏治疗患者感头晕脑涨,精神恍惚,转请中医治疗。切诊腹部未见压痛,无肿块,腹肌不紧张,痛疼部位在脐中偏左。问诊中发现患者自觉生气后加重,发作比平时频繁,平时怕冷,遇寒亦加重,大便时干时溏、次数不多,不过剧痛时有要临厕之感觉,得矢气后疼痛即缓解,脉沉弦,舌苔正常。细思之既有肝木乘脾之象,又有寒邪气滞于中之象。治以平肝缓肝健脾、温中理气。方用乌梅丸加减。

处方:乌梅50g,桂枝15g,党参15g,当归10g,细辛6g,川花椒5g,制附子6g,白芍30g,藿香、紫苏梗各10g,甘草10g,大枣5枚。3剂,日1剂,水煎服。

二诊:服上药3剂后,腹痛未大发作,以上方加枳壳10g、陈皮10g。续服5剂。

1个月后追访,腹痛从未发作、食欲大增,精神大振。

按 过敏性结肠综合征之患者,素体肾阳虚衰,或年老体衰,阳气不足,脾失温煦,运化失常,饮食稍有不慎而致腹痛、大便干稀不调。病程日久,寒热虚实夹杂。治以寒温并用、扶正祛邪,选用乌梅丸加减,方证对应,故可收效。

(二十)小肠功能紊乱

小肠功能紊乱属于功能性胃肠紊乱(FGID)范畴,FGID包括有胃食管反流病、功能性消化不良、肠易激综合征、大肠排便紊乱等。FGID的发病率近来有不断上升趋势,发病率增高可能与社会环境因素,食物品种改善,工作条件紧张以及人们对自身健康的重视等有关。其发病机制目前还无确切定论,可能与内脏神经系统的传入、传出纤维功能异常,内脏感觉、胃肠道的激素分泌以及精神异常有关。小肠功能紊乱临床以上腹或脐周持续隐痛不适,或腹胀、肠鸣、腹泻,或便秘。实验室检查:钡剂通过小肠过快,分布连贯性差,呈分节状,肠黏膜皱褶增宽、紊乱、呈雪片状样。

该病属于中医学"泄泻""腹痛""便秘"等范畴,其病因主要可归结为情志失调和饮食不节。情志不遂则肝郁乘脾,饮食不节可损伤脾胃,此二者均可导致脾失健运,气机不畅,升降失调,传导失职,而引起腹痛、腹泻、便秘等症。对本病的治疗,现代医学以对症治疗、抗抑郁及心理治疗为主,但效果不甚理想,常使病情反复。从中医学的病因病理出发,小肠功能紊乱的中药治疗当从调理肝脾入手,针对本病的病因及发病机制,以疏肝理气、通便止痛、健脾和胃、升清止泻等方法,达到改善腹痛、腹胀、腹泻、便秘,从而起到治疗本病的目的。

另外,治疗期间医务人员必须与患者建立密切联系,在药物治疗的同时,进行耐心解释和思想开导,以解除其思想顾虑,树立治愈疾病的信心,同时养成合理的饮食习惯,以提高治疗效果。

临证精选

郑开东用乌梅丸治疗小肠功能紊乱 86 例。其中男 50 例,女 36 例;年龄在 30～66 岁,30～45 岁 19 例,45～55 岁 61 例,55 岁以上者 6 例;病程均在 1 年以上,最长者 3～5 年。发病原因多数为饮食不节或过食油腻或情志内伤、过度劳倦、寒温失调等。86 例病例均经 X 线钡餐检查诊断为依据。影像学诊断标准:钡剂通过小肠过快,分布连贯性差,呈分节状,肠黏膜皱褶增宽、紊乱,呈雪片状样。临床表现主要以寒热错杂为主,患者以上腹或脐周持续隐痛不适,或腹胀、肠鸣、腹泻,或便秘,腰酸乏力,形寒肢冷,舌质偏红、舌苔白而兼滑腻,脉细数无力或沉细而迟。

治疗方法:全部病例均以乌梅丸为主,1 次 1 丸温开水送服,早、晚各服 1 次,30 天为 1 个疗程。

若症见黎明肠鸣而泻,腰酸,形寒肢冷,舌质暗,边有齿印,苔白腻,脉沉细者,同时加服金匮肾气丸 1 丸;若症见腹痛而泻,神疲倦怠,舌质淡,苔薄白、脉细弱者,加服补中益气丸。

疗效标准:①痊愈。腹痛止,其他症状消失,随访 1 年无复发。②好转。腹痛缓解,肠鸣、腹泻、便秘减轻。③无效。腹痛、肠鸣、腹泻、便秘等无明显改善。治疗结果:痊愈 44 例,好转 28 例,无效 14 例,总有效率为 84%。

（二十一）急性出血性坏死性肠炎

急性出血性坏死性肠炎的真正病因尚不清楚,多数人认为细菌感染和机体的变态反应两种因素相结合是本病的主要原因。病原菌如梭状杆菌、C

型产气荚膜杆菌、沙门杆菌以及某种痢疾杆菌、绿脓杆菌等确可引起肠道出血和肠壁坏死等改变。一旦肠壁有供血不足或缺血现象,致肠黏膜抵抗力下降,细菌便可侵入肠壁,轻者引起黏膜急性炎症,重者可致肠壁的全层坏死。有的学者认为,出血或坏死病变,可能是由于一种变态反应引起的肠壁的小动脉痉挛缺血坏死,也可能是因蛔虫毒素引起肠壁的过敏反应,在此基础上肠壁血运障碍,再继发感染,最终引起肠壁黏膜或全层坏死。

本病的特点是便血,因此属中医学之"便血"范畴,其病因病机为湿热内蕴,邪毒内结,气血瘀滞,肠络受损,再加饮食不洁而诱发。治以清热解毒、通腑泄浊、祛瘀止血为原则。

医案精选

◎案

王某,女,26岁。1994年2月3日初诊。曾因食"麻辣烫"后,致发热、腹痛7天,果酱样便3天,于1994年1月29日住院。入院诊断为急性出血性坏死性肠炎。经用激素、抗生素联合治疗5天,热势虽减,但余症依旧,故请中医会诊。症见:面白神疲,胸闷气短,腹痛喜温喜按,纳呆,恶心,腹泻,大便呈果酱样、腥秽异常,每日7~10次,舌质淡、苔黄微腻,脉沉而数。查HB 115g/L;WBC 15×10^9/L,NE% 78%,LY% 22%;大便潜血(+++),脓细胞(+++)。中医诊断为便血。方用乌梅丸加减。

处方:乌梅18g,制附子9g,干姜6g,白芍30g,当归9g,川花椒6g,桂枝9g,黄连9g,黄柏9g,生大黄3g(后下),党参12g,仙鹤草30g。2剂,每日1剂,水煎分3次温服。

二诊:腹痛大减,果酱便消失,又予前方再服3剂。服后诸症消失,复查血及大便常规正常,病告痊愈。

按 本案患者,综观脉证,属阳虚复感湿热,气机阻滞,血络损伤。治以温阳清热祛湿、理气止痛、宁血止血并施,故选寒热、虚实同治的乌梅丸,方药对证,则显疗效。

(二十二)肝肾综合征

肝肾综合征(HRS)又称功能性肾功能衰竭,是肝硬化失代偿期、重症肝炎及其他严重肝病患者的常见并发症,也是此类疾病致死的重要原因之一。肝肾综合征患者突出的症状为尿量减少,常伴有厌食、恶心、呕吐、嗜睡、乏力以及血中尿素氮、肌酐上升等。

该病属于中医学"关格"的范畴。其中小便不通名曰关,呕吐不止名曰格,小便不通与呕吐不止并见名曰关格。其病机有二:一是肝病日久,则肝病传脾,使脾阳不振,阳不化湿;二则肝肾同源,肝亏必致肾虚,肾阳衰微,气化不利,湿浊之邪塞滞三焦,正虚邪恋,水道不通故出现少尿、恶心、呕吐以及乏力、纳差等症状。临床治疗 HRS 的方法较多,疗效各异。中医治疗抓住脾肾阳虚之病机,以健脾补肾为主,配合通腑泄浊多能获效。

医案精选

◎案

钟某,女,76 岁。患胆囊炎、胆石症 20 多年,因上腹疼痛阵发性加重 5 天,伴发热、黄疸、尿少、恶心呕吐,继发昏迷于 1983 年 7 月 30 日以"急性阻塞性化脓性胆管炎"住入某医院。经消炎、抗休克、扩容及支持疗法治疗,至 8 月 3 日昏迷加深,24 小时液体输入量 2 800ml,导尿排出量 150ml,血性大便 300ml,WBC 18.6×10^9/L,NE% 90%,LY% 10%,大便潜血试验(++),尿蛋白(++),颗粒管型(+),黄疸指数 30U,ALT 166U;BUN 40iu/L,Gr 166μmol/L,BP 80/60mmHg。B 超示:肝肋下及,密集齿状波,胆囊 3.5cm×4cm×4cm。8 月 4 日自动出院。出院诊断:①急性阻塞性化脓性胆管炎;②胆汁性肝硬化并发肝昏迷、门静脉高压、消化道出血,继发肝肾综合征。翌日家属邀中医诊治。症见:神志不清,昏睡状,肤色晦黄,腹隆,小便不通,大便暗红,呼吸微弱,时停息,镜面舌,脉细微而促。急以吉林生晒参 30g 蒸汁,与西瓜汁、绿豆煎汤分别频饲。连用 3 日后,神志清,便血止。元气始回,继以扶正祛邪并进。方用乌梅丸加减。

处方:生晒参 20g(另煎频服),乌梅、茵陈、金钱草各 30g,当归、黄柏、柴胡、木香、延胡索、郁金各 10g,枳实 15g,黄连 6g,干姜 3g。水煎分服。绿豆粥代食,西瓜汁代水。

其后据上方稍作加减,服药 20 剂病愈,能操持日常家务。于 1995 年 1 月 88 岁寿终正寝。

按 本案患者年岁已高,正气本虚,浊毒郁热阻滞胆道日久,耗气伤津,致心、肝、肾三脏衰败。辨证以津气耗亡为主,而补气生津首推人参,患者共用吉林生晒参 500g;配西瓜汁、绿豆汤生津清热解毒、利小便,祛邪而不伤正。候正气复,即重用乌梅生津利胆;茵陈、金钱草清热利湿退黄;黄柏、黄连清热解毒;少佐干姜以制苦寒;柴胡、枳实、木香、延胡索、郁金疏肝利胆;当归养血培本。诸药共用,使正气复,浊毒郁热得清,故转危为安。

（二十三）慢性痢疾

慢性痢疾中最多见的是慢性细菌性痢疾,是常见的肠道感染性疾病之一,是由痢疾杆菌引起的病程超过 2 个月的炎症性肠道传染病,病变部位以直肠及乙状结肠多见。

该病属于中医学"休息痢"范畴,临床多表现本虚标实,虚实相兼,寒热错杂。其病因为饮食无度,宿食内停或喜食膏粱厚味,呆胃滞脾,或情志失调,忧思恼怒,精神紧张,以致肝气郁结,疏泄失职,脾胃受损,运化失司,谷反为滞,水反为湿,使肠之络脉受损,气血与病邪相搏结,化而为脓,则腹痛、里急后重、痢下赤白脓血等诸症丛生,故治以清热解毒、抑肝理脾、消滞祛湿、行气活血为根本大法。慢性痢疾临床多现寒热虚实夹杂证候,因此在治疗上虚实兼顾、寒热并调多能收到良好效果。

医案精选

◎案

陈英明用乌梅丸加减治疗慢性痢疾 1 例。

处方:乌梅50g,制附子(先煎)、肉桂各10g,细辛6g,黄连、黄柏各10g,党参、苍术、白术各15g,诃子10g,罂粟壳6g。

4 剂,日 1 剂,水煎服。另以荔枝草(干品)10g,地榆 20g,加水 300ml 浓煎,得100ml,加三七粉10g,分 2 次灌肠治疗。

二诊:上方加肉豆蔻、五味子、补骨脂、木香等连续服药半个月。诸症悉除。

◎案

张某,男,38 岁。1992 年 10 月 17 日初诊。患慢性痢疾缠绵不愈已

6年,曾经中西医治疗而不效,邀中医诊治。症见:腹痛隐隐,肠鸣辘辘,里急后重,每日泻黏液便2~5次不等,间有红脉,口苦口干,舌淡、苔厚中间黄,脉沉细。中医诊断为久利。辨证为寒热错杂。方用寒热并投、标本兼顾的乌梅汤加减。

处方:乌梅30g,制附子、黄连各10g,干姜6g,黄柏10g,党参15g,细辛4.5g,当归、木香各10g,肉桂3g,川花椒3g。4剂,日1剂,水煎服。

二诊:服上药4剂后,服后里急后重减轻,大便次数减少,守方续进10剂,诸症基本控制,然后以参苓白术散加砂仁、鸡内金,又续进10剂调理脾胃功能以善后。1年后随访病未复发。

按 难治性久痢为久治难愈之证,此案患者脉证多表现为寒热错杂、本虚标实之象,投以大酸大涩、寒热并治、标本兼治的乌梅汤,药证相符,故能获效。

（二十四）呃逆

呃逆,现代医学称为膈肌痉挛,中医则认为胃气上逆而引起胃失和降所致。呃逆呈连续状态,严重者昼夜不停,持续数日,或有间歇性发作数月者,甚至数年者称为顽固性呃逆,多影响患者生活,加重原来的疾病。呃逆既是较常见的疾病,也是其他疾病(如胃肠神经官能症、胃炎、胃扩张、肝硬化等)的一个症状。

呃逆一症,中医学认为系胃气上逆动膈所致,临床故根据病因的不同,可分为寒呃、热呃、气呃、痰呃、瘀呃、虚呃6种。除胃气上逆动肠,肺失肃降也是本病的致病因素。手太阴肺经之脉还循胃口上膈,以致胃、膈、肺三脏紧密相连。膈位于肺胃之间,若肺失肃降或胃气上逆,皆可使其气机不畅,逆气动膈出喉间,发生呃呃之声。《灵枢》中也有"肺主为哕"之说。故本病病位在膈,病变关键在肺和胃,治以降逆和胃、宽胸理气为原则。

医案精选

◎案

常先前用乌梅丸化裁治疗呃逆1例。

处方:乌梅10g,细辛15g,附子5g,桂枝5g,川黄连3g,炒党参15g,当归

15g,川花椒 1g,炮姜 1g。3 剂,日 1 剂,水煎服。

二诊:服上药 3 剂后,呃逆减少,继服 3 剂。

三诊:服上药 3 剂后,呃逆已止,后又佐以柔肝理气之品 5 剂,病遂痊愈。

◎案

陈爱芝用乌梅丸加减治疗顽固性呃逆 1 例。

处方:乌梅 20g,细辛 3g,附子 5g,桂枝 5g,黄连 3g,党参 15g,当归 15g,川花椒 2g,干姜 2g。2 剂,日 1 剂,水煎服。

2 剂后明显减轻,又守原方 3 剂,症状消失无复发。

◎案

某,女,28 岁。2004 年 10 月 12 日初诊。呃逆不止近半年,伴烦渴、肢冷、便溏。患者半年前患甲状腺功能亢进症后性格改变,多疑多虑,情绪抑郁。一次与人争吵后自觉食管有梗阻感,胸闷痞满,呃逆不止,呃逆声洪亮、连续不断,影响进食及睡眠。初疑为甲状腺功能亢进症治疗药物所致,停用后仍呃逆不止;多方求医并住院治疗,多项检查未见异常。西医用镇静、解痉之法,中医服用柴胡疏肝散、旋覆代赭石汤、丁香柿蒂汤等加减,并配合针灸治疗,呃逆稍减,服用镇静药能入睡,但醒后呃逆又作,尤其情绪激动则呃逆频作,饮食难进,痛苦难言,几欲寻短见,遂求诊中医。症见:呃逆不止,呃声洪亮,心悸心烦,口渴欲饮,不思饮食,大便稀溏,四肢不温,舌淡、苔少,脉弦细。中医诊断为呃逆。辨证为肝木乘胃、胃气上逆。但病久寒热错杂,虚实并见,治以寒热并用、辛开苦降。方用乌梅丸加减。

处方:乌梅 15g,细辛 3g,制附子 5g(先煎),桂枝 5g,黄连 10g,川花椒 5g,党参 15g,干姜 5g,当归 10g。4 剂,日 1 剂,水煎服。

二诊:服上药 4 剂后,呃逆次数减半。药证合拍,原方再进 3 剂,呃逆止,但胃脘仍有不适,口仍渴,心烦,心悸,舌质转红而苔少,脉细。揣度叠进辛辣之剂,胃阴已伤,改以养胃阴、和胃络,佐以柔肝理气之品调理 2 周而愈。

按 乌梅丸在《伤寒论》中既治寒热错杂的蛔厥证,又主胃热肠寒之久利,故其具有清上温下、辛开苦降之功。此例症状虽与《伤寒论》之蛔厥证、久利症状不尽相同,但患者为情志所伤,肝气郁结,郁久化热,横逆犯胃,致胃气上逆而呃逆。病位虽在胃，但病原在肝。以致脾胃亏虚，故既有心烦口渴、呃逆声响之肝热犯胃之候，又有便溏、纳呆、舌淡、苔少之中焦虚寒之症，正合乌梅丸证病机。患者初用疏肝降逆不应，改用乌梅丸酸甘敛阴、辛开苦降而获效。正如清末浙江名医胡宝书所说"肝郁宜疏，疏之不应则宜柔，柔之不应功当用敛"，而叶天士也曾有对肝木乘胃、气升至咽者随方加乌梅之先例。

四、泌尿系统疾病

（一）泌尿系结石

泌尿系结石是泌尿系统常见疾病之一。临床主要表现为肾绞痛，尿线中断，或尿频、尿急、尿痛，甚至出现小便带血。现代医学认为尿路结石成因复杂，是由于某些自然条件、社会条件，以及这种条件影响下的食物生产和分配等外界因素，通过某些生理异常因素作用，形成尿中晶体物质浓度升高或溶解度降低，呈过饱和状态，析出固体沉淀成核，然后在局部生长，聚集成为结石。有研究发现结石中的化学成分以草酸钙和磷酸钙最多，占80%～84%，其次为尿酸结石和感染性结石、胱氨酸结石等。

本病属于中医"石淋""血淋""热淋"等范畴。中医学认为尿路结石乃外感湿热或过食膏粱厚味、辛辣炙烤、肥甘酒热之品，损伤脾胃，致运化失常，湿热内生，流注下焦，尿液受其煎熬，日久浓缩成为沙石，沙石不能随尿排出而形成。正如华佗《中藏经》所述："虚伤真气，邪热渐强，结聚而成砂。又如以水煮盐，火大水少，盐渐成石。"又说："非一时而作也，盖远久乃成，成即五岁，败即三年，壮人五载，祸必至也。"说明中西医学在结石的形成认识上有着惊人的一致性。现代医学治疗本病方法较多，如溶石、碎石、手术及输尿管镜取石等各有其长处，但也存在各种限制及不足。中药清热利尿、通淋排石、溶石化石有独到的作用，如配合扩张输尿管药物（黄体酮、酚妥拉明等），中西药合用互资其长，优势互补，协同奏效，可缩短治疗时间，加快排石速度。

临证精选

郑芳忠用乌梅丸加味治疗泌尿系结石36例。3例患者均经B超或X线片确诊。其中男性 22 例,女性 14 例;年龄最大 5 岁,最小 18 岁,平均 41 岁;单纯肾结石 8 例,肾结石合并输尿管结石 20 例,膀胱结石 8 例;结石最大为 12mm×9mm,最小为 5mm×6mm;结石最多者 5 个,最少者 1 个;36 例中合并肾积水者 18 例,且均有不同程度输尿管扩张。治疗方法均采用乌梅丸加减治疗。

处方:乌梅 15g,黄柏 10g,黄连 5g,党参 15g,制附子 10g,川花椒 5g,当归 10g,桂枝 5g,金钱草 30g,威灵仙 15g,芒硝 5g(化),大黄 10g,甘草 5g。

加减:肾积水严重者加石韦 10g、泽泻 10g、车前子 20g;合并血尿者加三七 10g、蒲黄 10g、琥珀 5g;结石较大者加莪术 10g、牡蛎 30g、皂角刺 15g;疼痛明显者加白芍 15g、延胡索 10g。

上药加水 1 500ml,煎汁约 800ml,于每日上午 9 点、下午 4 点分 2 次服用,并多饮水,适度运动,每日 1 剂,10 剂为 1 个疗程。服药期间禁房事。

痊愈:经 B 超或 X 线片检查结石消失,临床症状消失;有效:经上述检查结石变小,临床症状减轻;无效:治疗前后检查结石无变化,临床症状无改善。结果:痊愈 26 例,占 72.2%;有效 7 例,占 19.4%;无效 3 例,占 8.3%;总治愈率为 72%,有效率为 91.7%。

医案精选

◎案

田某,男,46 岁。2005 年 3 月 12 日初诊。患者于上午 8 点突发肾绞痛,急来医院就诊。B 超示:左肾结石 8mm×9mm 大小,左侧输尿管中段结石 5mm×4mm 大小,且有轻度肾积水。尿常规检查:见镜下血尿(+++)。诊断为肾合并输尿管结石伴肾积水,经西药抗菌止血、解痉止痛治疗,于当晚肾绞痛缓解,后在入院治疗期间服用八正散合石韦散治疗半个月,B 超示结石无变化。患者腰部胀痛不适,阴囊睾丸部位发凉,全身乏力,小便清长,舌质红、苔黄白相兼,脉沉缓,虑其过服苦寒攻下利水之品伤及肾气,导致虚实夹杂,寒热互生,故选用乌梅丸加味治疗。

服药 1 周后,上述症状减轻,且小便渐见浑浊伴有沙石样物排出。服药 28 剂后 B 超复查,结石完全消失,痊愈出院,半年后复查未见复发。

按 乌梅丸为《伤寒论》治疗蛔厥之主方,后世医家也多以其治疗蛔厥脏寒之证。全方寒热并用,邪正兼顾,方中桂枝、制附子、川花椒具温脏祛寒之效,与党参、当归补气养血之药共奏温补下焦虚寒、养血通脉、调和阴阳之功。泌尿系结石的治疗多数医生视攻下利水排石为定法,有效者众,乏效者亦不少。该病多属上热下寒、虚实相兼之证,其机制是久服攻下利水排石之品克伐肾气,致寒热内生,肾气亏损,排石无力,结石久久不下。遵清代罗美《古今名医方论》"久利则虚,调其寒热"之旨,故选乌梅丸加味调其寒热,扶正祛邪,借附子、川花椒、桂枝温阳通经而助气化,从而推动结石排出。当代中医名家颜德馨对该方也倍为推崇。现代药理研究亦认为,乌梅丸是一组既可增强机体免疫功能,又可控制感染;既可安蛔利胆,又可增强内脏平滑肌收缩功能的有效方剂。

(二)慢性肾功能衰竭

慢性肾功能衰竭(CRF)是多种慢性疾病引起肾脏进行性损害,造成肾单位减少,使机体在排泄代谢产物,调节水、电解质,酸碱平衡等方面出现紊乱的临床综合征。CRF 早期大多数患者没有症状,血液生化学异常也不明显,只表现为高血压、蛋白尿和血清尿酸水平的轻度升高,如 CRF 继续进展,即可引起各个系统的病理改变,包括:水、电解质紊乱,代谢性酸中毒,心血管系统、神经肌肉系统、消化系统、呼吸系统、代谢系统的改变,甚至造成肾性骨营养不良、免疫功能下降、内分泌功能紊乱、感染、微量元素过量或缺乏。慢性肾功能衰竭是一个进行性发展的疾病,具有不可逆性,预后不良。近年来理论上和实践中,被许多学者所证实,并推测残余单位有一逐渐损害的稳定速度,而且不论其原因如何,都有一个不断恶化的过程。慢性肾功能衰竭是慢性肾脏疾病的终末阶段,近几十年来,由于透析和肾移植技术的进步,疗效已有显著提高,但因费用昂贵、移植条件受限,寻找有效的非透析手段、药物仍是研究的热点和重点。中医中药在缓解症状、保护残余肾功能、延缓病程进展、推迟必须透析和肾移植时间等方面取得了很好的成就,大大提高了慢性肾功能衰竭患者的生活质量。

中医无慢性肾功能衰竭病名记载,但据临床不同阶段,分别可属中医的"水肿""癃闭""溺毒""关格""虚劳"等范畴。多数医家认为脾肾虚损,以致衰败,气化失司,浊毒滞留,壅塞三焦,脏腑失衡,元气亏损为其基本病机。

在疾病的不同阶段,可分别表现为脾肾气虚、肝肾阴虚、脾肾阳虚、阴阳两虚。正虚同时,夹有湿、浊、毒、瘀之邪,病机错综复杂,治疗颇为棘手,单纯一种疗法难以奏效。CRF病情迁延,缠绵难愈,单一途径给药难以奏效,需内服、灌肠、外敷、静脉等多途径给药,综合治疗方能取效。中药外敷及静脉用药的目的在于改善肾脏循环、降低尿蛋白排泄、提高肾小球滤过功能、保护健存肾单位。多途径联合给药,局部与整体治疗相结合,既扶正固本,又除湿降浊,化瘀解毒,发挥最佳疗效。

临证精选

杨扩美运用乌梅丸加减治疗慢性肾功能衰竭71例,142例随机分为治疗组71例;对照组71例。治疗组中男性30例,女性41例;年龄20~79岁,平均(47.31±3.89)岁;治疗前Cr(277~998)μmol/L,平均496.52μmol/L。对照组中男性29例,女性42例;年龄19~76岁,平均(45.27±4.12)岁;治疗前Cr(181~979)μmol/L,平均485.76μmol/L /L。两组一般资料对比差异无显著性(P>0.05),具有可比性。治疗方法:142例均给予优质低蛋白、低磷、高钙饮食,并针对病情给予控制血压、抗感染、纠正酸中毒及电解质紊乱等措施治疗,缓解各种诱发及加重肾功能衰竭的因素。治疗组同时服用乌梅丸加减。

处方:党参18g,当归身10g,乌梅10g,干姜10g,黄柏6g,大黄10g,枳壳12g,茯苓12g,泽泻12g,甘草12g。

1剂,水煎2次,共500ml,分2次服。1个月为1个疗程,观察3个疗程。

对照组给予尿毒清(广州康臣药业公司产品,每袋5g),每次2袋,每日3次,疗程同治疗组。观察指标:①观察治疗前后症状、体征;②检测治疗前后Cr、内生肌酐清除率(CCR)、尿素氮(B)、磷(P)、钙(Ca)、血红蛋白(HB)、红细胞(RBC),24小时尿蛋白、总胆固醇(TC)、三酰甘油(TG),高密度脂蛋白胆固醇(HDL-C)、低密度脂蛋白胆固醇(LDL-C)等指标。

疗效标准参照卫生部《中药新药临床研究指导原则》进行评定。显效:症状减轻或消失,SCR值下降30%。有效:症状减轻或消失,SCR值下降20%。无效:SCR值及临床症状无改善或加重。两组总体疗效比较:治疗组显效39例(54.9%),有效22例(31.0%),无效10例(14.1%),有效率为

85.9%;对照组显效 22 例(31.0%),有效 32 例(45.1%),无效 17 例(23.9%),有效率为 76.1%。两组显效率比较,差异有显著性($P < 0.05$)。两组临床症状、体征疗效比较:两组治疗后乏力、胸闷、恶心、呕吐、纳差、水肿、骨痛、出血倾向、皮肤瘙痒均有改善;治疗组在改善水肿、骨痛、出血倾向方面优于对照组;对照组在改善皮肤瘙痒方面优于治疗组。

按 慢性肾功能衰竭其病机为机体阴阳失调、脾胃虚损、气血衰败,而致湿瘀内阻、浊毒上逆。乌梅丸加减能健脾益胃、补气散寒、化湿清热、调和中焦、升清降浊。方中党参健脾益气;干姜温中;茯苓、泽泻利湿;黄柏清热;大黄泻浊;干姜与黄柏、大黄配伍调和肠胃,升清降浊;当归身养血活血;枳壳行气宽中;炙甘草调和诸药。全方共奏健脾益胃、清热利湿、升清降浊之功。

(三)慢性肾炎

慢性肾炎即慢性肾小球肾炎的简称,系指各种原因引起的不同病理类型的双侧肾小球弥漫性或局灶性炎症改变的一组原发性肾小球疾病的总称。是以蛋白尿、血尿、水肿、高血压及肾功能减退为基本临床特征。慢性肾炎病情迁延,病变缓慢进展,最终将发展成为慢性肾功能衰竭。在治疗上,西医多以防止或延缓肾功能进行性减退为主要目的,效果往往不尽如人意。

该病属于中医学"水肿""虚劳""腰痛""血尿"等范畴。《黄帝内经》时期就提出了"水肿"的治疗原则,经过 2000 多年的发展,对于该病的认识和治疗积累了宝贵的经验。中医药工作者在长期的临床实践和大量病案积累总结中,发现本病的综合治疗即中西医药物治疗、饮食调控、摄生调养、心理调节等,是提高临床疗效的最佳途径。中医治疗慢性肾炎近几十年有了很大的进展。这些成绩的取得,得益于中医辨证的整体性,就是不孤立地治疗肾病,将其视作机体阴阳失调的一种反应,从总体上把握阴阳虚实的变化,抓住具体病机,有针对性地治疗,这是中医治疗的特点,也是收效的关键所在。中医药治疗慢性肾炎的临床研究很多,中医药在治疗慢性肾炎上已经显示出很大的优势性,它不但对于疾病本身具有不可替代的作用,而且配合西药治疗,降低西药副作用方面也疗效显著,明显弥补了西药治疗该病的不足,具有极大的发展前景。

医案精选

◎案

蒋某,男,42 岁,农民。1992 年 12 月 10 日初诊。自诉 2 年前因患肾炎,在当地医院进行住院治疗,病情基本得到控制,出院后未继续治疗,病情反复而成慢性肾炎。每感外邪则痛疾易于诱发。今冬因受凉致病情再度复发,且较前更重。症见:面目及下肢浮肿,按之凹陷;伴恶寒重,发热轻,稍动则冷汗出,面色苍白,神衰气怯,胃纳不佳,口干思饮,但不多饮,小便黄涩而少,脉浮紧,舌体瘦、舌质深红而有瘀斑、苔白滑。体格检查:肾区叩击痛。尿常规:尿蛋白(+++),红细胞、白细胞少许,颗粒管型(+++)。中医辨证为脾肾阳虚、寒热错杂、气血阻滞。治以清上温下。方用乌梅丸加减。

处方:乌梅 6g,细辛 3g,干姜 15g,黄连 6g,黄柏 6g,山药 30g,制附子 20g,党参 10g,当归 10g,桂枝 6g,茵陈 15g(先煎),茯苓 10g,川花椒 6g。嘱试进 1 剂,并禁食盐。

第二日复诊,得知尿量虽不多,但已不甚黄,精神好转,身体轻快,食稀粥,外感症状消失,但下肢仍肿,继以上方去黄连之苦寒伤阳,重用党参至 15g,山药至 50g,加黄芪 30g、益母草 30g,以增强益气活血之功。此方服 13 剂后,小便化验正常,诸症消失。

按 《素问·经脉别论》云"饮入于胃,游溢精气,上输于脾,脾气散精,上归于肺,通调水道,下输膀胱,水精四布,五经并行","肾者主水"。水液的正常代谢需赖脾、肺、肾三脏之输布、宣肃、调节,其运化水液功能的正常与否又与人体阳气的盛衰有着密切的关系,因脾胃为后天之本,气血生化之源,肾又为元阴元阳之居。治疗水肿当以补脾肾为主,因脾胃为水液升降出入之门户,故又应侧重补脾胃以培土制水。脾胃位居中央,以灌四旁,凡水肿之病多由于中宫土败。其布散水液功能失调而停聚于体内,致肺失宣肃,肾无以开合,废液不得正常排泄所致。该患者因素体脾肾阳虚,复为外邪所诱发,故方中以黄连之苦寒燥湿,当归之甘润顺脾胃喜燥喜润之性以复其升降;党参、茯苓、茵陈、山药、桂枝、川花椒健脾益气而化气降逆利水;除恢复脾之健运外,尚伍辛热之制附子、干姜、细辛以同温脾肾而补火生土;乌梅少量,取其酸涩之性收敛浮散之阳气;制附子、黄柏同入肾以济水火,助其生生之用。外邪去后,气虚为本,故再伍黄芪、益母草增强益气活血固表之功,使脾肾阳复,三焦通调,则其肿自平。

◎案

某,男,19岁,学生。面目及双下肢反复浮肿伴腰酸1年余。西医诊为慢性肾炎,迭进中西药物,病情仍时轻时重,不能缓解。症见:面目及双下肢浮肿,按之凹陷,四肢不温,食少便溏,遗精频作,咽干咽痛,舌淡、苔白、脉沉细。查尿蛋白(++),肾功能正常。中医辨证为脾肾两虚、余邪未清。治以扶正祛邪、温肾固涩。方用乌梅丸加减。

处方:乌梅18g,细辛3g,桂枝6g,党参15g,制附子10g(先煎),干姜6g,黄连6g,黄柏10g,当归15g,丹参20g。

服药20余剂,尿蛋白尽消,浮肿诸症悉除。嘱其出院后继续服药2个月,以巩固疗效。1年后来院复查,一切正常。

按 该方重用乌梅酸涩固精,以消除蛋白尿,与温肾健脾、活血化瘀等药配合相得益彰。

(四)尿路感染

尿路感染是指尿路内有微生物停留、繁殖并导致炎症反应发生而出现的一组临床综合征。根据感染的部位可将尿路感染分为上尿路感染和下尿路感染,上尿路感染又称肾盂肾炎,下尿路感染则包括膀胱炎及尿道炎。此外,根据有无尿路功能上或解剖上的异常,以及是否存在全身性疾病,又可将尿路感染分为复杂性及非复杂性两大类。前者是指伴有尿路梗阻、结石、先天性尿路畸形或膀胱输尿管反流等解剖或功能异常,以及合并存在糖尿病、可导致全身免疫功能异常的疾病,如系统性红斑狼疮、艾滋病等系统性疾病,或在慢性肾脏实质疾病基础上发生的尿路感染。患者可表现出尿路系统症状及轻重不等的全身症状。尿路系统症状包括膀胱刺激症状,如尿频、尿急、尿痛,从排尿时轻度烧灼感到尿道和(或)小腹明显疼痛;亦可表现为腰区不适、酸痛乃至腰区剧痛,重者可出现肉眼血尿。全身症状可由于尿路感染的部位不同而呈现出不同的表现,如下尿路感染患者可出现低热,常低于38.5℃、乏力症状;而上尿路感染则可出现周身无力、寒战、高热,通常高于 38.5℃;发展为败血症者则可以出现相关的全身中毒症状。抗生素的使用是泌尿系感染治疗的基本手段,近年来由于抗生素的广泛使用,尤其是无指征滥用抗生素,是临床上耐药菌株产生的主要原因,而且这种现象越来越严重。

该病属于中医学"淋证"范畴,其病机主要是湿热蕴结下焦,导致膀胱气化不利。病在膀胱和肾,且与肝脾有关,若病延日久,热郁伤阴,湿遏阳气,或阴伤及气,可导致脾肾两虚,膀胱气化无权,则病症从实转虚,而且虚实夹杂。应治以清热解毒、利尿通淋,或滋阴凉血活血。西医选用敏感抗生素仍是治疗该病的有效手段,但存在易产生耐药性、复发率高的问题。中西医结合疗法对予缩短病程、提高疗效、防止复发以及恢复体力、改善症状具有明显优势。

临证精选

王红用乌梅丸治疗寒热错杂型尿频尿痛 1 例。

处方:乌梅、黄连、当归、桂枝、人参、川花椒、白鲜皮各 10g,细辛、制附子、黄柏各 6g,干姜 5g。每日 1 剂,水煎 3 次,前 2 煎取汁 200ml,分 2 次服;第三煎弃渣取汁,泡洗外阴。

治疗 1 周,小便通畅,尿急缓解,小腹冷痛拘急明显减轻,大便成形。原方再进 5 剂,前方去川花椒、白鲜皮、细辛,加用车前子、茯苓、陈皮各 10g。继服 10 剂后诸症悉除。

(五)糖尿病神经源性膀胱炎

糖尿病神经源性膀胱炎是糖尿病常见慢性并发症之一,表现为各种类型的排尿功能异常,主要有膀胱残余尿增多、尿潴留、充盈性尿失禁等。据报道糖尿病神经源性膀胱炎在糖尿病患者中的患病率高达 27% ~85%。膀胱由脑髓 2、3、4 中 3 条副交感神经及胸髓第 11、12 神经与腰髓 1、2 对神经中 4 条交感神经调节支配,糖尿病神经病变影响上述神经,尤其是感觉神经部分,则引起排尿反射异常;由于副交感神经损害而致膀胱收缩力减弱,交感神经损害影响三角肌及内括约肌,以致尿潴留,膀胱渐充盈胀大,当膀胱胀大其容量一超过 1 000ml 以上时,渐出现尿失禁,尿淋漓不尽,由于长期残余尿增加而导致本症。其临床表现多样,发病机制复杂,诊断尚无统一标准,目前西医尚无更有效的治疗手段,尚无治疗该病理想的药物,有研究提出膀胱减容重建术能提高神经源性膀胱尿道功能障碍患者的排尿效果,但远期疗效尚无定论。近年来在西药控制血糖治疗的基础上,中医药治疗糖尿病神经源性膀胱炎取得一些成绩,显示出一定的优势。

该病属于中医学"癃闭""遗溺"等范畴,《黄帝内经》责之"膀胱不利""膀胱不约"。主要病机是肾气受损,阳气虚弱,阳不化阴,膀胱气化无权而致。中医药治疗糖尿病神经源性膀胱炎取得了一定进展。采用中药清利湿热、利尿通淋,配合针刺治疗,对该病有较好的疗效。

医案精选

◎案

沈某,女,69岁。2001年4月初诊。排尿困难2年,解小便困难,淋漓不尽,无尿痛、尿血,口干喜热饮,腰酸,胃寒,双下肢冷麻,大便可,舌淡红、苔白,脉细弱。尿常规检查尿糖6mmol/L,余无异常。当时查空腹血糖为10.4mmol/L,诊断为糖尿病,糖尿病性膀胱炎。曾求治于多名专家教授,予温阳补肾、化气行水等治疗,症状未见明显改善。症见:排尿困难,淋漓不尽,下腹胀痛,小便时有重坠感,易汗出,双下肢冷麻,心烦,口干喜热饮,舌暗红,苔薄黄,脉细滑。辨证为寒热错杂、膀胱气化不利。方用乌梅丸加减。

处方:乌梅10g,细辛3g,桂枝10g,太子参30g,制附子15g(先煎),川花椒10g,阿胶15g,黄连、当归各10g,怀牛膝、茯苓、猪苓各15g,泽泻10g,黄芪30g,干姜10g。7剂,日1剂,水煎服。

二诊:排尿较前顺畅,心烦、口干喜热饮基本消除,下腹坠胀、易汗出、双下肢冷麻较前有所改善,尿糖阴性,空腹血糖8.2mmol/L,上方去黄连、阿胶,加白芍、王不留行各15g,鸡血藤30g,改当归为当归尾12g,水煎服,日1剂,继服7剂。

三诊:诸症大减,空腹血糖6.1mmol/L,故又守原方继服7剂,诸症消失,病告痊愈。

按 本病当属清阳下陷证之一,即肝脾肾三虚不能升清,导致清阳下陷。具体而言,脾虚不升,不能制水;肾虚不升,二阴失司;肝虚不升,木郁化火,热灼伤阴从而形成上热下寒、虚实夹杂之症。故本病实属三阴同病,以厥阴肝木为主。清代医家黄坤载曰"消渴者,是厥阴之病也"。郑钦安亦曾提出"消症生于厥阴风木主气,盖以厥阴下水而生火,风火相煽,故生消渴主症。"因而选用寒热并调之乌梅丸治疗本病而获良效。

(六)乳糜尿

乳糜尿是一种顽固而难治的慢性疾病,由于胸导管、乳糜池及其所联系的淋巴系统发生病变,引起淋巴回流发生障碍,淋巴管内压力增高,淋巴侧支循环代偿失调,形成肾盂区淋巴炎,致使乳糜液通过淋巴道进入尿路而发生乳糜尿。现代医学认为班氏丝虫感染为最常见病因,此外腹内结核、肿瘤、胸腹部创伤或手术、先天性淋巴管畸形等也可引起淋巴管阻塞,出现乳糜尿。西医治疗乳糜尿主要有外科手术、肾盂药物灌注及杀灭丝虫等方法,但疗效不确切,容易复发。中医药在长期的临床实践中对乳糜尿的治疗积累了丰富的经验。

该病属于中医学"膏淋""尿浊"等范畴,临床分为湿热内蕴、脾虚气陷、肾气亏虚三型。治疗方法各地很多,总的来说,南方都主张用"补气法"治疗,而北方则主张用"清热利湿法"治疗,有"南补北泻"的说法。本病常为本虚标实之证,多见气虚兼湿热、瘀血证;日久不愈,湿热久蕴,耗气伤阴,则演变为气阴两虚兼血瘀证,故采用益气养阴、清利湿热、分清别浊、凉血化瘀之法多能获效。

医案精选

◎案

刘某,女,49岁。1993年7月20日初诊。患乳糜尿10余年,近年来反复发作,经多方治疗,病情时轻时重,近来日趋加重。患者头昏乏力,面色萎黄,食纳不下,腰膝酸楚,时伴小腹疼痛,舌体胖大,苔白厚腻,脉细弱。尿常规检查:乳糜定性阳性,尿蛋白(+++),白细胞(±),红细胞(±)。方用乌梅丸加减。

处方:乌梅、苍术、法半夏各10g,党参、黄芪各12g,当归、干姜、制附子各10g,川花椒5g,黄连、细辛各3g。日1剂,水煎服。

上方共服 28 剂,前述诸症逐渐消失,尿常规检查:乳糜定性阴性,尿蛋白阴性。

五、神经精神系统疾病

（一）心血管神经症

心血管神经症是以心血管疾病的有关症状为主要表现,伴有神经症状的临床综合征,是神经症的一种特殊类型。大多发生在中青年,以 20～50 岁较多见,女性多于男性,尤其是更年期的妇女,约占具有心血管症状患者的10%。本病客观检查无疾病证据,病理上无器质性心脏病依据、心电图常见窦性心动过速,部分患者可见 ST－T 改变,但主要局限于 Ⅱ、Ⅲ、aVF 导联,普萘洛尔(心得安)试验(＋)或冠状动脉造影正常,发病过程中有神经和内分泌系统症状,尤其是自主神经功能失调。临床表现为心悸、胸痛、气短、乏力、失眠多梦等症。常因过劳、精神创伤或情绪激动时加重,病情时好时坏,迁延不愈,给患者带来很大痛苦。而现代医学在明确诊断后尚无理想治疗方法。本病预后良好,但长期症状严重的患者可明显影响正常生活和工作。

该病属于中医学“心悸”“胸痛”“郁症”等范畴。随着工作节奏加快,生活压力增加,特别是妇女面临着生理、心理、工作上的问题,容易被情志所伤,导致本病的发生。故本病与情志关系最为密切,或因情志不畅,忧郁过度,肝气郁结,气血不和;或因思虑过度,劳伤心脾;或因肝郁化火,扰动心神;或因烦劳苦读,损伤心阴,心神失养而发病。正如《丹溪心法·六郁》云:“气血冲和,百病不生,一有怫郁,诸病生焉。故人身诸病,多生于郁。”中医学认为“心藏神”“心主血脉”。患者多由平素心虚胆怯、情志不畅、暴惊暴恐损伤心气,扰乱心神,或因心脾气虚不能养心,或因肾阴不足、心火内动,或因心阳不振、心气虚弱而致病。“心主神明”“心者,精神之所舍”,故悲、哀、愁、忧则心动。心动则五脏六腑皆摇,心动就是心脏血管功能发生紊乱。中医在治疗心血管神经症上有明显的优势,以疏肝理气、解郁安神、补养心脾、滋阴降火等法治疗,临床效果显著。

临证精选

郝宪恩用乌梅丸治疗心血管神经症 50 例。

处方：乌梅 6g，桂枝 10g，黄柏、川花椒、细辛、干姜各 5g，当归、党参、制附子(先煎)各 12g，黄连 9g。

加减：心悸明显者加生龙骨、生牡蛎、磁石各 18g(先煎)；胸痛明显者加丹参 18g、蒲黄 12g(包煎)；焦虑失眠者加酸枣仁 40g、合欢花 15g、远志 10g；气短乏力明显者加黄芪 12g；纳呆、便溏者加茯苓 12g、白豆蔻 8g(后下)。日 1 剂，14 天为 1 个疗程。

显效：原有症状完全消失；有效：原有症状明显好转；无效：原有症状无变化。治疗结果：服用中药 21 剂，显效 32 例，有效 14 例，无效 4 例；总有效率为 92%。

医案精选

◎案

王某，女，35 岁。2002 年 4 月 2 日初诊。患者身体消瘦，自诉 1 年来常因工作紧张出现胸闷、胸痛，气短乏力，心烦不安，失眠易惊，精神不佳，头昏，记忆力减退，纳少，口服多种西药如谷维素、维生素等，未见好转。查舌质淡、苔白腻，脉弦按之减。心电图检查未见 ST－T 改变，心脏彩超正常。诊断为心血管神经症。中医辨证为肝木虚寒、疏泄不利。方用乌梅丸加减。

处方：乌梅 6g，制附子(先煎)、蒲黄(包煎)、当归、党参各 12g，桂枝 10g，川花椒、细辛、黄柏、干姜各 5g，黄连 9g，酸枣仁 40g，丹参 18g，黄芪 15g。7 剂，日 1 剂，水煎服。

二诊：服上方 7 剂后，症状大为改善，偶感嘴差，上方加远志 10g，继服 14 剂，诸症皆愈。

按 本案患者为肝木虚寒，肝失疏泄。《素问·生气通天论》曰"阳气者，精则养神，柔则养筋"，阳气旺，则轻捷矫健。肝应春，主春生之气，肝之少阳之气升，方有春生、夏长、秋收、冬藏。故《读医随笔》曰"肝者贯阴阳，统气血，握升降之枢"。"肝为心之母，肝气通则心气和"(《明医杂著·医论》)，若肝阳馁弱，肝失疏泄，"母病及子"，上则影响到心，"肝气滞则心气乏"(《明医杂著·医论》)。对心功能的影响主要表现在精神、意识和思维活动等诸多方面,表现各有不同,主要有心中懊恼,焦虑紧张,心神不宁,心悸,胸痛,气短,乏力,失眠多梦,记忆力减退等症状;"子盗母气"气下则影响到肾。"精血同源",肝与肾生理上相互滋生,病理上又相互影响,盛则同盛,虚则同虚。肝失疏泄,日久伤及肾精,肾精不足,表现出头晕目眩,耳鸣健忘,腰膝酸软,易惊恐,男子可有阳痿、遗精、早泄,女子可表现出月经不调等一系列症状,严重影响正常的工作和生活,更重要的是带来了巨大的精神、心理压力。乌梅丸方中用桂枝、细辛、川花椒、干姜、制附子等众多辛热之品,共扶肝阳,意在强肝助阳,以使春升之气得以升发;黄连、黄柏化其阳郁之热,寒热并用,调理阴阳;党参补肝之气;当归补肝之体;乌梅敛肝之真气。诸药合用以使肝得以升发,舒启春升之气得以升发——人犹沐春风。

(二)帕金森病

帕金森病是中老年人常见的中枢神经系统变性疾病,临床主要表现为静止性震颤、肌张力增高、运动迟缓、姿势反射障碍及自主神经功能紊乱等症状。随着我国老龄化进程的加速,该病发病率有逐年增高的趋势。

中医学将帕金森病归入"震颤"范畴,对其认识最早可追溯到《黄帝内经》时代。《素问》云"诸风掉眩,皆属于肝",指出颤证发生与肝有关。《赤水玄珠》认为震颤乃木火上盛,肾阴不充,下虚上实,实为痰火,虚则肾虚,进一步明确了肝肾阴虚是本病的病理基础。《医宗必读》提出肝肾同治原则,曰:"然木既无虚,又言补肝者,肝气不可犯,肝血当自养也,血不足者濡之,水之属也,壮水之源,木赖以荣。"故补益肝肾、息风定颤是本病的基本治则。

医案精选

◎案

刘某,男,60岁。2004年7月初诊。下颌骨及双手震颤,逐年加重,影响工作和生活,曾在某医院住院诊治,确诊为帕金森病。予"安坦(苯海索)""金刚烷胺"治疗,效果不显,出院后病情仍呈进行性加重,生活自理能力差,四方寻医治疗。症见:神清,疲乏,头晕,畏风寒,四肢动作笨拙、步履艰难,心烦,口苦,咽干,小便频数,入夜尤甚,大便秘结,1周1次,睡眠不安。体格检查:下颌骨及双手震颤,手指节律性震颤,状如"搓丸样",四肢肌肉强直,肌张力增高,以双上肢为甚,表情呆板,行走呈慌张步态,舌质淡暗、舌苔薄白,脉细。中医诊断为震颤。辨证为寒热错杂、厥阴风动。治以养血濡筋。方用乌梅丸加减。

处方:乌梅 10g,黄连 3g,桂枝 6g,党参 10g,当归 10g,川芎 6g,石菖蒲 6g,炙甘草 3g。日 1 剂,水煎服。

2 个月后复诊:患者精神转佳,震颤幅度变小、程度变轻,写字前后对照明显好转,行走较有力,诉大便仍然秘结不通,眠差,舌质淡红、舌苔薄黄,脉弱,针对上述脉症的反映,上方黄连改为 9g,加用炒酸枣仁 20g、火麻仁 20g,继服数月余。

三诊:精神良好,诸症见轻,生活自理能力较前改善,病情不再进展,且有好转的趋势。

按 此病属中医"震颤"范畴,以肢体颤抖和肌肉抖动为主要表现,其病机涉及肝气,肌肉拘紧或肝疏泄太过,肝风内动,或肝血不足,筋失濡养。六经中厥阴是以肝和心包的脏腑经络气化为基础的,凡肝之病,无不和厥阴的功能失常有关,可见此病的这两大主症均是厥阴病重要病机的集中体现,因此锥晓东教授独创以六经厥阴病理论辨证治疗此病认为,以六经辨证而言,病在厥阴,故选用厥阴病主方乌梅丸加减治疗此病。首先,清代医家柯琴在《伤寒来苏集》中提出"六经百病",云:"原夫仲景之六经,为百病立法,不专为伤寒一科。"其次,明确了乌梅丸不只是一个简单的驱虫止利方,实为厥阴病之主方。后世诸多方书均载其方,渐渐将其视为驱蛔杀虫的专剂。柯琴从分析厥阴病证治规律入手,从全新的角度阐释了乌梅丸的组方配伍,首先提出了"乌梅丸为厥阴主方,非只为蛔厥之剂"的观点。至今,乌梅丸实为厥阴病主方在中医学术界中已达成共识。再次,帕金森病以肢体颤抖和肌肉拘紧为主要表现,其病机涉及肝气、肝血。肝体阴而用阳,体阴者,指肝主藏血,以血为体;用阳者,指肝以气为用,性喜条达,功善疏泄。肝为风木之脏,主疏泄,疏泄太过,肝风内动发为颤病;肝主藏血,濡养筋脉,肝血不足,筋失濡养则筋脉拘紧。选用乌梅丸加减与之相应,散寒清热、敛肝熄风、养血濡筋则是其治疗大法。

刘英峰认为,厥阴生理为由阴出阳,阴阳协调,和风以生;厥阴病理为阴阳出入之机不相顺接，阴阳不和，和风也一转而为贼风，乘机妄动于内。因此，厥阴主证以阴阳错杂为基础，以肝风内动为主导，厥阴主方自当谨守此病机而立法。乌梅丸集酸苦辛甘、大寒大热于一身，酸收敛肝，护体制用，虚实两顾而无攻补之过，再佐苦辛，收中有散而无寒热升降之偏，使得动荡之势于阴阳燮理之间归复于平和。并且强调乌梅丸独重大酸之乌梅，与叶天士语"厥阴肝风振动内起，酸以制肝"正相契合，即酸属木味，其先入肝，其性收敛，与风属阳邪而疏散动摇相合。由此可见，乌梅丸这种独特的敛肝息风的功能，绝非其他息风之剂所能取代。临床上神经系统疾病中凡见震颤、抽搐者，如帕金森病、肝豆状核变性、小舞蹈症、抽动－秽语综合征等，可考虑用乌梅丸化裁加以调治。

（三）偏头痛

偏头痛是一类有家族发病倾向、周期性发作的偏侧搏动性头痛，是临床上常见的症状之一，严重影响患者的生活质量。

该病属于中医学的"头风病""厥头痛""夹脑风"等范畴。目前普遍认为偏头痛的病机不外乎风、火、痰、瘀、虚等五端，但对各因素在发病中所占地位有不同的认识。瘀血其重要的病理因素，瘀血形成的原因与患者情志有关，情志抑郁必致气结，气结必致血瘀，瘀则不通而致痛。因此应以祛风散邪、息风通络、燥湿化痰、活血化瘀、补益肝肾或补益气血为原则。传统中医药治疗本病经验丰富，疗效确切，具有进一步发掘与提高的潜力。

临证精选

于立民以乌梅丸加麻黄为方治疗偏头痛 1 例。

处方：乌梅 15g，黄连、黄柏、当归、党参、川花椒、桂枝、麻黄各 10g，制附子 12g（先煎），干姜、细辛各 6g，白芍 30g。

水煎服，1 剂痛止，顿觉头脑清爽，精神为之一振，再剂去麻黄，加法半夏，诸症消失。

医案精选

◎案

陈某,女,42 岁,农民。1998 年 6 月 12 日初诊。患者头痛 10 余年,近年来发作次数较频,昨天发作,头痛如裂,以巅顶为甚,伴见心烦失眠,恶心呕吐,头昏胀满,四肢发凉,舌质淡、苔薄白,脉沉细。中医诊断为厥阴头痛。辨证为心肝失调,寒热错杂,虚实并见。治以寒热并用,攻补兼施。方用乌梅丸加减。

处方:乌梅、党参、川芎各 15g,川花椒、干姜、黄连、制附子 6g,肉桂、细辛、吴茱萸各 3g,黄柏、藁本各 9g。6 剂,日 1 剂,水煎服。

二诊:服上方 6 剂后,头痛减轻,睡眠转佳,舌脉同前,原方继服 7 剂,诸症消失。再服 3 剂以巩固疗效,2 年后随访未复发。

按 本案头痛,证属寒热错杂、虚实并见、心肝失调之厥阴头痛。故方选乌梅丸寒热并用,攻补兼施,调理阴阳。加吴茱萸入厥阴肝经,开郁散结,当归易川芎,加藁本取芳香上行之力,药中病机,服药 10 余剂,使多年病疾霍然而愈。

◎案

董某,女,42 岁。2004 年 2 月初诊。头痛 3 年余,以巅顶为甚,加重 4 天。3 年前因琐事与家人争吵,外出淋雨受凉,回家后即感头痛,恶心,胸中郁闷,时作时止,未加介意,此后病情逐渐进展,头痛阵发,以巅顶为著,多因劳累、生气、受凉诱发或加重,经颅脑 CT 及脑电图检查未见异常,曾用中西药物治疗,屡治不效。近日又因与家人生气而发病,求诊中医。症见:头痛,巅顶为甚,痛剧时需用手捶头顶或用布裹头,痛苦难忍,畏风寒,伴胸闷,心烦失眠,口苦,恶心,纳差,月经延期,量少色淡,舌边尖暗红、苔薄黄,脉沉细弦。中医诊断为厥阴头痛。辨证为肝血不足,巅顶空虚寒邪直中,胸中气郁蕴热,脾胃失调,寒热错杂,虚实互见。治以温经散寒、清解郁热、益气养血。方用乌梅丸加减。

处方:乌梅 15g,川花椒 9g,黄连 6g,干姜 6g,细辛 3g,黄柏 9g,制附子 6g,党参 15g,桂枝 9g,藁本 12g,当归 9g,甘草 6g。7 剂,日 1 剂,分 2 次水煎服。

二诊:患者服药后诸症减轻,头痛锐减,纳增,舌转淡红,脉弦,效不更方,继服 7 剂而愈。嘱患者避风寒,调饮食,畅情志。

按 乌梅丸方中酸甘化阴,辛甘化阳,辛苦通降,酸苦通泄,虽为厥阴病主方,但不仅能治疗蛔厥、久利证,而凡在厥阴肝脏及其经络循行的区域中出现寒热虚实混杂的证候,都可选用乌梅丸加减治疗。本案辨为厥阴头痛,故用乌梅丸治疗获痊愈。

◎案

某,女,45 岁。2003 年 7 月 4 日初诊。主诉:左侧头痛 2 年余,时发时止,情绪紧张则发。西医诊断神经血管性头痛,服中西药效差。前日因生气复发,痛如针刺,时有恶心欲吐,口苦,口渴饮水不多,食少体倦,面色白,二便调,月经量少。舌淡、苔薄,脉弦细。中医诊断为偏头痛。辨证为虚实夹杂、阴血不足。方用乌梅丸加减。

处方:乌梅12g,党参、当归各15g,黄连、黄柏各6g,细辛、干姜、桂枝、制附子各3g,白芍12g,甘草6g。7 剂,日 1 剂,水煎服。

二诊:服上药 7 剂后,头痛减,上方加菊花 6g、丹参 15g,再服 5 剂而痛止。

按 肝之阴血不足,肝胆之火上延,发为头痛。表现为虚实夹杂,阴血不足,方中乌梅合芍药甘草汤以生阴血,黄连、黄柏清上延之火;少用辛散之品,以疏肝通络;诸药合用,补泻兼施、散收并用,共奏调肝、通络、止痛之功。

(四)神经性头痛

神经性头痛是临床上常见的内科疾病之一,又称紧张性头痛。本病主要是由于神经活动长期处于紧张与疲劳状态,或强烈的精神刺激引起大脑功能活动紊乱,造成疼痛耐受性的阈值降低与头部肌肉紧张,从而引起头痛。神经性头痛是临床常见难治性疾病,有疗效差、易复发的特点。

中医认为头为诸阳之会,足少阴经脉属肾,与足太阳膀胱经相表里。由于足少阴肾经阳气素虚,不能抗邪外出,以致太阳所感之邪,久居头部经络,寒凝筋脉,影响气血运行,故疼痛剧烈;当正气旺盛之时疼痛略有减轻,正气虚且复遇寒邪时则疼痛加重。西医用镇痛药治疗虽然能够减轻疼痛、缓解症状，但却不能去除病灶，因此药物一停，症状即会再发；骨骼肌松弛药(肌松药)对缓解肌肉痉挛，虽然也有一定作用，但也不能解除病灶，像神经营养药，虽然也常用，但亦未见到明显治疗效果。而中医药治疗本病积累了丰富的经验，能显著提高疗效、缩短疗程、减少复发率，多以活血化瘀、祛风通络、平肝息风、化痰通络、补益肝肾等法治疗。

医案精选

◎案

某，女，29岁，工人。2004年11月5日初诊。主诉：巅顶头痛3年余，时发时止，中午头痛较重，甚则呕吐。曾去青岛市某医院诊治，被诊断为神经性头痛，经中西药物治疗而效果不佳。近几天因受凉而发作频繁故来求治。问其头痛与月经无明显关系，无发热恶寒。查其舌质淡红、舌苔淡黄，脉沉弦。脉证和参，辨证为厥阴头痛。寒湿之邪侵犯人体，日久入里，滞留于足厥阴肝经，致使经气不舒，气血不通，不通则痛；巅顶为肝经过往之处，故其头痛以巅顶部位为主；中午为阳气极盛之时，力欲驱邪外出，正邪交争激烈，故中午头痛较重；肝经邪气较盛，邪气随肝气横逆犯胃，导致胃气上逆，故而呕吐；邪气入里日久有化热之象，故舌质淡红且苔淡黄。方用乌梅丸加减。

处方：乌梅15g，细辛3g，桂枝10g，干姜6g，党参12g，制附子3g，当归10g，川芎10g，白芍15g，天麻10g，黄连6g，黄柏10g。生姜、大枣为引，水煎服，日1剂。

服用3剂后疼痛大减，共加减服用13剂而告愈。随访2年未复发。

按 本案患者辨证为寒热错杂、肝寒胃热之厥阴头痛，治疗上当以暖肝散寒、清胃降逆、柔肝和胃、通络止痛为主。方中温肝散寒者，制附子、细辛、干姜、桂枝是也；清胃降逆者，黄连、黄柏、乌梅、党参是也；柔肝和胃者，乌梅、白芍、当归、姜、枣是也；通络止痛者，天麻、川芎、桂枝、细辛是也。诸药配伍，理法严明，切中病机，故获速效、良效。

(五)血管神经性头痛

血管神经性头痛是脑血管痉挛收缩或扩张引起的血流改变和障碍，牵涉痛觉纤维而致。血管神经性头痛是临床常见病症，现代医学认为，血管神经性头痛是头颅血管舒缩功能障碍及大脑皮质功能失调为主要特点的临床综合征。病程缠绵，治疗困难，经久不愈。主要表现为一侧头部搏动性疼痛，多伴有恶心呕吐，往往反复发作或两侧交替发作，呈局期性、发作性、剧烈性、搏动性疼痛。

该病属于中医学"头痛""脑风""偏头痛"等范畴。中医学认为痰邪上犯巅顶，阻遏清窍，塞滞不通，亦使清阳不振，而头痛；痰与湿同时并存，水湿停聚，酿成痰湿，痰湿中阻，上蒙清窍，故见头痛。临床上多见的是风、痰、瘀杂之而发病者。唐容川《血证论》曰"须知痰水之壅，由瘀血使然，但去瘀血则痰水自消"，"血积既久亦能化为痰水"。总之，头痛的原因虽属多端，不论其病因如何，终为肝风上扰、痰浊蕴结及气滞(虚)血瘀致清阳不升，浊阴不降，瘀阻脉络而所致。人体脏腑清阳之气上注于头，手足三阳经会于头，故头为诸阳之会，清阳之府，又为髓海所在，肾藏精，肾虚精少，不能上承，髓海空虚，脑失所养，痰湿上蒙清窍，清阳不展，脉络失畅，不通则痛。故据其临床症状将本病辨为肝阳上亢、脑络瘀阻、气血亏虚、肝肾精亏、痰瘀阻络等证型，分别采用平肝潜阳、活血化瘀、补气养血、滋养肝肾、祛痰通络等法治疗，其疗效肯定，且复发率低。

医案精选

◎案

李某，女，42岁。1990年8月12日初诊。头痛反复发作10年，加重6天。曾用中西药物治疗无效，经颅脑CT及脑电图检查未见异常。现症见：头痛阵发，疼痛甚剧，脑内觉冷，畏风寒，伴心烦失眠，腰背酸痛，时有耳鸣，骨节疼痛，四肢不温，面色微青晦，呕吐清水，脉沉弦，舌边尖暗红、苔薄白。予当归四逆汤加活血化瘀药以温肝和胃、活血化瘀止痛服5剂无效。细考其症，当属厥阴病，肝脾不调，寒热错杂，虚实互见，改用乌梅丸加减。

处方：乌梅30g，川花椒10g，黄连6g，干姜8g，细辛6g，黄柏9g，制附子8g，茯苓30g，党参10g，肉桂6g，川芎15g，吴茱萸9g，白芷10g，甘草6g。8剂，日1剂，水煎服。

二诊：服上药8剂后，诸症减轻，舌转淡红，脉弦，去茯苓，续服12剂，病愈。随访 2 年无复发。

（六）抑郁症

抑郁症是一种常见的情感性疾病,是危害人类身心健康的常见病、多发病,近年有逐渐上升的趋势,严重影响人们的生活、工作。美国 2000 年调查发现抑郁症的终生患病率为 16%,其带来的经济负担相当于心血管疾病、癌症等,已成为严重危害人类健康的疾病之一。抑郁症主要靠药物治疗,但西药扰抑郁谱窄,毒副作用大且有依赖性。随着世界范围内回归自然、重视传统医药已成为一种潮流,因此中医药治疗抑郁症积累了丰富的经验,取得了满意的疗效。

该病属中医学之"癫证""郁证"等范畴,病因病机多因七情内伤、饮食失节、禀赋不足等导致痰气郁结,以致脏气不平,阴阳失调,闭塞心窍,神机逆乱而发为本病。中药治疗的同时配合移情易性疗法,疗效较好。

医案精选
◎案

张某,女,23 岁,农民。患者因婚姻问题,与家人发生分歧,以致情志抑郁。近 30 天来,患者神情呆滞,反应迟钝,少言寡语,消极厌世,昼夜不寐,四肢欠温,舌质暗、苔薄黄,脉弦滑。经医院精神病科诊断为抑郁症。中医辨证为肝失条达,气血不和,厥气上冲,扰其神明。治以泄肝宁神、调和气血。方用乌梅丸加减。

处方:乌梅、党参各 12g,川花椒、干姜、制附子各 6g,黄连、黄柏各 9g,细辛、肉桂各 3g,当归 6g,百合 8g。6 剂,日 1 剂,水煎服。

二诊:服上药 6 剂后,神志恢复正常。半年后病又复发,诸症较轻,再服原方 3 剂而愈,观察 1 年,未再复发。

按 本病由于精神刺激,损伤厥阴肝与心包,而见虚实寒热错杂、气血阴阳失调之证。故用乌梅丸扶正泄肝,和血宁神,使此难证 6 剂而愈。正如《医学从众录》云:"以乌梅丸益厥阴之体,厥阴之用,治疗癫狂痫等病。"

（七）精神性烦渴

精神性烦渴,属中医"消渴"范畴。多因先天禀赋不足或后天情志失调所致,如长期过度的精神紧张,或情志刺激,郁怒伤肝,肝气郁结,或劳心竭虑,营谋强思等,以致郁久化火,火热内烁,消灼肺胃阴津而发为消渴。

医案精选

◎案

某,女,50岁。2000年8月13日初诊。以"烦渴多饮、多尿近半年"为主诉。自诉口干、饮水较多。日饮水量在5 000ml左右,伴急躁易怒,生气后加剧,胃中嘈杂,纳差,大便稀,小便量多,舌质红、苔白腻,脉弦细。经化验血糖、尿糖及钡餐透视均未见异常。西医诊断为精神性烦渴,对症治疗无效,故来求诊中医。中医辨证为上热下寒。治以清上温下、寒热并用。方用乌梅丸加减。

处方:乌梅30g,细辛3g,桂枝6g,干姜3g,制附子3g,黄柏3g,黄连9g,当归9g,白芍15g。3剂,日1剂,水煎服。

二诊:服上药3剂时,烦渴明显减轻,又复上方加熟地黄30g、白术10g,继服10剂,诸症消失,食欲增加,舌质转薄,后未复发。

按 精神性烦渴,属中医"消渴"范畴。本案为上热下寒之"消渴"证。其病重在肾水亏虚,水不涵木,心火独亢,扰及胃腑,故见烦渴引饮。饮后渴不止,同时又见大便稀溏、小便清长之脾阳虚之象,治以清上温下。方中重用乌梅,配白芍,直取肝肾,化阴柔肝,力挽阴津,以水制火;配黄连清胃热,黄柏小量微撤肾热,使热有退路;制附子、干姜、细辛、桂枝以温脾阳治下寒。加熟地黄、白术以培元固土,扶助正气,故消渴痊愈。

(八)奔豚气

奔豚气从证候表现看相当于现代医学的胃肠神经官能症,属于肠道积气和蠕动亢进或痉挛状态。

"奔豚"之名初始见于《灵枢·邪气脏腑病形》:"肾脉急甚为骨癫疾,微急为沉厥奔豚,足不收,不得前后。"《难经·五十六难》亦有奔豚之名:"肾之积名曰奔豚,发于少腹,上至心下,若豚状。或上或下无时,久不已,令人喘逆,骨痿,少气。"张仲景在《金匮要略》中详细描述了本病的症状特征:"奔豚病,从少腹起,上冲咽喉,发作欲死,复还止,皆从惊恐得之。"表明发作时气上逆、咽喉屏气如死状,稍息症状可自然缓解。又"奔豚气上冲胸,腹痛,往来寒热"表明气上逆、胸腹疼痛。"发汗后,烧针令其汗,针处被寒,核起而赤者,必发奔豚,气从少腹上至心"。表明气上逆至心,心慌、心悸。"奔"即患者自觉有气上冲,"豚"指上冲之气像小猪一样奔突乱撞,有此两种症状即可考虑为奔豚气。可见奔豚气病的主要症状有:气从少腹上冲心下或胸而至咽喉,病发作时疼痛难以忍受,发作后冲气渐消疼痛解除。本病涉及肝、肾、脾、胃等诸多脏器及冲脉。奔豚汤为治疗奔豚气的典型方剂,其药物组成以养血药为主,兼以清热、生津、降逆。

医案精选

◎案

李某,男,55岁。1998年5月8日初诊。该患者于1个月前因情志不遂而发,即从阴器少腹开始,有一股气上冲腹部至喉,少腹及胃脘部牵拉样疼痛,病发痛不可忍,时有昏愦,苦不堪言,得热稍减,近日发作频繁,伴有嗳气,大便不爽,腹部喜温喜按,曾服疏肝理气、散寒之品,疗效无显。诊其脉沉弦,舌质暗、舌苔腻略带黄。中医诊断为厥阴病。辨证为寒热错杂、肝脾失调、气血不和。治以调肝和脾。方用乌梅丸合奔豚汤加减。

处方:乌梅15g,川花椒10g,干姜10g,细辛5g,黄柏10g,制附子5g,当归9g,党参15g,吴茱萸15g,桂枝10g,白芍15g。6剂,日1剂,水煎服。

二诊:服上药2剂后,小腹牵拉样疼痛减轻。6剂后,疼痛发作停止,时有嗳气、腹胀,大便正常,上方加旋覆花15g、柴胡10g,续服2剂,病未再发,告愈,随访3年,无复发。

按 少腹痛,凡牵拉阴器疼痛者,其病与厥阴最为密切。因"足厥阴肝经之脉,循股阴,入毛中,过阴器,抵小腹"。该患者情志不遂,肝失疏泄,寒滞肝脉,病久寒热错杂,气血失和,气机逆乱,升降失调,选用乌梅丸寒热并调,配用奔豚汤祛寒降逆,另加柴胡、旋覆花增强疏肝理气的作用,使病告愈。

◎案

杨某,男,63岁。奔豚病30余年,自觉有气从小腹上攻,攻至腹则腹胀痛,攻至胸则胸中憋闷疼痛,呼吸窒塞,欲死,连及头颈、后背、两臂皆胀痛,痛苦殊甚,全身无力,继则大口频频嗳气,气喷涌如山崩,气出则诸症稍缓,须臾复作,1日发作二三次或十数次,逐年趋重,情志波动时更重。脉弦大按之减,两尺沉。西医诊断为冠心病、胃神经官能症、吞气症等。中医诊断为奔豚。辨证为肝肾阳虚、厥气上逆。方用乌梅丸加减。

处方:乌梅6g,制附子、茯苓各15g,干姜、川花椒各6g,白术10g,细辛、沉香、黄柏各4g,黄连8g,党参、桂枝、当归各12g。

此方加减,共服2剂,诸症渐减而愈,已2年未再发。

按 本案患者久病不愈,证属肝肾阳虚,厥气上逆,以乌梅丸加减治疗而收功。原方加白术、茯苓健脾渗湿,沉香降冲气,合苓桂术甘汤以温阳化饮之意,诸药相合,寒热并调,疏肝理脾,温阳降逆,故能奏良效。

(九)痉证

痉证是以项背强急,四肢抽搐,甚则角弓反张为主要特征的急性病。《黄帝内经》曾以外邪立论,《金匮要略》又分刚痉、柔痉。《金匮要略·痉湿暍病脉证治第二》云:"太阳病,发热无汗,反恶寒者,名曰刚痉。"又云:"病者身热足寒,颈项强急,恶寒,时头热,面赤目赤,独头动摇,卒口噤,背反张者,痉病也。"后世医家结合临床实践,又提出内伤致痉理论。其发病原因,外则风、寒、湿、热之邪,内则脏腑失调、气血亏虚、痰阻血瘀而筋脉失养。痉证的治疗原则是急则舒筋解痉以治其标,缓则扶正益损以治其本。同时,须辨明外感与内伤,虚证与实证,常用潜镇息风之品以治其标。

医案精选

◎案

夏某,男,14岁。因上山砍柴,不慎砍伤左踝关节处,当即嚼苦蒿外敷。10日后创口愈合,却出现牙关紧闭,四肢抽搐,角弓反张等,随即住院治疗。查患者左踝关节内侧有一斜行创口愈合,典型苦笑面容,抽搐频繁,脉象沉细、乍疏乍数,口张不开,舌苔难辨。中医诊断为痉病。辨证为筋脉失养。方用乌梅丸加减。

处方:乌梅30g,细辛4g,桂枝10g,川花椒6g,党参10g,当归6g,干姜10g,制附子9g,黄连3g,黄柏9g,全蝎6g,蜈蚣3条,葛根15g。水煎,日服1剂,分3次服。6剂后获愈。

按 痉病患者,指、趾不荣,挛急强直,角弓反张等,乃筋脉失养所致。《素问·六节藏象论》:"肝者……其华在爪,其充在筋。"所以,把痉病纳于厥阴病的范畴来考虑,用乌梅丸补肝养筋,加全蝎、蜈蚣等息风通络,因此收到了显著效果。

（十）癔症

癔症,又称转换性障碍,是一种常见的精神障碍。其临床表现多种多样,故有人称其为"疾病模仿家"。由明显的精神因素,如生活事件、内心冲突或情绪激动、暗示或自我暗示等而引起的一组证候,表现为急起的短暂的精神障碍、身体障碍(包括感觉、运动和自主神经功能紊乱),这些障碍没有器质性基础。病因主要是心理因素及遗传,但如情感丰富、暗示性强、自我中心、富于幻想等具有癔病性格特点的人是癔症的易患因素。

其临床表现属中医"脏躁""郁证""奔豚气""梅核气""气厥""百合病""失音""暴聋"等范畴。其病因病理总以情志所伤、脏气郁结、气机紊乱、阴相失调、心失所主等。癔症是一种心因性疾病,以生气动怒、情志怫郁为因,气滞肝郁为果。《素问·阴阳应象大论》曰肝"在志为怒","在动为握","怒伤肝",同时与患者的性格和文化素质有关。运用中医药治疗本病时,只要病机相当,临症加减,收效甚捷。本病表现复杂,治疗各异,治疗原则有"疏肝解郁,安神定魂""舒肺达肝,解郁安神""清金泻肺,制郁之肝气""肃降太阴,驯逆乱之气机"等。

医案精选

◎案

朱某,女,28岁。1996年10月25日初诊。主诉:近3个月来,经常头晕,睡眠差,多噩梦,食纳不佳,大便稀溏,小便偶有黄短,月经先后不定期,经前小腹胀痛,经量逐渐减少。自觉咽喉不利,如物所阻。每遇情志不舒时纳差、咽喉不利等症加剧。常有压抑感。因失恋更加少言,不理会人,常自言自语,独自悲伤。前几天在家突然昏倒,面色苍白,四肢厥冷,轻微抽搐,虽神志清楚,但呼之不应。后经某医院诊断为神经官能症。症见:精神不振,体质瘦弱,苔白稍腻,脉弦细。中医辨证为厥阴寒热、风痰上扰。方用乌梅丸加减。

处方:乌梅15g,钩藤12g,党参、制附子(先煎)、半夏、石菖蒲、茯苓、川厚朴各10g,干姜、川花椒各6g,川楝子、黄连各4.5g。5剂,日1剂,水煎服。

二诊:纳差、头晕、呕恶渐愈,大便较前好转,咽喉较前通畅,精神好转,继服上方5剂。

三诊:诸症基本消除,上方去川楝子,加远志、炒酸枣仁各10g,续服5剂,以巩固疗效。追访半年未复发。

按 本病多由七情内伤所致,若伤及厥阴心包与肝,呈现虚实寒热错杂、气血阴阳失调者,可用乌梅丸扶正泄肝、和血宁神。柯琴曰:"仲景此方,本为厥阴立法","(厥阴病)厥利发热诸证,诸条不立方治,当知治法不出此方矣。"

（十一）面神经瘫痪（面瘫）

面神经瘫痪,即面神经炎,又称 Bell 麻痹,系指茎乳孔以上面神经管内段面神经的一种急性非化脓性炎症。病因可能与感染、病毒、受寒、外伤、肿瘤、中耳炎并发症以及多发性神经炎等有关。常见病因如面部受冷风吹袭后,面神经微血管痉挛,引起局部组织缺血、缺氧所致。近年来也有人认为可能是一种免疫反应。面瘫临床表现为对侧表情肌瘫痪,口角下垂且向健侧偏斜,流泪或流涎,鼻唇沟变浅,或眼裂增大,额纹消失,或不能皱眉、闭目、露齿、鼓腮、吹口哨等。若久治不愈,本病常因受凉、过劳、精神紧张、心情抑郁而诱发。治疗不当或延误,可后遗麻痹、同侧面肌痉挛或鳄泪症(咀嚼食物时病侧淌泪)等。

中医学归属于中风(中经络),又称"口僻",俗称吊线风。谓之风邪入手足阳明太阳之经,遇风寒则筋急引颊,故使口㖞斜,言语不清,目不能平视。对于其病因病理,《医林改错·口眼歪斜辨》就有阐述:"若壮盛之人,无半身不遂,忽然口眼歪斜,乃受风邪阻滞经络之症。"故此证以风邪为主,风邪可夹热,亦可夹寒,但总因经络空虚,属本虚标实。病机为经络空虚,风邪入侵面部经脉,致使经气阻滞,经筋拘急,或纵缓不收而发病。面瘫起病急,恢复慢,治疗时间越迟,预后越差。单纯性口眼㖞斜在多数中医古籍中未见明显辨证分型。古人治疗本病多以祛风通络、养血化痰着手。

医案精选

◎案

王某,男,38 岁,电灌站职工。1998 年 3 月 10 日初诊。自诉口眼㖞斜,语言謇涩,伴耳垂后彻痛 10 多天。经前医针灸及中西药治疗乏效而求治。症见恶寒发热,肢倦微言,食欲不振,时恶心呕吐,平素大便不实,小便正常,口微渴不欲饮。查舌红、苔薄白,脉弦细;口、眼、鼻向右㖞斜,鼻唇沟距正中线约 0.5cm。据其舌、脉、症,中医辨证为脾虚失运、痰湿聚滞、风寒外侵、风痰阻络。治以健脾益气、祛风化痰通络。方用乌梅丸加减。

处方:乌梅 15g,细辛 6g,干姜 15g,黄连 5g,白术 10g,桂枝 10g,白附子 10g,党参 10g,当归 10g,川花椒 5g(去目),蔓荆子 10g,柴胡 12g,僵蚕 10g。7 剂,日 1 剂,水煎服。

二诊:2 剂后患者全身症状有所减轻,耳垂后彻痛消失。5 剂后上述症状基本消失,唯言语时面部有牵引感,且鼻唇沟略向右㖞斜,余无不适。续用上方加黄芪 15g 益气固表,并助党参、当归益气活血通络,2 剂后诸症消失。

2 个月后,曾因偶感外邪复发 1 次,但病情较前轻微,仅感右颊跳动,有牵引感,又以上方加减 2 剂煎服,至今未复发。

按 面神经瘫痪属中医"中风"范畴。《金匮要略》曰:"寸口脉浮而紧,紧则为寒,浮则为虚;寒虚相搏,邪在皮肤;浮者血虚,络脉空虚;贼邪不泻,或左或右;邪气反缓,正气即急,正气引邪,㖞僻不遂。"对其病因病机做了较明确的叙述,并提示了扶正祛邪这一根本治则。医者对本病多以风痰阻络论治。该病以脾胃虚弱,因虚致实为本,因其脾胃虚,水湿失运聚而为痰;因其虚,气血失调,卫外不固而易致风寒外淫,风痰阻络。故治以健脾益气为主,配以祛风化痰通络之品。方中以党参、白术、干姜健脾益气,扶正治本;黄连苦燥脾湿,以消痰湿之源;桂枝、细辛、柴胡辛温之品通彻三阳,以解肌祛风;白附子易附子更增祛风痰之力;蔓荆子、僵蚕疏风之品给邪以出路;口眼㖞斜者,《灵枢》认为是"筋急"之故也,肝主筋,故重用乌梅之酸缓经脉之急;更辅以当归活血养血。二诊时加黄芪扶助正气,助其益气活血通络之功,白术、黄芪合用,固护卫表,免外邪再犯。

（十二）肋间神经痛

肋间神经痛是一组症状，指胸神经根（即肋间神经）由于不同原因的损害，如胸椎退变、胸椎结核、胸椎损伤、胸椎硬脊膜炎、肿瘤、强直性脊柱炎等疾病，或肋骨、纵隔、胸膜病变，肋间神经受到上述疾病产生的压迫、刺激，出现炎性反应，而出现以胸部肋间或腹部呈带状疼痛的综合征。肋间神经痛分继发性和原发性两种，由胸椎退变、胸椎结核、胸椎损伤、胸椎硬脊膜炎、肿瘤、强直性脊柱炎等疾病可继发根性的肋间神经痛；肋骨、纵隔或胸膜病变会继发干性的肋间神经痛，原发性的肋间神经痛较为少见。

该病属中医学"胸痹""胁痛"等范畴。其病因病机为感受六淫侵袭，或胸胁筋络受伤，或肝气郁结，或胸阳不足，致津液不能输布，凝聚为痰，痰阻脉络，导致气机阻塞，血行不畅。中医治疗多从肝气郁结，气滞血瘀，肝阴不足等方面分别予以疏肝理气、活血化瘀、滋阴养血柔肝、暖肝散寒、通阳散结、豁痰开胸等方法辨证施治。

医案精选

◎案

刘某，女，49岁。胸胁灼痛如刀割，时有心烦不安1年余，西医诊断为肋间神经痛。用中西药物治疗6个月，效果不著。目前除有上述症状外，尚伴有纳呆干呕，口干苦不欲饮，小便赤涩，舌体胖、质红紫，苔黄腻，脉弦滑。方用乌梅丸加减。

处方：乌梅丸原方加白芍，1剂痛减，10剂而愈。

按 本案患者属寒热错杂，乃肝木横逆侮土而成。上热中寒，寒热交结于胸、胁、胃脘部，非辛开苦降无以解此寒热兼杂之证。故用乌梅丸加白芍，温中清上，使气机畅达，气血调和，诸症皆平。

第二节　外科疾病

（一）脊髓内血吸虫病术后

血吸虫病是一种人畜共患寄生虫病，在我国流行已久，且流行范围广泛，并严重影响着疫区人民的身体健康和生产生活。经过半个世纪的努力防治，我国血吸虫防治工作取得了显著成效，血吸虫病患者数和钉螺面积显著下降。

该病属中医学之"虫臌"等范畴，中医药治疗有一定的优势，尤其对防治相关的并发症疗效较好。

医案精选

◎案

鲁某，女，40岁。1995年5月6日初诊。诉春节前因下水捕鱼后感腰部呈阵发性刺痛，伴尿频、尿急、尿痛收住入院。入院后行 CT 等多项检查，未见异常。7天后因刺痛转向小腹伴二便不通而转入省某医科大学附属医院。经核磁共振检查，诊断为脊髓内肿瘤，予手术治疗，术后病理诊断为脊髓内血吸虫病。住院治疗2个月疗效不佳。症见：形体丰腴，右下肢及二阴灼热刺痛，尿道插有导尿管，大便干结，饮食尚可，四肢厥冷，舌质红、边有瘀点，苔薄滑，脉弦滑。中医辨证为上热下寒、升降失常、寒凝血瘀气阻。治以清上温下、活血化瘀、行气通腑。方用乌梅丸加减。

处方：乌梅、枳实、牛膝各20g，黄连、黄柏、党参、当归、桃仁、红花各10g，白附子、细辛、川花椒、干姜各3g，桂枝8g，芒硝40g（分冲），大黄50g（后下）。3剂，日1剂，水煎服。

二诊：服上药3剂后，二阴灼热刺痛锐减，导尿管已自行拔除，二便努责勉强可出。上方稍加减改2日1剂，12剂后诸症消失。随访5年未复发。

[按] 本案衷中参西,辨证乃平素疫水内侵,寒热失调,升降失常,瘀毒胶结脊髓脉络,久之成患,因寒引发。手术仅切除眼见之物,殊不知上热下寒,升降失常,寒凝血瘀气阻,故不得前后,灼热刺痛。方中乌梅丸清上温下,调其升降;牛膝、桃仁、红花、大黄、芒硝、枳实活血化瘀、行气通腑。全方标本同治,故能获良效。

(二)术后粘连性肠梗阻

粘连性肠梗阻是肠粘连或腹腔内粘连带所致的肠梗阻,是肠梗阻中最多见的一种类型,据统计其发病率占各类肠梗阻的 20% ~ 40%。粘连性肠梗阻一直是外科领域里的热点难点。治疗此类疾病多采用单纯西医保守疗法如禁食、胃肠减压、输液等方法,效果多不理想;手术多适用于保守治疗无效,甚至病情加重或有绞窄性肠梗阻者,但手术后患者还可能再形成新的粘连甚至梗阻,给患者带来极大的痛苦。

该病属于中医学"肠结""腹胀""关格"等范畴,是外科常见病、多发病。中医学认为肠为传化之腑,泻而不藏,动而不静,降而不升,实而不满,传化物而不藏,故实而不能满也,以降为顺,以通为用,滞塞不通为逆。由于手术创伤而影响肠道功能,使气血运行不畅,脏腑功能失调,气机阻滞不利,而产生痛、胀、吐、闭等症。不通则痛,气滞则胀,气逆则吐,同时导致气血瘀滞、湿邪中阻。基于本病气滞血瘀造成气机不畅,上下不通,根据六腑以通为用的原则,以行气导滞,通腑攻下,辅以理气、活血化瘀能促进肠蠕动的恢复,预防肠粘连形成,治疗粘连性肠梗阻治愈率高,效果良好。

医案精选

◎案

黄某,男,38 岁。1991 年 4 月 10 日初诊。诉 2 年前因脾脏被外力击破,在某医施以脾脏摘除术,术后继发粘连性肠梗阻。之后 2 年间住院 9 次,每次半月之久,愈后仍发。症见:腹胀,腹痛阵作彻背,辗转不宁,伴恶心、呕吐,呃声频作,心热上冲,四肢厥冷,大便 5 日未行,矢气少,舌质红、苔滑,脉弦紧。X 线透视:左上腹可见 3 个阶梯状液平面及扩张的肠管胀气影。中医辨证为气阻肠结、上热下寒。治以行气通腑、清上温下。方用乌梅丸加减。

处方:大黄50g(后下),芒硝40g(分冲),厚朴、枳实、乌梅20g,当归、党参、黄连、黄柏、白附子、干姜、桂枝各10g,川花椒、细辛各5g。2剂,日1剂,水煎服。

二诊:2剂未尽,便通痛减,予乌梅丸原方改汤煎服,2日1剂,连进10剂后诸症消失。随访9年无复发。

按 从中医"寒性收引凝敛""湿性重浊瘀滞""不通则痛",可见该病的发生与寒、湿、瘀密切相关。脾破裂必施手术,手术必致创伤渗出,致气阻肠结,不通则痛。方中以大承气汤行气通腑;乌梅丸清上温下。肠腑温暖,凝滞粘连之物得温则化,从而气机通畅,诸症得以祛除。

第三节　妇科疾病

(一)滴虫性阴道炎

滴虫性阴道炎是由阴道毛滴虫引起的女性生殖道炎症。阴道毛滴虫对不同的环境的适应能力很强,而且极易传染,是最常见的性传播疾病之一,不仅局限于阴道,常可侵及尿道、尿道旁腺,甚至可上升至膀胱、输尿管及肾盂而引起炎症,与不孕、胎膜早破、早产等不良围产结局的发生有关,还可增加宫颈癌的风险并加速人类免疫缺陷病毒的传播,是一种难治疗的妇科疾病。因此,这一感染性疾病越来越受到重视。

该病属中医学"带下病"范畴,以白带增多且呈黄白色,偶带黄绿色脓性泡沫,有腥臭味,病变严重时会混有血液为特征,或伴有腰酸、尿频、尿痛、外阴瘙痒、下腹隐痛。中医认为阴道炎多因局部不洁,房事不讲究卫生使湿热虫菌侵袭而成。西医治疗以甲硝唑为高效杀灭毛滴虫药物,并辅以己烯雌酚。己烯雌酚为女性激素,可增加上皮细胞内糖原储备,加强抵抗力,减少致病菌感染。但由于抗生素的滥用,使甲硝唑等抗生素的疗效受到影响。

中医治疗多以清热燥湿、泻火解毒、杀虫止痒为根本大法,常用药如黄芩、黄柏、苦参、蛇床子、百部、川花椒、茵陈、甘草。在内服中药的同时,中药坐浴熏洗可以使药物直接作用于病处,有清除异常白带、燥湿止痒、杀灭滴虫的作用。临床中西药联用,内服外用法并举,取效更捷且疗效确切。

医案精选

◎案

周某,女,35 岁。1978 年 4 月 5 日初诊。白带量多,成块状已 3 年。近日来阴雨绵延,野外作业,衣常着湿,因而白带更甚,并伴有阴痒。妇科检查,阴道有泡沫样白带,于阴道分泌物中找到滴虫。曾服健脾利湿杀虫等药,未能控制。症见:腰部疼痛,并有冷感,形寒肢倦,大便溏薄,胃纳不香,头昏,心烦,渴不欲饮,舌苔白微腻,脉沉细弦。用乌梅丸加减。

处方:白附子、当归、煅牡蛎各 10g,干姜、川花椒、黄连各 5g,黄柏 9g,乌梅 12g,党参 15g,桂枝、白芍各 6g。

3 剂,日 1 剂,水煎服。兼用外洗方:苦参、蛇床子各 30g,百部、川花椒、明矾、芒硝各 15g。3 剂,日 1 剂,煎汤熏洗。

二诊:内服外洗各 3 剂后,白带稀少,阴痒亦轻。后以内服方之量配丸,继服 20 剂,每日 3 次,每次 10g,治 2 个月余,白带阴痒均止,滴虫检查阴性,大便成形,胃纳增进,精神好转。

按 本案带下兼有腰部疼痛、畏寒、大便溏薄,是肾阳虚弱、不能温养奇经;阴痒者为肝经湿热下注胞宫而生虫。用乌梅丸加减,既能温阳化湿,又能清热杀虫,乃标本兼治之法。带下病(阴道炎、宫颈炎、盆腔炎)为妇科常见病,用本方投之常奏佳效,特别是老年性阴道炎所致的白带症。又从本例说明本方不仅治疗蛔虫,而且可消除滴虫。

（二）慢性盆腔炎

慢性盆腔炎是妇科常见病、多发病,多局限于盆腔器官。是输卵管、卵巢、宫旁结缔组织及盆腔腹膜发生的炎性改变,致局部神经纤维受到刺激和压迫而产生的一系列症状。多因急性盆腔炎治疗不彻底、不及时,妇科手术、产后感染、经期不注意卫生或邻近组织器官的炎症蔓延所致。近年来慢性盆腔炎的发病率呈逐渐增长趋势,本病迁延难愈,严重影响妇女的身心健康。慢性盆腔炎包括慢性子宫内膜炎、子宫肌炎、输卵管炎、卵巢炎、盆腔腹膜炎、盆腔结缔组织炎等,常为急性盆腔炎未能彻底治疗或素体虚弱病程迁延等所致,有的继发于较严重的慢性宫颈炎、阴道炎。临床表现以反复下腹疼痛、腰骶酸痛、白带增多为主,常伴有月经失调、低热、易感疲倦、盆腔包块、性交痛等症状,具有病程久、反复发作、迁延难愈、复发率高的特点,现代医学研究表明:引起慢性盆腔炎的菌群复杂,主要有链球菌、葡萄球菌、大肠杆菌、厌氧菌及性传播的病原体。青霉素及氧氟沙星对上述菌群具有杀灭或抑制作用,但是慢性盆腔炎是由于长期炎症刺激,周围组织粘连、增厚,抗炎药物不易进入,所以疗效不理想,易于复发。

该病属于中医学"少腹痛""带下病""痛经""癥瘕"等范围,妇女经期、产后或宫腔手术操作失当,患者由于抵抗力差或治疗不彻底,胞宫、胞脉感受寒,热、湿外邪未能清除,湿热毒邪蕴结下焦,客犯胞宫、盆腔,经络闭阻,气血凝滞,营卫失调,影响冲、任、带脉所致。湿热下注,带脉失约,湿热交蒸则带下黄稠,气味臭秽;湿热瘀积,阻碍气机,则小腹、腰部疼痛;病程日久,瘀滞胞宫则月经失调,甚则不孕。若积聚不散,则成包块。正如《妇人大全良方》所云:"妇人月经瘕塞不通,或产后余秽未尽,因而乘风取凉,为风冷所乘,血得冷则成瘀血也。血瘀在内,则时时体热面黄,瘀久不消,则为积聚癥瘕矣。"故清热解毒除湿,活血化瘀软坚,通络理气调经,培元固肾,调理冲任是治疗盆腔炎的大法。而临床上有时会表现为寒热错杂、虚实并见,这时乌梅丸则实为相宜。

中药保留灌肠,药物局部吸收,能很快发挥作用,药物不用口服,不经肝脏,由静脉丛直接进入下腔静脉,直接作用于盆腔,所以有较好的疗效。

医案精选

◎案

许某,女,43岁,工人。1995年6月9日初诊。患者经妇科检查确诊为慢性盆腔炎,每逢经期时少腹疼痛明显,曾多次服用中西药,但效果不够理想。近日因带下量多,经期少腹痛胀明显而来就诊。症见:小腹畏寒明显,遇冷则胀痛更甚,带下量多色白、时或色黄,阴部潮湿,心烦,急躁,口舌经常糜烂,咽干欲饮水而量不多,胸中烦热,舌略红、苔薄,脉沉。辨证为下焦有寒、上焦有热。治以清上温下。方用乌梅丸加减。

处方:乌梅12g,黄连10g,黄柏9g,当归12g,人参9g,制附子6g,桂枝6g,细辛4g,川花椒4g,干姜3g,桃仁9g,车前子12g,牡丹皮12g。6剂,日1剂,水煎分3次服。

二诊:服上药6剂后,诸症已有明显减轻,遂以该方加减续服20剂,诸症悉除。

按 女子患慢性盆腔炎,在治疗时大多服用消炎类药以及中药清热利湿剂等,导致寒邪留居于下,阳气被格拒于上,形成上热下寒证。治以乌梅丸易汤清上温下,使热从上而清,寒从下而散。又病久易致瘀,故加桃仁以活血化瘀,牡丹皮凉血散瘀,并用车前子渗湿于下。诸药合用,确收良效。

(三)带下病

带下病有难愈、易复发的特点,西医尚无系统的认识,多认为是阴道炎、宫颈糜烂、内分泌失调引起。俗云"十女九带",带下病是妇科门诊最常见的疾病之一,约占妇科门诊的60%。

"带下"之名,首见于《黄帝内经》,如《素问·骨空论》说:"任脉为病……女子带下瘕聚。""带下病"又称"下白物""流秽物"。相当于西医学的阴道炎、子宫颈炎、盆腔炎、妇科肿瘤等疾病引起的带下增多。有广义与狭义之分。广义之带下,乃泛指女科之经、带、产诸疾病而言,因这些疾病均发生在束带以下之部位;狭义之带下是指妇女阴道内流出的一种黏稠液体,或如涕,或如唾,绵绵不断,通称为白带。带下病以湿邪为患,故其病缠绵,反复发作,不易速愈,而且常并发月经不调、闭经、不孕、癥瘕等疾病,是妇科领域中仅次于月经病的常见病。主要病因是湿邪,如《傅青主女科》说:"夫带下俱是湿症。"湿有内外之别。外湿指外感之湿邪,如经期涉水淋雨,感受寒湿,或产后胞脉空虚,摄生不洁,湿毒邪气乘虚内侵胞宫,以致任脉损伤,带脉失约,引起带下病。内湿的产生与脏腑气血功能失调有密切的关系。脾虚运化失职,水湿内停,下注任带脉;肾阳不足,气化失常,水湿内停,又关门不固,精液下滑;素体阴虚,感受湿热之邪,伤及任带脉。总之,带下病系湿邪为患,而脾肾功能失常又是发病的内在条件;病位主要在前阴、胞宫;任脉损伤,带脉失约是带下病的核心机制。《妇人大全良方》中指出:"奇经八脉,有带在腰,如带之状,其病生于带脉之下。"中医辨证施治对带下病显示了特别的优势,尤其对于非炎症所致带下,中医确有肯定疗效,而西医却无从下手。带下病的临床常见分型有脾阳虚、肾阳虚、阴虚夹湿、湿热下注、湿毒蕴结 5 种,故而带下病的治疗原则以健脾、升阳、除湿为主,辅以疏肝固肾;但是湿浊可以从阳化热而成湿热,也可以从阴化寒而成寒湿,所以要佐以清热除湿、清热解毒、散寒除湿等法。

医案精选

◎案

张某,女,43 岁。患带下病 3 年余,前医以温补固涩之品治疗,效果不明显,就诊时带下量多、色淡、质稀,伴有恶寒体倦,腰困腿软,四肢厥冷,食欲不振,双下肢时有浮肿,大便稀,小便清长,口干舌燥,唇色鲜红,脉沉细。中医辨证为脾肾阳虚,虚不固涩,久服温热之品致内生燥热。方用乌梅丸加减。

处方:乌梅 12g,干姜 10g,制附子 15g,当归 20g,桂枝 15g,人参 20g,柴胡 15g,黄连 15g,黄柏 10g,炒白术 15g。5 剂,日 1 剂,水煎服。

二诊:服上药 5 剂后,带下量明显减少,四肢转温,据此方稍加增减,服用近 20 剂,症状全消。后以此方治类似之病均有佳效。

按 本案患者,几年来在治疗上一直以温补固涩为法而效果不显著,细推敲此案之带下病,非纯属虚寒所致,其中夹杂实热之邪,故非单纯温补、固涩而收效。

（四）痛经

痛经是妇科临床常见病、多发病之一,可分为原发性痛经和继发性痛经两种。原发性痛经是指生殖器官无明显器质性病变而发生的经期腹痛症,现代医学认为子宫内膜和经血中前列腺素含量增高,可引起本病。痛经在青年妇女中尤为多见,开始来潮后逐渐减轻,临床表现为腹痛,多在经前 1～2 天,也有部分病例来潮后能逐渐消失,疼痛多在下腹部,也有放射至腰骶部呈坠胀痛者,常伴有头痛、乳房胀痛及恶心等。现代医学主要采取对因、对症治疗,即用前列腺素合成酶抑制剂减少前列腺素释放,防止子宫过度收缩、痉挛来减轻疼痛,严重者必须用止痛剂临时止痛,西医强调止痛、镇静,虽起效快,但不良反应大,疗效难以持久,复发率也较高;而麻醉性止痛药物,易产生抗药性及成瘾性。

中医学认为痛经的发生与情志所伤、起居不慎、六淫致病关系最为密切,经期感受致病邪气,导致冲任瘀阻或寒邪凝滞经脉,使气血运行不畅,胞宫经血流通受阻,故产生疼痛,也有因冲任胞脉失于濡养,"不荣则痛",故使痛经发作。该病病位在冲任、胞宫,病理变化在气血。临床表现以月经周期伴有痉挛性的下腹痛为主症。常见的分型有肾气亏损、气血虚弱、气滞血瘀、寒凝血瘀和湿热蕴结。中医药治疗痛经有独到的优势,采取西医诊断、中药治疗是一种明智而科学的最佳方案,其治疗大法以通调气血为主。研究表明,以理气活血、化瘀止痛为主的中药,在治疗痛经同时,还可改善血液流变性,揭示其在痛经的症状改善及远期疗效方面有明显的优势。

医案精选

◎案

周某,23 岁,未婚。2005 年 4 月 2 日初诊。痛经 5 年余未愈。腹痛拒按,经量多而色红夹块,伴恶心,大便频数,每次经期均需卧床休息,月经周期延后 5~20 天。带下量多,色白时黄,质稠,无异味。末次月经 2 月 19 日来潮。舌淡红、苔薄白,脉细。治以温经散寒、清热调冲。方用乌梅丸加减。

处方:乌梅 9g,细辛、干姜、黄连、制附子、川花椒、桂枝各 3g,当归 6g,党参 10g,炒黄柏 5g,益母草 30g。7 剂,日 1 剂,水煎服。

二诊:4 月 9 日,4 月 2 日月经来潮,痛经明显减轻,已经可以上班,经期大便也正常。当天经水已净。舌脉如上,守上方去益母草,续进 3 剂。

三诊:4 月 25 日,舌脉如上,守 4 月 2 日方,益母草改为 15g,继服 5 剂。

四诊:4 月 30 日,月经尚未行,舌脉如上,守上方续进 7 剂。

五诊:5 月 9 日,末次月经 5 月 2 日来潮,无痛经,今已净,舌脉如上。守 4 月 2 日方去益母草,继服 7 剂,隔日 1 剂。

按 乌梅丸是治疗蛔厥的方剂,很少有人用治痛经,或以为两者风马牛不相及。其实,在痛经之中,如果患者并非属于器质性病变(如子宫内膜异位症等），又因寒热夹杂者，即可投用乌梅丸治疗。而寒热药物的剂量，则可根据患者的具体情况融会变通。

◎案

吴某，女，20 岁。1997 年 8 月 11 日初诊。主诉：连续 3 个月经前、经初小腹胀痛，甚则牵引会阴及腰部，情绪不好时疼痛加剧。经量逐月减少，色紫暗，夹有少许血块，末次月经稍推后。平时心烦欲呕，咽干，口微苦，头昏，乏力，经前及经初 1～2 日较明显。症见：四肢偏凉，舌淡、苔薄白，脉沉弦。中医辨证为肝气不舒、气血不和、寒热内郁。方用乌梅丸加减。

处方：延胡索 12g，制附子、干姜、制香附各 10g，黄连、黄柏各 4g，党参、当归、益母草、乌梅各 15g，艾叶 6g，炙甘草 6g。

嘱其在下次月经前 1 周开始服药，连服 5 剂，如在服药期间月经来潮，亦不必停药。5 剂药刚服完月经来潮，仅只有轻微不适，经量、经色基本正常。此后月经如常。

◎案

严某，女，18 岁。1987 年 4 月 25 日初诊。月经 15 岁初潮以来，每次来经前都发生痛经，呈牵扯样疼痛，自经来后疼痛缓解。现离经期 8 天，心中紧张。细询之，知经期后错，经色紫暗、初夹血块，脉沉弦，舌淡、苔白。中医辨证为肾气不足、寒凝气滞、肝旺脾弱。治以补肾缓肝、温阳祛寒、理气活血。方用乌梅丸加减。

处方：乌梅 30g，肉桂 10g，制川乌 10g（先煎），川花椒 10g，当归 15g，党参 15g，细辛 6g，黄柏 10g，炙甘草 6g，桃仁 10g，红花 10g，川芎 10g。3 剂，日 1 剂，水煎服。

后以此方为基础，曾加减用赤芍、延胡索、熟地黄、生蒲黄等药，连续用药 3 个月，每月于经前 10 天开始服 3 剂，月经基本正常，痛经未再发生。

（五）功能失调性子宫出血

功能失调性子宫出血，简称功血，是由于调节生殖的神经内分泌机制失常引起的异常子宫出血，而全身及内外生殖器官并无器质性病变存在。功血是妇科常见病、多发病，可发生于月经初潮至绝经期间的任何年龄，但

90%见于青春期和绝经期妇女。临床上可分为有排卵性和无排卵性两类，无排卵者占80%以上。

中医学认为此病为"崩漏"，对其治疗经验丰富。《济生方》曰："崩漏之疾，本乎一症，轻者谓之漏下，甚者谓之崩中。"由此可见，漏者崩之渐，崩者漏之甚，二者互为因果，互相转化，实属同病异证。崩漏的主要病机是冲任损伤，不能制约经血。引起冲任不固的常见原因有肾虚、脾虚、血热、血瘀。先天肾气不足，少女肾气稚弱，更年期肾气渐衰，或早婚多产，房事不节，损伤肾气，若耗伤精血，则肾阴虚损，阴虚内热，热伏冲任，迫血妄行，以致经血非时而下；或命门火衰，肾阳虚损，封藏失职，冲任不固，不能制约经血，亦致经血非时而下，遂成崩漏。治疗应根据病情的缓急轻重、出血的久暂，采用"急则治其标，缓则治其本"的原则，灵活运用塞流、澄源、复旧三法。崩漏是由多种原因引起的，针对引起崩漏的具体原因，采用补肾、健脾、清热、理气、化瘀等法，使崩漏得到根本上的治疗。西医常给予小剂量的雌、孕激素对青春期及生育期的患者以促进卵巢功能恢复，建立正常月经周期；对围绝经期患者给予雌激素、孕激素，可避免出血过频、过多。若中西药同时服用，可减少单纯用性激素的量和时间及服药的副作用，也避免了单纯服中药起效慢的弊端。

临证精选

（1）李苏苏应用乌梅丸加减治疗崩漏15例，颇有效验。

处方：乌梅10～15g，细辛、干姜各3g，黄连、黄柏、桂枝、川花椒、制附子各6g，人参、当归各15g。每日1剂，水煎服，日服2次。

临证加减：量多无血块者加海螵蛸、煅龙骨、煅牡蛎；夹有瘀血块者加蒲黄炭、三七粉；小腹胀痛、气滞者加制香附、延胡索；肾虚腰痛者加续断；纳差、乏力者加神曲、炒白术。结果痊愈10例，有效4例，无效1例。

（2）韩梅英等以乌梅丸加减治疗崩漏患者18例。其中年龄最小20岁，最大52岁；已婚者16例，未婚2例；病程多在数月。就诊时阴道出血持续时间以10～20天为最多。治疗方法：18例均按四诊八纲综合分析，进行辨证治疗。如阴虚火旺者，以乌梅汤加归脾汤；肝郁气滞者，以乌梅汤合止崩汤；气血双亏者，以乌梅汤合当归止血汤。值得提出的是，有些患者并不表现为单纯虚热或虚寒之症,而呈现寒热错杂,主症为经水淋漓不断、色暗红或有块,头晕耳鸣,心悸烦乱,手足厥冷,脉沉缓,采用乌梅汤加减均能收到满意效果。

处方:乌梅炭 30g,党参 20g,当归 15g,黄柏炭 15g,黄连 10g,细辛 10g,姜炭 10g,制附子 6g,桂枝 6g,川花椒 10g,贯众炭 10g,棕榈炭 10g。日 1 剂,水煎服。

结果:治愈 16 例,无效 2 例。16 例中有 15 例在服药 6 天内阴道出血停止,10 天内出血停止 1 例。治愈患者中,一般均能到月如期行经,经量正常。

医案精选

◎案

苏某,女,26 岁,已婚。23 岁结婚,婚后月经周期正常,于 3 个月前足月顺产一男婴,至今阴道出血淋漓不断,西医妇科诊断为功能失调性子宫出血,给予抗炎、止血剂无效,转中医妇科。诊其舌苔黄、舌质淡红,脉沉滑。辨证为正气虚弱、寒热错杂。治以温脏扶正、清热止血。方用乌梅丸加减。

处方:乌梅丸加贯众炭、仙鹤草、阿胶、生地黄、三七,服 3 剂后血止,诸症大减,观察 5 个月,月经正常。

按 大凡崩漏的治法有三,初止血、次清热、后补其虚。采用归脾汤、四物汤、当归补血汤等加减化裁。文献报道已不鲜见,但有些崩漏患者表现为心悸烦乱,小腹痛,四肢厥冷,便干尿黄,漏下不止等寒热错杂证候,采用上述诸法则难奏效。而从乌梅汤治疗寒热并见的久利之理而试用于崩漏具有上述症候者,获满意疗效。方中乌梅炭止血,其性平兼有除热烦满、止呃逆干呕之功,常用 15~45g 效果良好。

◎案

张某,女,38 岁,已婚,干部。1994 年 4 月 8 日初诊。行人工流产术后 1 个月余,阴道流血,淋漓不断,曾用西药等治疗无效。症见:出血量中等,色较暗,时夹有少量血块。伴心烦,腰腹疼痛,小腹部压痛,咽干,纳差,四肢逆冷,大便秘结,小便可,舌尖红、苔薄白,脉沉弦。中医辨证为寒热错杂、冲任失固。治以寒热并用、固崩止带。方用乌梅丸加减。

处方:乌梅汤加三七粉3g(兑服),神曲、延胡索各10g。4剂,日1剂,水煎服。

二诊:服上药4剂后,出血量明显减少,大便已通,诸症均减。药既中病,效不更方,再以上方去黄连,加白术10g,服3剂,血止症消。后以归脾汤加减善后,随访无恙。

按 乌梅丸本为治蛔厥之主方,而临床又以寒热错杂为投药指征。故崩漏而见有寒热错杂证候时,以本方加减投之甚验。

◎案

林某,女,39岁,已婚。1989年4月15日初诊。自诉平素月经正常,但本次月经干净后第二日即出现身体不适,乏力,胸胁胀满微痛,嗳气稍舒,继而出现阴道少量出血、色暗红但无血块,腹部阵发微痛。曾服疏肝行气、止血之中西药,但出血反而增多,且已持续10多天。追问其病因与患者近期劳累及常常郁怒有关。症见:经色暗红、有少量血块随经血排出,少腹微痛,伴头晕乏力,纳呆,心中微烦,舌苔薄腻少津,脉细弱。妇科检查报告示功能失调性子宫出血。中医辨证为郁怒伤肝、肝郁气滞、劳伤气血阴阳致冲任虚衰而不固,为虚实夹杂之崩漏证。方用乌梅丸加减。

处方:乌梅炭20g,干姜炭20g,细辛5g,黄连5g,益母草15g,艾叶炭12g,制附子6g(先煎),当归10g,党参15g,黄芪10g,黄柏10g,橘柑叶5片。3剂后血止、症消。

按 此病属中医"崩漏"范畴。患者因行经后郁怒、劳伤致冲任气血瘀滞而不行,虚而不固,故出现血出不止,并伴肝郁气滞及冲任虚衰之虚实错杂证。故治疗中,一方面疏肝调经止血,另一方面补益气血固冲。方中以乌梅炭、干姜炭、艾叶炭、制附子、益母草调补冲任而止血;乌梅炭、橘柑叶疏肝调经而不耗气;黄连、黄柏少量清肝经之郁热;党参、当归、黄芪健运中焦,补益气血而固冲。因其症虚实夹杂,故以乌梅丸虚实合治而获效。

(六)围绝经期综合征

围绝经期综合征是指妇女绝经前后或其他原因造成卵巢功能逐渐衰退至完全消失的过渡时期内,由于心理和生理改变而出现的一系列临床症状,常见有潮热汗出、烦躁易怒、心悸失眠或抑郁健忘、浮肿便溏、皮肤感觉异常、头晕、腰酸等。围绝经期是每个妇女都必须经历的过渡时期,是身体各组织器官走向老化和生殖功能走向衰退阶段。围绝经期分为三个阶段:绝经前期、绝经期、绝经后期。

该病属于中医学"脏躁""郁证""百合病"等范畴。《素问·上古天真论》有精辟论述:"七七任脉虚,太冲脉衰少,天癸竭,地道不通,故形坏而无子也。"《金匮要略·妇人杂病脉证并治》曰:"妇人脏躁,喜悲伤欲哭,象如神灵所作,数欠伸,甘麦大枣汤主之。"1964年国家规划中医药教材将本病归属于"经断前后诸症"。妇女在绝经前后肾气渐衰,天癸将竭,冲任虚衰,精血不足,肾之阴阳失调而致本病病位在肾及冲、任,涉及心、肝、脾。肾阴阳失调,常涉及其他脏器,其中尤以心、肝、脾为主。

现代医学对围绝经期综合征的治疗主要以雌激素替代,或辅以孕激素联合用药。虽疗效肯定,但其阴道出血、乳房胀痛等不良反应及中远期致子宫内膜癌、乳腺癌等不良反应明显,应用有一定局限性。而中医药治疗围绝经期综合征积累了比较丰富的临床经验,中医立足于整体治疗,调节脏腑功能,且不良反应少,长期服用安全可靠,在治疗上取得了较好的效果。本着治病必求于本的原则,本病治疗多宗"虚则补之"之法,以滋肾补肾、维护肾气、调整阴阳为基本治疗原则。肾阴虚者滋肾益阴,方选六味地黄丸,肾阳虚者温肾扶阳,方选金匮肾气丸,应用于治疗实践,确能取得较好的效果。但仍有部分患者采用这种调补肾脏的方法治疗,效果不够满意,而试用乌梅丸为主治疗,常能取得理想疗效。

医案精选

◎案

刘某,女,49岁。2002年1月6日初诊。自诉1年来月经紊乱,短则10余天经至,长则60余天来潮,月经量少、色淡,伴有胸闷,心悸,心烦,易激动,多疑,口干喜冷饮,大便溏软,夜卧不安,前半夜感手足心烦热,凌晨则四肢冰冷。舌胖大、质红、苔薄,脉弦细。西医诊断为更年期综合征。此为时值更年,天癸将竭,肝肾不足,阴阳失调,寒热错杂。治以调和阴阳。方用乌梅丸加减。

处方:乌梅10g,制附子、桂枝、黄柏、山茱萸各10g,黄连、干姜、川花椒、五味子各 5g,党参、丹参各 20g,当归 15g,细辛 3g。

每日 1 剂。加入清水煎煮,分上、下午 2 次温服。服药 2 个月,诸症消失。随访至今,仍无复发。

按 乌梅丸原治蛔厥,而蛔厥的发生是由于内脏虚寒,胸膈烦热,蛔动不安,致呕吐、腹痛,痛剧则阴阳之气不相顺接,以致四肢厥逆,其基本病机是寒热夹杂、虚实兼见、阴阳失调,治疗则是通过寒热并用、正邪兼顾,而达到安蛔止厥的目的。对照更年期综合征的种种症状,如烘热与畏寒交替、月经提前或延后、易饥而不欲食、泄泻便秘兼见、喜怒无常等,其病机关键可集中到阴阳失调,与蛔厥有类似之处。乌梅丸加减方中乌梅酸甘化阴,滋补肝肾,兼敛浮阳;细辛、干姜、制附子、川花椒、桂枝温脏祛寒;黄连、黄柏清热通滞;五味子宁心安神;当归、党参补养气血;丹参凉血活血。全方清热祛寒,补虚祛邪,调和阴阳,故能治疗更年期综合征。浦江晨用乌梅丸治疗本病时,体会乌梅用量宜大,一般 30~60g,并加入山茱萸,以增强调补肝肾、收敛浮阳的力量。

◎案

张某,女,47 岁,干部。1998 年 10 月 24 日初诊。自述近 2 个月来,时感心中烦热,颈面潮热,胸胁胀痛,咽干、口苦,脘痞纳差,倦意乏力,少腹冷痛,大便溏泻,月经先后不定期、量少色淡,舌淡、苔白,脉弦而无力。西医诊断为更年期综合征。中医辨证为肝升发无力,寒热错杂。方用乌梅丸加减。

处方:乌梅、细辛各 4g,制附子 12g(先煎),干姜、川花椒各 5g,党参、当归各 12g,黄芪、炒杜仲各 10g,黄连 7g,黄柏 3g,炙甘草 6g。7 剂,日 1 剂,水煎服。

二诊:服上药 7 剂后,诸症减轻,乏力仍较明显,上方改黄连为 5g,加黄芪至 20g,继服 7 剂。

三诊:服上药后,寒热错杂症状尽除,脉较以前明显有力。后以归脾丸调理月经而愈。1 年后随访未见复发。

按 乌梅丸是治疗厥阴病的主方,具有温下寒、清上热、调理阴阳的作用。但临证只要抓住乌梅丸的本质,可广泛地用于临床各科疾病。厥阴病的本质是肝阳虚或肝气虚。厥阴肝为阴尽阳升之脏,肝主疏泄,主升发,若肝气虚或肝阳虚不能疏泄升发,郁而化热,郁热上攻则见胸中烦热、烦躁不宁、颈面潮热、咽痛、口干等上焦热象;肝失疏泄,木不疏土,影响脾胃受纳运化,则见脘腹胀满不适、恶心呕吐、食少纳呆、胸胁胀满、腹泻;肝气虚或肝阳虚,不能温煦下焦,则见下焦虚寒,临床可见少腹冷痛、腹泻、舌淡苔白、脉弦弱无力。乌梅丸加减方中细辛、干姜、制附子温下焦虚寒,益肝之用,助肝之疏泄;配伍乌梅、当归,防止肝之疏泄太过,使肝之疏泄冲和条达;黄连、黄柏清上焦郁热;党参、当归补气养血,既补肝之体,又益肝之用,黄芪益气;杜仲甘温补肝。

随患者个体差异,临床施用乌梅丸,当随症加减。若上焦热甚者增加清热药物;下焦虚寒甚者,增加温中药物;中寒呕吐者加吴茱萸、半夏以温中降逆止呕;阴血不足、痛引胸胁者,加柴胡、白芍、川楝子;肝气虚者加黄芪;肾阳虚者加肉桂;肾精不足者加肉苁蓉、鹿角;脾失健运者加茯苓、白术;脾阳虚者加淫羊藿、巴戟天等;大便不通加大黄、芒硝以泻热通便;兼气滞者加木香、枳壳以行气疏肝。临床中虽患者的临床症状不同,有以上焦郁热为主,有以木不疏土为主,有以下焦虚寒为主,但必见上热下寒,脉弦弱无力,此为应用要点。临床各科但见此特征,即可用乌梅丸,而不必拘泥治疗蛔厥。

◎案

冀某,女,51岁。昼则身如冰水浸,自心中冷不可禁,虽穿厚衣不解;夜则身热如焚,虽隆冬亦必裸卧,盗汗如洗,头痛,左胁及背痛。情志稍有不遂则心下起包如球,痞塞不通,胸中窒塞。饮食、二便尚可,年初经绝。脉沉弦、寸滑。先后住院11次,或称为更年期综合征,或称为内分泌失调,或称为自主神经功能紊乱。方用乌梅丸加减。

处方:乌梅、黄柏各6g,制附子15g(先煎),细辛4g,干姜、川花椒各5g,桂枝、黄连各10g,当归、党参各12g。

2剂寒热除、汗止,心下痞结大减,4剂而愈。已5年,生活正常,未再发作。

按 张再康运用本方,若无真气脱越之象,乌梅常减量。热重者加大寒药用量,或稍加龙胆草;寒重时加大制附子用量,或加吴茱萸;气虚重时加黄芪;阴血虚重者加白芍;肾气虚者加巴戟天、淫羊藿;清阳不升者加柴胡;兼有瘀滞者加桃仁、红花。

（七）不孕症

不孕症有原发不孕和继发不孕之分，随着现代医学的发展，不孕症的原因越来越明晰，原因不明不孕呈下降趋势。文献报道 15% ~ 20% 的不孕妇女最终找不到确切病因。不孕症的发病率较高，占育龄妇女的 5% ~ 10%。不孕症的原因较多，且极为复杂，除了诸如输卵管粘连、输卵管阻塞不通、子宫发育不完全或幼稚、黄体不全、ABO 血型不合、免疫性不孕等原因外，其他如社会、家庭、心理因素等也是发病的重要因素。输卵管因素是引起女性不孕的主要原因，约占 72.02%。输卵管病变大部分是急性、慢性盆腔炎所致。继发不孕中最常见原因为盆腔炎，约占 40%，81.2% 的继发不孕女性有人工流产病史或异位妊娠病史。排卵障碍是引起女性不孕的另一重要原因，有多种因素均可导致排卵障碍，如多囊卵巢综合征（PCOS）、卵巢早衰、高泌乳素血症、生殖功能异常、其他内分泌腺的影响等，其中 PCOS 是主要原因。排卵障碍的发生率为 29.78%；PCOS 的发生率占女性不孕的 25.27%，占不排卵性不孕的 84.87%。

《黄帝内经》就对受孕过程有所阐述，《素问·上古天真论》云："女子二七而天癸至，任脉通，太冲脉盛，月事以时下，故有子。"中医认为冲脉、任脉为"月经之本"，与受孕关系密切。月经的正常又与肾、肝、脾三脏关系紧密。肾藏精，系冲任，为孕育之本源；肝藏血，调冲任，若肾之精气充沛，肝疏泄正常，则天癸旺盛，冲任调和，月事以时下，乃能摄精受孕。此外，脾胃为后天之本，经血生化之源，脾运健旺，化血有源，则能滋肾养肝，调和冲任而受孕。男女双方在肾气盛，天癸至，任通冲盛的条件下，女子月事以时下，男子精气溢泄，两性相合，便可堆成胎孕，可见不孕主要与肾气不足、冲任气血失调有关。临床常见有肾虚、肝郁、痰湿、血瘀等类型。治疗重点是温养肾气，调理气血，使经调病除，则胎孕可成。

医案精选

◎案

林某，女，25 岁。1983 年 11 月 12 日初诊。结婚 4 年未孕，其丈夫精液检查正常。妇科检查正常,但测基础体温双相曲线不典型。西医诊断为排卵障碍性不孕症。症见:月经不调、量少色淡,7~10 天方净,伴胃脘灼痛,四肢不温,饥不欲食,时常腹痛,大便带有白色黏液,日行 2 次,舌淡、苔薄白,脉沉缓。中医辨证为上热下寒、胞脉失养。治以清上暖下、温养胞脉。方用乌梅丸加减。

处方:乌梅、熟地黄、枸杞子、菟丝子各20g,当归、党参、桂枝、制附子、黄连、黄柏、肉苁蓉、淫羊藿各10g,干姜、细辛、川花椒各3g。5 剂,水煎服,2 日1 剂。

二诊:5 剂尽,肢冷大减。共进 12 剂,胃灼痛、下利、肢冷得除。翌年 2 月 27 日查妊娠试验(+),同年年底顺产一男婴。

按 中医认为,"冲为血海","任主胞胎",二脉系于胞。辨本案虽与乌梅丸证相合,但实属上热下寒、胞脉失于温养所致。方中乌梅、黄连、黄柏清心泄胃、燥湿止痢;制附子、干姜、桂枝、细辛、川花椒暖肝温肾、散寒除冷;党参、当归、熟地黄、枸杞子、菟丝子、肉苁蓉、淫羊藿温养胞脉。诸药相伍,切中病机。

◎案

孙某,女,27 岁。1998 年 3 月 15 日初诊。主诉:婚后 3 年未孕,月经常常不按期来,提前少,推迟多,经色淡、质清、夹有少许紫色血块,多逾期不止。神疲乏力,形寒怕冷,尤以下半身为明显。经前两乳发胀,甚时稍有疼痛,腰酸,有空坠感。易躁易怒,大便稀多干少,小便少。妇科检查:子宫偏小而光滑,宫体后位如桃核大、质硬。诊断为子宫发育不良。症见:身体较胖,舌淡、苔薄白、边有齿痕,脉沉弦。中医辨证为肾虚肝郁、寒滞胞宫。方用乌梅丸加减。

处方:乌梅、制附子、桂枝、制香附、艾叶各10g,川花椒、小茴香各6g,细辛、川楝子、薄荷各3g,当归12g,紫河车10g。

炒研细末冲服。嘱其月经干净后服用,连服 10 剂。连服 3 个月经周期。

二诊:第二个月经周期后,腰围减小,乳房仅有轻微发胀,月经基本正常,大便成形、时多,小便如常,精神转佳。服完第三次药后,月经推迟 10 天未至,到医院检查证实受孕。

按 本案患者证属肾虚肝郁、寒滞胞宫，故用制附子、桂枝、艾叶、川花椒、小茴香、细辛暖肝散寒，乌梅、当归、制香附、川楝子、薄荷柔肝疏肝，紫河车滋肾养阴，共奏疏肝理气、补肝肾、暖肝寒之功，故能获良效。

第四节　男科疾病

慢性前列腺炎

慢性前列腺炎（CBP）是男科的常见病，约占科室门诊量的 25%。本病是一种常见病、多发病，发病缓慢，病情顽固，缠绵难愈，反复发作。临床主要表现为排尿异常、局部疼痛不适、性功能障碍，甚或影响患者身心健康。

该病属于中医学"白浊""精独""白淫"等范畴，究其成因，乃多由过食肥甘辛辣之品、嗜烟酒、久居湿地等导致湿热下注；或纵欲过度、房事无节导致肾气亏损，湿热下注，阻遏气机，日久则致血瘀，出现本虚标实之症。

该病系肾气不足，湿热下注，毒浊瘀滞所致，乃湿热、肾虚、瘀血为主的虚实夹杂证。巢元方在《诸病源候论》中提出："诸淋者，由肾虚膀胱热也……肾虚则小便数，膀胱热则水下涩。"指出了肾虚湿热是发病的最初原因。张介宾《景岳全书》中曰："便浊症有赤白之分，有精溺之辨，凡赤者多由于火，白者寒热俱有之……由溺而为浊者，其病在膀胱肝肾。"久病入络为瘀，肾虚湿热日久，必气血运行不畅，湿瘀互结，精道气血瘀滞产生少腹、会阴及肛门坠痛，病位固定，前列腺触诊结节变硬等瘀血之症。本病乃肾虚为本，湿热为标，瘀血为变，且相互影响之本虚标实证。

医案精选
◎案

孙某，男，27 岁。1997 年 11 月 21 日初诊。患者自诉小便后滴白，伴腰腿疼痛 1 年有余，经省某医院泌尿外科前列腺液检查：白细胞 15 个，卵磷小体中度减少,西医诊断为慢性前列腺炎。症见:尿频、尿急,但无明显刺痛,时有尿道灼热感,睾丸胀痛,腰腿酸痛,会阴、小腹憋胀发凉,脉濡缓,左兼弦无力,舌质稍红、苔微黄腻。方用乌梅丸加减。

处方:乌梅 5g,党参 12g,制附子 15g(先煎),桂枝 10g,干姜 6g,川花椒 4g,黄柏 7g,黄连 8g,甘草 6g,琥珀粉 3g(冲),细辛 4g,当归 10g,茯苓 15g,吴茱萸 6g,白芍 12g,白术 10g。7 剂,日 1 剂,水煎服。

二诊:服上药 7 剂后,诸症大减,再服 10 剂而愈,随访 1 年无反复。

按 本案患者尿道灼热感,舌质稍红、苔微黄腻等为下焦湿热之象,而会阴、小腹憋胀发凉则为肝经寒湿的症状,符合寒热错杂之病机,故用乌梅丸治疗效佳。

第五节　儿科疾病

(一)小儿胆道蛔虫病

胆道蛔虫病是儿科急诊,临床以 7～12 岁多见。患儿常突然出现剧烈的阵发性腹痛、绞痛、哭吵不安、坐卧不宁、弯腰翻滚、面色苍白或胀红,极度痛苦,体检腹部无明显阳性体征,或仅有右上腹部压痛。

小儿胆道蛔虫病属中医学"蛔厥"范畴。近年来,由于中西医结合治疗的临床应用,极大地提高了其非手术治愈率。西医治疗安蛔解痉止痛是关键,常用维生素 K₃以止血,加用解痉、抗过敏、抗组胺、驱蛔药等。目前临床常用的驱虫药很多,其药理机制大致相同,均是通过阻断乙酰胆碱对蛔虫的兴奋作用,从而麻痹虫体,使其不能附着于肠壁而随大便排出。此类药物在人体内很少吸收,故肠道内药物浓度较高。蛔虫顶端感觉乳突和头感器是药物作用的敏感部位,然而蛔虫进入胆道后,驱蛔药失去对蛔虫头部敏感部位的作用,不能麻痹虫体,反而因药物作用继续驱赶蛔虫使之进入胆道。因此采用中西医结合治疗,则克服了西药这一缺点。

中医学认为,"蛔得酸则静,得辛则伏,得苦则下"。中医治疗先驱蛔,再予调补,或配合针刺治疗,疗效确切。安蛔驱虫的常用方如乌梅丸;待虫体排出,腹痛缓解,宜调补脾胃,常用五味异功散为主方。针刺足三里、阳陵泉、内庭、胆俞等穴,可使胆囊收缩,胆汁分泌增加,奥狄括约肌和胆总管松弛扩张,有利于胆道内蛔虫退出,或靠胆汁流冲击力使已死亡的蛔虫排出。

医案精选

◎案

付某,女,8 岁,小学生。患儿因发热,腹部阵发性绞痛,入某医院诊疗,诊断为胆道蛔虫,并发急性胆囊炎,口服驱虫灵(噻嘧啶),静脉滴注青霉素,治疗 1 周后,病情加重,患儿呻吟不止,家属畏惧手术,要求中药保守治疗。症见:舌苔黄腻,脉细数,声微气弱,口苦,便秘,痛苦面容,体温 37.5℃。乃同时投 2 方剂,安驱并用。

第一方:清热利胆,化虫排蛔,大柴胡汤加减。

处方:柴胡 7.5g,黄芩 7.5g,白芍 15g,甘草 7.5g,蒲公英 15g,金钱草 7.5g,川楝子 7.5g,鸡内金 10g,神曲 10g,陈皮 7.5g,木香 5g,大黄 5g。水煎饭前 1 小时服,日 1 剂。

第二方:安蛔止痛,用乌梅丸加减。

处方:细辛 2g,桂枝 7.5g,太子参 7.5g,川花椒 2.5g,黄连 5g,黄柏 7.5g,乌梅 2 枚,干姜 5g,制附子 2.5g,当归 7.5g。水煎饭后 1 小时服,日 1 剂。

上 2 方各服 3 剂后,痛减,病情缓和。因患儿腹胀,第一方加厚朴 5g、苍术 5g、莱菔子 2g。继续服上 2 方,各 3 剂。上 2 方各服 6 剂后,便下一条绿头蛔虫,患儿腹痛止,活泼如常。2 年后随访均无反复。

(二)迁延性腹泻

婴幼儿迁延性腹泻病程一般在 2 周至 2 个月。由多病原、多因素引起,抗菌药物仅用于分离出特异病原的感染,并依据药物敏感试验结果选用药物,因此针对病因治疗比较困难。西医治疗,依照《中国腹泻病诊断治疗方案》,主要是采用液体疗法和营养治疗,由于引起腹泻的病因不易明确,所以难以针对病因进行治疗,而运用中医辨证进行治疗却有明显疗效。

该病属于中医学"泄泻"范畴。中医理论认为,此病多由外感六淫,内伤乳食,损伤脾胃,导致运化失常而发生。因治疗失时或治疗不当,以致久病迁延不愈,并可影响小儿营养、生长和发育。就病理而言,凡发病急,病程短暂,多属实证;病程迁延,反复不愈,大多为虚证。古有"泄泻之本,无不由脾胃"之说。脾胃虚弱,不能腐熟水谷,运化精微,清浊不分而下则泄泻不止。久泻之后,脾虚及肾,肾阳伤则命火不足,不能温蒸中州之气,不能腐熟水谷,又可见下利清谷等脾肾阳虚之症,故本病治法,当与一般脾虚泄泻有别,应涩肠止泻与温中健脾并施,若为脾肾阳虚,温肾、补脾又当兼顾,治病求本,方能屡获效验。

临证精选

张晓峰以乌梅丸加减治疗婴幼儿迁延性腹泻 50 例。其中男性 29 例,女性 21 例;年龄 <1 岁 28 例,1~3 岁 22 例;腹泻病程 2 周至 1 个月 42 例,1~2 个月 8 例。所有病例均无明显脱水征。

处方:乌梅12g,干姜3g,黄连1.5g,川花椒2g,桂枝6g,党参10g,炒白术10g,五味子10g,赤石脂12g,粳米15g。

若呕吐次数较多者,加砂仁3g;腹痛者加白芍6g;下利清谷者加制附子1.5g,每日 1 剂,煎取 150ml,分 3 次温服,服药困难者,亦可少量多次频服。结果 50 例中,显效 32 例,有效 14 例,无效 4 例。总有效率为 92%。

医案精选

◎案

某,女,1 岁 6 个月。1993 年 12 月 16 日初诊。主诉:呕吐,腹泻,咳嗽,发热。望其精神萎靡,形体消瘦,皮肤萎黄,毛发焦枯,唇干,咽部轻度充血,舌红、瘦小,苔薄白。查其皮肤弹性不良,心肺听诊(-),喉中痰鸣音,体温38.7℃,血常规、大便常规未见异常。询其呕吐、泻泄历时 1 个月,近日加重,日泻达 30 余次,泻出蛋花水样便,呕吐次数日达十三四次。西医诊断为幼儿消化不良伴轻度脱水、上呼吸道感染。中医诊断为泻泄。治疗给予静脉滴注氨苄西林,纠正水、电解质失衡,口服葛根芩连汤合赤石脂禹余粮汤。

治疗3日,吐呕、咳嗽、发热已止,泻泄仍日达30余次,泻出仍为蛋花水样便,并诉夜间泻出蛔虫2条,吐出长约20cm蛔虫1条,症见:患儿又泻出蛔虫1条。忆及《伤寒论》"蛔厥者,乌梅汤主之。又主久利"方用乌梅汤加减。

处方:乌梅9g,黄连6g,黄柏6g,细辛1g,川花椒2g,干姜2g,桂枝2g,党参3g,制附子2g。

1剂,泻泄止,再剂大便成形,后以参苓白术散调理数日,精神转佳,此后2个月,腹泻一直未作。在此后的临床中,有意将乌梅汤用于治疗小儿久泻、久利,均获良效。

按 乌梅丸为《伤寒论》治疗寒热错杂的蛔厥证而设,后言"又主久利",但对于久利的临床表现和病机未作描述,从其组方可以测知其病机为寒热错杂,故在临床应用乌梅汤治疗小儿泻泄,其病机必须是寒热错杂或久泻而有蛔虫证者,其有蛔虫的指征非特指吐蛔,若具下列指征之一者,其蛔虫的辨证既可成立,如面部白斑、巩膜蓝斑、下唇内颗粒样白点、嗜食异物等以及小儿体瘦者。方中乌梅味酸,酸能收敛固涩止泻;"湿胜则濡泄"。泻泄病大多湿气盛,黄连、黄柏味苦性寒,苦能燥湿、坚阴,寒能清热,既燥且清,又可防泻之太久而致的伤阴;久泻必伤其正,又以党参、制附子、桂枝等品来补其已伤之正气;川花椒、干姜杀虫温中。因此,该方治疗久泻久利具有收敛、燥湿、清热、温脏、杀虫之功,临床用于寒热错杂或因蛔虫而引起的久泻久利,投之辄效。

（三）胃炎

儿童胃炎是一种反复发作性多因素疾病,现代医学证实幽门螺杆菌(Hp)是儿童胃炎的主要致病因素,文献报道引起的原发性胃炎在儿科占40%~95%,且感染率随着儿童年龄递增而上升,并与慢性胃炎、消化性溃疡的发病有密切联系。急性感染性疾病、流感或脓毒血症时,病毒细菌可通过循环血液途径进入胃组织而产生急性血源性胃炎。观察表明,学龄儿童较学龄前儿童急性胃炎的发病率高。急性胃炎比慢性胃炎发病率高,可能与卫生、饮食习惯有关。其治疗原则主要是杀灭Hp,有效的抗Hp治疗可促进胃黏膜愈合,有效地降低复发率。因此,根除Hp对相关性儿童胃炎的治疗是十分重要的。

临证精选

刘宇应用乌梅汤加减方治疗幽门螺杆菌相关性胃炎患儿94例,取得满意疗效。方法:将143例患儿随机分组,治疗组94例口服乌梅汤加减方。

处方:乌梅、黄芩、藿香、金铃子炭、川木通、紫苏梗、槟榔、延胡索各9g,细辛、干姜、黄连、吴茱萸各6g,川花椒12g,高良姜3g。水煎服,1剂服2日,每日4次,每次40ml。

对照组口服阿莫西林(羟氨苄青霉素)50mg/(kg·天),分2次,甲硝唑15mg/(kg·天),分2次。两组均连服4周。结果两组症状、体征改善无显著性差异($P > 0.05$),Hp根除率无显著性差异($P > 0.05$),但治疗组均高于对照组,仍有一定的临床意义;治疗组不良反应率为21.12%,对照组不良反应率为34.16%,两组有显著性差异($P < 0.05$)。说明乌梅汤加减方具有较好的杀灭Hp、促进儿童胃炎愈合、减少不良反应和复发率的作用。

[按] 大量的临床资料与研究证明,中医药治疗Hp已取得一定成效。有证据表明乌梅、干姜、黄连、黄芩、延胡索对Hp有直接杀灭作用,而吴茱萸、高良姜等药对Hp有抑制作用。儿童胃炎主要表现为上腹、脐周反复性疼痛,伴恶心、厌食、腹胀、便秘等症,属中医学"胃脘痛"范畴,其病机为多种因素致胃气不舒,不舒则痛或胀。在治疗上如只是行气和胃,痛消药停则达不到消除Hp目的。乌梅汤是行气和中、温胃止痛的代表方,经加减后其紫苏梗、细辛、川花椒、吴茱萸、高良姜、藿香、延胡索、金铃子炭具有行气止痛之效,吴茱萸、黄连平胃止呕,槟榔行气通便。全方连服4周可有效根除Hp,并对胃炎所致临床症状有效消除和缓解。

(四)肝硬化腹水

肝硬化腹水是临床治疗中较为棘手的难症之一,特别是临床上应用西医放腹水、利尿剂及腹水回输治疗效果不明显时,往往缺乏更有效的治疗手段。其发病机制较为复杂,现代医学认为主要是钠水潴留、腹内因素(主要是门脉高压、低蛋白血症等)、内分泌因素、感染因素等所致。

该病属中医学"鼓胀"范畴,其病机主要是湿热疫毒蕴结体内,导致肝、脾、肾三脏功能失调,气滞、血瘀、水饮互结腹中。加之病情迁延,病程久长,久病则虚,故治疗应以扶正为主,逐水为辅,攻补兼施为原则。拟补气益气、活血化痰、逐水利尿。在西医保肝、利尿、补充白蛋白等基础上联合中医治疗,多能起到较好疗效。

医案精选

◎案

陈某,男,5岁。1982年6月10日初诊。患慢性肝炎1年余,来诊时病情危重。症见:面色青黑晦暗,手掌干裂,骨瘦如柴,腹大如鼓,青筋暴露,肚脐外翻,肠鸣辘辘,阴囊肿大如拳,坐卧不安,呼吸困难,干呕不食,大便初硬后溏,小便色黄量少,舌质淡暗、舌苔灰而水滑,脉沉而数。体格检查:肝脏肿大,平脐、质硬。肝功能检查:黄疸指数2U,胆红素1mg/L,香草酚浊度4U,硫酸锌浊度试验8U,脑磷脂胆固醇试验(＋),丙氨酸氨基转移酶80U,总蛋白60g/L,白蛋白2.3g/L,球蛋白2.7g/L。超声波检查:肝上界第五肋间,肋下11cm,剑突下13cm;脾肋下2.5cm;密集微小波形;分隔波,腹水4cm。西医诊断为肝硬化腹水。中医诊断为鼓胀。中医辨证为脾肾阳虚、肝失疏泄。方用乌梅丸加减。

处方:乌梅15g,桂枝、红参、制附子、干姜、柴胡各9g,牵牛子、川花椒、细辛各6g,泽泻12g。2剂,日1剂,水煎服。

二诊:服上药后,大便泻下2次,色黑而青,小便频数,腹水骤减。原方减去牵牛子,红参改为党参9g,继服3剂,腹水全消。

后仍以本方随症加入当归、白芍、郁金、穿山甲等养血柔肝活血之品,服20剂后于7月7日做超声波检查:肝上界第六肋间,肋下1cm,剑突下2cm;较密微小波形,肝脏质地中等。仍以原法又服20余剂,临床症状全部消失。随访至今已5年,未再复发。

按 本案由久病脾肾阳衰、肝失疏泄、三焦水道不利、水湿潴留于内所致。水势汹涌,病情危重,故用乌梅丸去连、柏以温振脾肾真阳,加柴胡疏泄解郁以利三焦水道,泽泻导水下行,牵牛子峻逐水湿。如此标本兼顾,温消并行,并改丸剂为汤剂,使水邪得以速去,阳气得以恢复,故获效迅捷。

(五)小儿癫痫

癫痫是小儿时期常见的一种病因复杂的反复发作的神经系统综合征,

是由于脑部神经元产生过度放电,从而引起阵发的脑功能紊乱所致。临床上表现为反复的肌肉抽搐和意识障碍,也有感觉、行为和自主神经功能的异常。具有发作性、复发性和自然缓解等特点。小儿癫痫大体可分为原发性和继发性两大类。原发性癫痫是指通过现有手段不能明确原因的病例;继发性癫痫是指通过目前的检查手段能够发现确切原因的病例或脑部实质性病变者,如颅内肿瘤、脑外伤、脑血管畸形、中枢神经系统感染、脑发育畸形、各种脑缺血缺氧疾患、代谢紊乱、中毒等。小儿癫痫患病率为 3% ~ 6%,大多数发生在学龄前期。

该病属于中医学"痫证"范畴。中医学认为其发生可有多种原因,即风、痰、惊、热等导致脏腑失调、气机逆乱、痰浊阻滞、风阳内动,若脾失健运,不能运化水湿,内生痰浊。小儿脾常不足,气上逆,蒙蔽清窍,则神志丧失;痰浊内扰,引动肝风,则四肢抽搐。若痰降气顺,则痫发渐止,复如常人。可见,其病机关键在于脾失健运,痰浊内阻。目前抗癫痫西药确有疗效,但毒副作用明显,难以长期应用。中医药具有辨证施治个体化治疗的优势和无毒(或低毒性)及可长期服用的特点,大量的临床报道表明了中医药治疗癫痫的有效性,中医治疗以益气健脾化痰、平肝息风安神为法则。

医案精选

◎案

刘某,女,15 岁。1391 年 7 月 2 日初诊。阵发性腹痛反复发作 1 年,重时 1 日发作 7 次。发作时伴恶心,呕吐清水,四肢逆冷,心烦。脑电图检查诊断为癫痫。多方治疗无效。患者不欲用西药抗癫痫治疗。查其舌淡红、苔白腻,脉弦滑。中医辨证为寒热错杂、上热下寒、气机不调。方用乌梅丸加减。

处方:乌梅 30g,黄连 8g,黄柏 10g,细辛 6g,川花椒 10g,干姜 8g,桂枝 10g,制附子 10g,当归 10g,人参 10g。3 剂,日 1 剂,水煎服。

二诊:服上药 3 剂后,癫痫痛无发作。守方服用 2 个月,后易乌梅丸 4 个月而病愈。

按 本案患者基本病机为寒热错杂,上热下寒,气机不调,故用乌梅丸寒热并调,辛苦并进,贴合证机,而能收功。

（六）小儿惊风

惊风一证在唐代以前,多与痛证混称,宋代《太平圣惠方》始将惊风与痛证区别开来,并创急惊风、慢惊风之病名。钱乙《小儿药证直诀》对急惊风、慢惊风的病因病机、辨证治疗进行了详细论述,尤其是钱乙创立的泻青丸、益黄散等,对现代治疗小儿惊风仍有重要的参考价值。清代陈复正在《幼幼集成》中将惊风归纳为"误搐""类搐"和"非搐"三大类。

急惊风的主证是痰、热、惊、风,因此治疗应以清热、豁痰、镇惊、息风为治疗原则。痰盛者必须豁痰,惊盛者必须镇惊,风盛者必须熄风,然热盛者皆必先解热。由于痰有痰火和痰浊的区别;热有表里的不同;风有外风、内风的差异;惊证既可出现惊跳、号叫的实证,亦可出现恐惧、惊惕的虚证。因此,豁痰有芳香开窍、清火化痰、涤痰通腑的区分;清热有解肌透表、清气泻热、清营凉血的不同;治风有疏风、息风的类别;镇惊有清心定惊、养心平惊的差异。

医案精选

◎案

陈某,男,12 岁。1988 年 9 月 12 日初诊。1988 年 8 月 4 日因高热抽搐,呕吐 3 天,在医院传染科住院,经血常规、脑脊液检查,确诊为乙型脑炎。经治疗体温维持在 37.5℃左右,呕吐消失,但抽搐不减。后以乙脑后遗症出院。患儿表情淡漠,颈项强直,双上肢呈内收屈曲强直,紧握拳贴于胸前,双下肢呈强直性伸展。腔反射亢进,凯尔尼格征及巴宾斯基征均阳性,脉细弱,因不能张口,舌苔难辨。此乃病久,阴竭阳虚、寒热错杂、筋脉失养所致的痉病。治以寒热并用。方用乌梅丸加减。

处方:乌梅 15g,细辛 4g,干姜 6g,党参 10g,黄柏 6g,制附子 6g,黄连 6g,僵蚕 10g,蜈蚣 3 条,全蝎 3g,伸筋草 10g。每日 1 剂,水煎取药汁,少量多次徐徐从口角灌入。

二诊:服上药 4 剂后,患儿可以张口,进药较易。又照上方服 8 剂,颈部及四肢强直明显减轻。又以上方加石菖蒲 12g、郁金 12g,连服 10 天。

三诊:患儿神志清醒,能下床由父母扶住在地上挪动脚步,纳食增加。

咀嚼功能正常,但仍失语,又在原方基础上去黄柏、细辛,加莲子心 15g、枸杞子 10g、何首乌 10g,连续用药 30 天,始能喊妈妈。为巩固疗效,用此方加减又调治半月,患儿语言恢复,可以自主活动,仅右下肢稍有点跛,于 1989 年秋季又入学,智力较病前无明显差异。

〔按〕《素问·六节藏象论》曰:"肝者……其华在爪,其充在筋。"该案把痉病纳入厥阴的范畴来考虑。乌梅丸是治疗厥阴病的主方,寒热并用,辛苦酸合为一方,与厥阴病寒热错杂、阴阳消长的特点颇相适应。痉病患者,指、趾不荣,挛急强直,角弓反张等,乃筋脉失养所致。故用乌梅丸补肝养筋,加全蝎、蜈蚣、僵蚕、石菖蒲、郁金等息风通络,醒脑开窍,使此病得以痊愈。

（七）小儿盗汗

小儿盗汗中医学称"小儿汗证",多属西医学自主神经功能紊乱,而维生素 D 缺乏性佝偻病及结核病、风湿病等,也常见多汗。

汗是由皮肤排出的一种津液。汗液能润泽皮肤,调和营卫。小儿由于形气未充、腠理疏薄,加之生机旺盛、清阳发越,在日常生活中,比成人容易出汗。若因天气炎热,或衣被过厚,或喂奶过急,或剧烈运动,出汗更多,而无其他疾苦,不属病态。小儿汗证有自汗、盗汗之分。睡中出汗,醒时汗止者,称盗汗;不分寤寐,无故汗出者,称自汗。盗汗多属阴虚,自汗多为阳虚。但小儿汗证往往自汗、盗汗并见,故在辨别其阴阳属性时还应考虑其他症候。汗是人体五液之一,由阳气蒸化津液而来。如《素问·阴阳别论》所说:"阳加于阴,谓之汗。"心主血,汗为心之液,阳为卫气,阴为营血,阴阳平衡,营卫调和,则津液内敛。反之,若阴阳脏腑气血失调,营卫不和,卫阳不固,腠理开合失职,则汗液外泄。小儿汗证的发生,多由体虚所致。其主要病因为禀赋不足,调护失宜。小儿脏腑娇嫩,元气未充,腠理不密,若先天禀赋不足,或后天脾胃失调,肺气虚弱,均可自汗或盗汗。肺主皮毛,脾主肌肉,肺脾气虚,表虚不固,故汗出不止。因汗证是以虚为主,故补虚是其基本治疗法则。或调和营卫,或益气养阴,或清化湿热,辨证治疗效果较好。

医案精选

◎案

颜某,男,4岁。1995年4月初诊。盗汗3个多月。无论冬春,入睡不久即出汗,轻则头汗如珠,甚则遍身淋漓,醒后汗止,食欲、玩耍如常。曾到市医院检查,未发现有器质性病变。用维生素B_{12}、维丁胶性钙、虚汗停等治疗1周,未见好转,后改服中药(方药未详)10余剂皆无效。症见:面白唇红,口臭微渴,喜热饮,尿颜色赤,大便无异,舌淡、苔薄黄,脉细数无力。辨证为虚实相兼、寒热错杂。治以扶正祛邪、调和阴阳。方用乌梅丸加减。

处方:乌梅10g,黄芪24g,党参、白芍各12g,黄连、黄柏、当归、制附子各3g,桂枝5g,煅牡蛎15g。2剂,日1剂,水煎服。

药后汗出大减,黄苔渐退,小便次数亦减,原方续进5剂,汗止而愈。

按 小儿盗汗一证,临床上较为常见,其病机以阴虚者居多,阳盛者次之,而虚实相兼者亦非少见。临证除家属代诉盗汗外,往往他症缺如,舌脉大多无异。因此在辨证中有一定难度,经用一般敛汗方药治疗无效后,可用乌梅丸试之。因盗汗日久,汗出过多,其表必疏,阳气易耗,阴津易伤,故易演变为虚实相兼、寒热错杂证。以乌梅酸涩收敛;桂枝、白芍、黄芪固表和营;黄连、黄柏泻火坚阴;党参、制附子温阳益气;当归和血;去细辛之发散和干姜、川花椒之燥热,加牡蛎潜阳固涩。全方使阴阳调和,气血平宁,故盗汗自止。

第六节 皮肤科疾病

(一)荨麻疹

荨麻疹是由皮肤、黏膜小血管扩张和通透性增加而导致的一种局限性水肿反应,临床主要表现为风团和红斑。荨麻疹有急性、慢性之分,一般认为,荨麻疹每天或几乎每天发作,持续 6 周或 6 周以上者,可诊断为慢性荨麻疹。

该病属于中医学"瘾疹"范畴,病因与风、湿、热三方面因素有关。慢性荨麻疹因素体禀赋不耐,气血不和,卫外不固,腠理不密,风邪袭表而发病。用中医中药和中西医结合治疗本病取得很好的效果。中医辨证论治一般将其分为风热型、风寒型、气血虚型,分别以散风清热、散风解表、调和营卫、益气养血、疏散风邪为法,而以祛风清热为主。

临证精选

(1)老昌辉以乌梅方为基础方治疗慢性荨麻疹 27 例,全部病例来自门诊。其中男性 15 例,女性 12 例;年龄 15～59 岁,平均 34 岁;病程最短 1 个月,最长 14 个月。全部病例均曾用西药抗组胺药治疗未能治愈。来诊时均做血常规检查,其中 4 例嗜酸粒细胞增多,23 例血常规正常;8 例做免疫球蛋白 E(IgE)检查,2 例轻度升高,6 例正常。

处方:乌梅12g,细辛、川花椒、干姜各3g,黄连、黄柏、桂枝、红参(或党参30g)、制附子各10g,当归、白芍各15g,黄芪30g。

每日 1 剂,渣复煎取汁 600ml,分早、晚 2 次口服。3 周为 1 个疗程。

若偏热者加重黄连、黄柏用量;偏寒者加重干姜、制附子用量;血虚明显者加重当归用量,并加何首乌30g;急性发作者加地肤子、蛇床子各20g。

结果:痊愈(治疗后荨麻疹消退,经 1 个月随访未复发)17 例,有效(治疗后荨麻疹基本消退,但过后偶有复发)8 例,无效(治疗后症状无改变)2 例。

(2)潘颖萍以乌梅汤治疗慢性荨麻疹 32 例。32 例均为门诊病例,其中男性 15 例,女性 17 例;年龄 13～63 岁,平均 33 岁;病程最短 1 个月,最长 11 个月。全部病例均曾用西药抗组胺药物治疗未能治愈。来诊时均做血常规检查,其中 7 例嗜酸粒细胞增多,25 例血常规正常。8 例做 IgE 检查,2 例轻度升高,6 例正常。中药用乌梅丸加减。

处方:乌梅12g,党参25g,黄芪25g,当归15g,白芍15g,细辛5g,川花椒5g,干姜5g,制附子10g,桂枝10g,黄连10g,黄柏10g。

若偏热者加重黄连、黄柏用量;偏寒者加重干姜、制附子用量;血虚明显者加重当归用量,并加何首乌20g;急性发作者加地肤子20g、蛇床子20g、白鲜皮15g。每日1剂,渣复煎取汁500ml,分早、晚2次日服。2周为1个疗程。

治疗结果:痊愈(治疗后荨麻疹消退,经1个月随访未复发)21例;有效(治疗后荨麻疹基本消退,但过后偶有复发)9例;无效(治疗后症状无改善)2例。疗程最短14天,最长35天。

医案精选

◎案

陈某,女,15岁。皮肤风团反复发生4个月,时轻时重,部位不定,尤以四肢颜面居多,大如豆瓣,小如芝麻,遇风尤甚,瘙痒难忍。皆在当地以抗组胺类药治疗未效而来诊。症见:躯干四肢颜面均有散发、形状大小不一、离于皮面、淡红色之皮疹,周围有红晕,部分疹块融合成片,奇痒,患者形胖而面色淡白,食不馨、睡不宁,时腹痛便溏,舌质淡边有齿印、苔黄厚,脉浮滑而欠力。患者13岁月经初潮,每次量多、色淡红。查血常规:RBC 3.6×10^{12}/L,WBC 5.6×10^9/L,IgE 1.3mg/L。中医辨证为营卫不和、冲任不调、脾虚失运、胃肠湿热积滞,而受风邪之寒热错杂、虚实兼夹。方用乌梅丸加减。

处方:乌梅丸加地肤子、蛇床子各20g。日1剂,水煎服。

5剂后病情好转,治疗2周皮疹、瘙痒基本消除。伴随症状也有所好转,去地肤子、蛇床子,服完3周停药,复查嗜酸粒细胞及IGE均恢复正常,随访1个月未再复发。

按 瘙痒为荨麻疹之主要症状。其病因是风邪为患,致脏腑、气血、营卫失调,临床多表现为寒热虚实错杂之综合征。运用乌梅丸加减治之,获效较佳。方中乌梅酸收,配合桂枝、细辛、白芍敛阴和营,一收一散,调和营卫,疏风散寒,消疹止痒,为治标也;党参、甘草加黄芪益气固表,加大辛大热之姜附,加强温经复阳固表;再以当归,加强养血柔肝,所谓"治风先治血,血行风自灭",此为治本;方中黄连、黄柏二药清胃肠积热,味苦健胃,燥湿邪、解热毒、清脏腑,去除发病的内在因素,又可制约上述诸药之辛燥;地肤子、蛇床子祛肌肤湿热,燥湿止痒。诸药合用,达到了寒热并治,扶正祛邪,不因顾此失彼,又不犯虚虚实实之戒。因此,乌梅丸治疗慢性荨麻疹安全、无副作用,但胃酸过多及上消化道溃疡患者要注意其胃部反应。

◎案

某,女,40 岁。1999 年 3 月 1 日初诊。主诉:全身性皮肤丘疹伴瘙痒,反复发作 3 年。自诉 3 年来,每于春天发病,持续至夏季。发病时先从颜面丘疹开始出现,继则全身,后逐渐融合成片,色淡红并高起皮肤,瘙痒明显。曾服养血活血、祛风止痒剂 10 余剂,不见效果。后详查病情,症见:躯干皮肤散在大小不等淡红色丘疹,以腹部及双下肢为重,经常有腹痛,大便稀,口苦口干,舌质红、苔白腻,脉沉细。考虑发病日久,寒热错杂,方用乌梅丸加减。

处方:乌梅 60g,干姜 3g,细辛 3g,黄连 9g,当归 10g,制附子 3g,川花椒 6g,桂枝 10g,党参 10g,生龙骨 20g,生牡蛎 20g。3 剂,日 1 剂,水煎服。

二诊:服上药 3 剂后,诸症明显减轻,又复上方加升麻 6g、蝉蜕 10g,继服 10 剂,诸症痊愈。随访 1 年未复发。

按 荨麻疹,属中医学"瘾疹"范畴。《诸病源候论》曰:"邪气客于皮肤,复逢风寒相折,则起风瘙瘾疹。"究其发病,多由风邪外袭,客于肌肤,营卫失调;脾胃郁热,复感风邪,内外不达,邪热郁于肌肤;气血不足,血虚生风;或血热生风等。前贤治疗多从风、火立论,多用宣发清凉、养血祛风之品。但久病易生他变,血虚邪恋,寒热互结。治当虚实兼顾。方中重用乌梅取其味酸汁多,可润其燥而风自息、热自消;干姜、细辛、制附子、川花椒、桂枝温中州之脾阳,温里散寒,扶正以祛邪;黄连清解内热,以防干姜、制附子之燥;党参、当归养血,龙骨、牡蛎镇静,以防瘙痒之烦;升麻、蝉蜕透达肌肤,引邪外出。

(二)带状疱疹

带状疱疹,是有病毒引起的急性炎症性皮肤病,主要体征为成簇的水疱沿神经走向呈带状分布,初起为丘疹,进而变成水疱,周围以红晕,以腰肋部和头面部发生最多,疼痛为主,重者难以着衣。

该病属于中医学"蛇串疮""缠腰火丹""火带疮""蛇丹""蜘蛛疮"等范畴。《医宗金鉴》记载:"此症俗名蛇串疮,有干、湿不同,红黄之异,皆如累累珠形。干者色红赤,形如云片,上起风粟,作痒发热,此属肝心二经风火。"本病多因情志不畅,肝气郁结,久而化热蕴湿;或饮食不节,脾失健运,湿热内生,外泛肌肤,复感毒邪,以致湿热火毒蕴积肌肤而发。再则邪阻经络,气血阻滞,不通则痛,病之后期常迁延疼痛。本病是由肝、脾、肺三经热邪蕴炽而成,有干、湿之分:干性者灼热刺痛,湿性者破口渗液、较干性者痛甚。疮底红润是属脾血不和,肝郁气滞;灼热疼痛是湿热伤脾,火毒蕴肺;烦躁不寐是毒扰心神。据其表现为潮红燔疼,继之起丘疱疹、水疱等症象,此病乃由肝胆火盛、湿热内蕴,又感受毒邪,以致内外合邪,火毒湿热搏结皮肤、壅滞肌表、郁阻经络气血而成。其治疗当重在清火解毒祛湿,兼以疏通经络气血,令火、热、湿、毒之邪得除,经络通、气血和则病可痊。

医案精选

◎案

魏某,女,82岁。2002年1月21日初诊。主诉:双侧胯腹部奇痛3天。患者家住农村,平素身体健康,操持着较重的家务劳动。5天前来到新乡儿子家,刚刚休息了2天就突发两胯腹部疼痛,奇痛难忍,夜不得眠。症见:局部不红不肿,右寸脉、左尺脉弦大有力,舌质、舌苔无明显异常。中医诊断为蛇串疮。据以往经验,蛇串疮发于胯腹部者水疱不易透出,极易造成误诊,治疗以乌梅丸为主随症加减,疗效甚佳。

处方:乌梅15g,黄连10g,黄柏15g,川花椒10g,桂枝12g,干姜10g,制附子10g,细辛10g,当归20g,党参30g,川牛膝15g,苍术15g,辽沙参30g,黄芪30g。

服药当天疼痛大减,睡眠良好。服药第二天右胯部出现成簇水疱,面积7cm×5cm。以后加减用药12剂,疼痛轻微,停止治疗。4~5周以后疼痛才逐渐消失。

按 蛇串疮发于胯腹部者多见于老年人,每因水疱不透而误诊。用乌梅丸随症加减治疗都取得了很好的疗效。另外,蛇串疮多发于单侧不超过正中线,而发于胯腹部者常常会双侧同时发病。

第七节　口腔科疾病

（一）复发性口腔溃疡

复发性口腔溃疡（ROU）又称复发性阿弗他溃疡,是指口腔黏膜反复出现孤立的、圆形或椭圆形的浅表性溃疡,可单发或多发,局部有剧烈灼痛,病程有自限性与周期性特点,患病率高达 20% 左右,居口腔黏膜病的首位。男女老幼皆可发病,初发年龄一般为 10 ~ 20 岁。一年四季均能发生。

该病属中医学"口疮""口糜""口疡"等范畴。口疮之名始见于《黄帝内经》,《素问·气交变大论》中曰:"岁金不及,炎火乃行……民病口疮,甚则心痛。"首次指出口疮以火热为基本的发病病因。《圣济总录》更认为:"口疮者,由心脾有热,气冲上焦,熏发口舌,故作疮也。"指出了口疮与心脾蕴热有关。复发性口腔溃疡,病虽生于口,实与脏腑经络密切相关。缘脾开窍于口,心开窍于舌,肾脉连咽系舌本,两颊及齿眼属胃与大肠经。由于饮食、劳倦、情志等因素所伤,造成脏腑功能失调,心脾蕴热,胃火炽盛;或气阴亏虚,阴虚火旺;或脾肾阳虚,无根之火上浮,熏蒸口舌,均可导致本病的发生。

临证精选

周玉泉用乌梅丸加减治疗复发性口疮 36 例。本组 36 例均为门诊患者,其中男性 17 例,女性 19 例;年龄最小者 6 岁,最大者 62 岁;病程在 3 ~ 6 个月者 6 例,7 个月至 1 年者 8 例,1 年以上者 22 例。临床症见口腔、舌面、颊黏膜、齿龈、咽峡部有一个或数个圆形或椭圆形如黄豆或米粒大的白色溃疡面,深浅不一。白苔刮之易出血,疼痛,影响进食。多数患者伴有肛门瘙痒、磨牙、睡眠欠佳或面部白斑、腹部间断隐痛等症状。6 例粪便化验可见蛔虫卵。方用乌梅丸加减。

处方:乌梅 20g,制附子、桂枝、干姜、黄柏、党参、当归各 10g,川花椒 6g,

细辛 2g,黄连 6g。

每日 1 剂,水煎取汁 2 次分服,小儿用量酌减。服药期间禁食生冷、肥腻。

热甚者制附子、干姜、桂枝减为 6g,川花椒减为 3g;阳虚寒甚者,黄连减为 3g,黄柏减为 6g;虫积明显者加槟榔 12g;中虚气弱者加黄芪 30g。3 剂为 1 个疗程,连续观察 1~2 个疗程后统计疗效。

治疗结果:未复发 30 例,有效(口腔溃疡愈合,伴随症状及体征消失,随访 1 年有复发)5 例,无效(口腔溃疡、伴随症状及体征无明显改善)1 例。总有效率为 97.2%。

医案精选

◎案

杨某,男,52 岁。1994 年 11 月 12 日初诊。口腔溃疡反复加重 5 年余。症见:两颊黏膜、舌体侧散在数个黄豆大小溃疡,周边轻度水肿,色淡红,中心凹陷,上覆灰白色黏液,进食时疼痛,口中常有烧灼感,但不欲饮冷,每进食鱼虾类食物自觉症状加重。伴面色㿠白,消瘦,倦怠乏力,食欲不振,四肢不温,口干苦不欲饮,大便稀、日行 3~4 次,便前脐周隐隐作痛,舌红、少苔,脉沉迟无力。细阅前所用数十张方剂,总不外滋阴清热、泻火解毒一类,偶有以理中汤调中,效亦平平,缠绵不愈,甚是痛苦。中医辨证为上热下寒。治以清上温下。方用乌梅丸加减。

处方:乌梅 30g,甘草 10g,细辛 3g,肉桂 5g,制附子 10g(先煎),黄连 5g,黄柏 5g,当归 10g,党参 10g,川花椒 10g,干姜 5g。3 剂,每日 1 剂,水煎服。

二诊:服上药 3 剂后,进食时口中疼痛消失,口中转润,便次减少,腹痛消失。药已中的,以上方加减共进 18 剂,口中溃疡愈合,诸症悉痊。

【按】口腔溃疡责之心脾两经,实、热证居多,这是其常;但虚证、寒证、寒热错杂证也不乏其例,这是其变。治有正治、反治,但终需审症求因,通常达变。本例过用苦寒,非但热邪未除反损及脾肾之阳,久则阴津亦见亏耗。当此之时滋阴则碍脾,温阳则耗津,证情复杂,颇有顾此失彼之虑。乌梅丸方中重用乌梅、甘草酸甘化阴,又无碍脾之运化;制附子、肉桂、干姜、川花椒、细辛补脾肾之阳,两组药合用寓有阴生阳长之义;党参、当归相伍气血兼顾;

黄连、黄柏以清蕴伏之邪热。药证合拍,故数年顽疾治愈。

◎案

王某,女,45岁。2001年5月初诊。诉口腔溃疡反复发作3年余,每年发作10余次。进食时刺痛,口内涎唾多。曾先后用维生素B₂、维生素C、多种抗生素及大量清热泻火之中药治疗,效果不佳。检查:见下唇内侧、舌下、舌左边、左颊黏膜有多个溃疡点,下唇内之溃疡面达1.2cm×1.5cm,溃疡边缘红润隆起,中心白苔覆盖。伴肛门瘙痒,夜间磨牙、不寐、头昏、四肢倦怠、纳差,舌质淡、苔白滑,脉沉细。粪便涂片镜检发现蛔虫卵。诊断为复发性口腔溃疡。中医辨证为脾胃虚寒、虫积内扰。治以温中健脾、燥湿除虫。方用乌梅丸加减。

处方:乌梅丸加黄芪30g、槟榔12g。服药6剂,溃疡愈合,诸症消失。随访1年未再复发。

按 乌梅丸出自《伤寒论》,方为胃肠寒热失调、蛔虫内动而设。方中乌梅、黄连、川花椒制蛔安蛔;制附子、干姜、桂枝、细辛温中散寒;黄连、黄柏清热泻火燥湿。寒热并用,可使温而不燥,凉而勿过。党参、当归补气养血、扶助正气;乌梅还可滋阴润燥;黄芪补益中气、敛疮生肌;槟榔消积祛虫。诸药合用,可收较好效果。

◎案

张某,男,50岁,矿工,患口腔溃疡近20年。多方求医,皆服用过牛黄上清丸、三黄片、清热解毒口服液、导赤散、天王补心丹、华素片、多种维生素等均未根治,反复发作,日趋严重,致使饭热不敢吃,饮冷不敢用,葱蒜之物不敢沾唇。若张口呼吸,气流通过口腔,即疼痛难忍。一年四季,常需戴口罩,疼痛状况,难以言表。平日大便稀溏,小便清长。应诊时,其身体消瘦羸弱,颜面潮红,心中烦热,口腔溃疡。舌质淡红溃烂,苔薄黄,脉沉迟。中医辨证为上热下寒、寒热错杂、阴寒盛于下、邪热浮于上。方用乌梅丸加减。

处方:乌梅15g,黄连3g,制附子10g,干姜6g,桂枝10g,细辛3g,当归10g,党参15g,白芍15g,肉豆蔻10g。

用上方稍加加减,前后共进30余剂告愈。现已3年有余,未曾复发。

　　按 乌梅丸出自《伤寒论》,其寒热并用,补敛俱备,能解阴阳错杂、寒热混淆之邪,是治疗厥阴病的代表方。厥阴病,其本阴,其标热,其体木,其用火。必伏其所主,而先其所因,或收或散,或逆或从,随所利而行之,调其中气,使之和平,是治疗厥阴病必须遵循的治法。酸入肝,用味酸入肝之乌梅以伏其所主。配苦寒之黄连以泻心降火除上热。肾为肝母,二者同源,制附子以温肾,使火有所归,肝得温养以固其本。肝欲散,细辛、干姜、肉豆蔻以散之。肝藏血,桂枝、当归、白芍引血归经。用党参补中以资谷气,强升斡旋之力以平错杂之寒热。根据对方义的理解,在临床除用于《伤寒论》乌梅丸主治病症外,亦用治病机符合阴寒盛于下、邪热浮于上、上热下寒、寒热杂错所致的多种病症。因本例患者符合上热下寒、寒热错杂,阴寒盛于下、邪热浮于上之病机,故用乌梅丸加减之辄收良效。

　　◎**案**

　　张某,女,43 岁。2001 年 7 月 5 日初诊。患者诉口疮反复发作 3 年余,每次持续时间 2～3 个月,疼痛剧烈,严重影响饮食,曾多方医治,收效不佳,却因服用寒凉药而致脾胃受损,每遇着凉、冷食后即腹胀腹泻。症见:面色潮红,口腔内多处溃疡,大小不等,溃疡面灰白色、周边发红,舌边尖红、有芒刺,苔白、边有齿痕,脉缓。中医辨证为上热下寒。方用乌梅丸加减。

　　处方:乌梅、党参各 30g,桂枝、焦神曲、焦麦芽、焦山楂各 20g,干姜、黄连、黄柏、竹叶、鸡内金、生地黄、山药各 10g,苍术、厚朴、怀牛膝各 15g。

　　3 剂,日 1 剂,水煎服。另用吴茱萸 10g,研末以醋调匀,临睡前涂双脚涌泉穴,以胶带固定,晨起去之。

　　二诊:服上药 3 剂后,口疮、疼痛大减,糜烂明显好转,诸症亦好转,按原方又服 3 剂,外用吴茱萸研末外涂。

　　三诊:口疮已痊愈,腹胀消失。又进 5 剂,停用外涂药,后用逍遥丸服月余,即停药,随访半年未复发。

　　按 该案患者口疮反复发作,曾多次服用清热药,口疮未愈,反出现腹胀、腹泻等脾胃受损之症。舌边尖红、苔白,表现出心肝火旺、脾胃虚寒的症候。方用乌梅丸清上温下;竹叶清心利尿;怀牛膝引火下行;苍术、厚朴健脾燥湿,行气消胀;生地黄、山药补脾补肾;焦神曲、焦麦芽、焦山楂、鸡内金健脾消食。诸药合用,收到良好的效果。

(二)牙痛

牙痛为口腔疾患中常见症状,其发病急,重者剧痛难忍,坐卧不安,严重影响生活、工作。引起牙痛的疾病有牙体和牙周组织病,如龋病、牙髓病、根尖周病、牙眼病、牙周病等。牙痛的发病率高达 40% ~ 70%,被世界卫生组织列为重点防治的疾病之一。

中医学认为牙痛有虚实之分,多因胃火上炎和肾阴不足所致。牙痛有虚实之别,主要与阳明郁火和肾阴不足有关。经络是运行气血的通道,当气血运行不畅时则疼痛。牙与眼多属胃、肾二经,大肠、胃腑积热,或风邪外袭经络,郁于阳明而化火,火邪循经上炎而发为牙痛。肾主骨,齿为骨之余,肾阴不足,虚火上升亦可引起牙痛。治当清热解毒、滋阴降火。目前,牙科对牙痛的治疗手段很多,但无论是药物局部治疗还是全身用药,还是手术直接清除病灶,大多近期疗效良好,远期效果欠佳,牙痛复发率高,并且治疗方法痛苦,费用昂贵,一般患者尤其是幼年和经济困难的患者难以接受,而中医治疗牙痛积累了丰富的经验,一般疗效较好。

医案精选

◎案

何某,男,68 岁。1995 年 9 月 6 日初诊。牙痛 1 周,加剧 3 天。夜不能卧,终日含水以缓其痛。西医诊为急性牙髓炎,用抗生素、去痛片、甲硝唑治疗无效。后改服中药,方拟清胃散、知柏地黄汤加减,连服数剂未见缓解。症见:面色潮红,表情痛苦,面颊浮肿,头身微热,恶寒,手足不温,口渴,喜饮冷水,不欲咽,大便 3 天未解。舌淡、苔薄微黄,脉弦细而数。中医辨证为寒热错杂、上热下寒。治以清上温下。方用乌梅丸加减。

处方:乌梅 10g,黄连、黄柏、细辛各 5g,肉桂 1.5g,当归、川花椒各 3g,制附子、大黄(后下)各 5g,党参、白芷各 9g。日 2 剂,每剂煎 2 次,隔 4 小时服 1 次。

二诊:牙痛减轻,能寐,恶寒除,大便解,原方减大黄,日 1 剂,续服 3 剂,痛止能食,诸症若失而告愈。

　　按 本案患者年高，真阴真阳易损，嗜烟过度，燥热内盛，病后药用寒凉，易出现阳衰于下、热盛于上之寒热错杂证。故治疗并非单以清热泻火或滋阴降火能收全功。当清上温下，寒热并治。方以乌梅、细辛、川花椒辛酸缓急止痛；细辛合白芷乃治牙痛之良药；黄连、黄柏泻火止痛坚阴；制附子、肉桂引火归元；党参、当归调气和血；去干姜之燥热，加大黄泻火通便。全方使寒热并除，阴阳调和，故牙痛得愈。

第八节　耳鼻喉科疾病

（一）化脓性中耳炎

　　急性化脓性中耳炎常为混合性感染，致病菌多为金黄色葡萄球菌，甲、乙两型溶血性链球菌和肺炎双球菌等多种病菌经咽鼓管传染途径及鼓膜传染途径致病。急性化脓性中耳炎是临床常见的一种耳病，有不同程度的听力损失，若失治误治，可引起颅内、外并发症。临床上常单纯采用抗生素治疗，往往有细菌耐药现象产生，疗效并不十分理想。

　　该病属中医学"脓耳"范畴，本病是由于正气不足，内蕴湿热，外受风邪，致热毒塞盛，循肝胆经上冲于耳窍，热毒蕴结，腐烂肌膜而化脓，治疗上着重清热解毒排脓。外治以清热解毒，消肿止痛，敛湿，祛腐生肌为原则。

医案精选

◎案

　　张某，女，7岁。患化脓性中耳炎4年，屡用中西药治疗无效。症见：双侧耳道内有淡白、微黄清稀脓液，伴耳轮溃烂，听力减退，口渴不多饮，大便溏薄，小便清长，五心烦热，纳差，形体瘦弱，面色青黄，舌淡尖红、苔滑，脉细弱。中医诊断为脾肾阳虚、虚火上炎。方用乌梅丸加减。

　　处方：乌梅18g，肉桂4g，北沙参、制附子、干姜、当归、黄柏各9g，川花椒、黄连各6g,细辛3g,薏苡仁、败酱草各30g。8剂,日1剂,水煎服。

二诊:服上药8剂后,诸症悉除,唯听力恢复较差。后以苓桂术甘汤加石菖蒲、郁金、菊花、桔梗为散,服药1个月而愈。

【按】 本例化脓性中耳炎患者病程较长,迭用中西药治疗无效,而以乌梅丸加减获效,盖因耳道内有微黄脓液,伴耳轮溃烂,五心烦热,纳差,形体瘦弱,苔滑等为虚火上攻,化毒酿脓;脓液清稀,大便溏薄,小便清长为脾肾阳虚有寒之象。方中黄柏、黄连、薏苡仁、败酱草清热泻火解毒,北沙参、当归养阴补虚,制附子、川花椒、干姜、细辛温阳散寒。诸药合用,共奏温清并用、补泻兼施之功,则药能中的,大获全效。

（二）梅尼埃病

梅尼埃病又称内耳眩晕症、美尼尔综合征,为内耳迷路的内淋巴水肿所引起。可由多种原因引起,如情绪紧张、忧虑、工作劳累等均可诱发,但病因目前尚不太明确,可能与自主神经功能紊乱、内淋巴吸收障碍、变态反应、病毒感染等因素有关。大多数患者初次发病都在50岁以前,以发生于青壮年为多,男性多于女性。发病率占眩晕患者的9.7%~30%。本病临床特征为发作性眩晕,波动性、渐进性、感音性听力减退,耳鸣,耳聋,发作时常伴头痛、恶心、呕吐、腹泻、面色苍白,脉搏慢而弱及血压降低等。眩晕发作时患者往往卧床,不敢睁眼、翻身和转头,每次眩晕发作历时1~2天,即逐渐减轻而自行缓解。发作间歇期内一般无症状。目前西药治疗多予前庭神经抑制剂、血管扩张剂、抗胆碱药、抗组胺药及利尿、脱水药物。对于反复、频繁、剧烈发作,严重影响工作和生活,综合治疗无效的可采用手术治疗。但梅尼埃病具有易控制、易复发的特点,西医治疗多只能控制发作。

该病属中医学"眩晕"范畴,其中医病机不外风、火、痰、虚,辨证分型本病以痰浊为患较为常见,所谓无痰不作眩。痰之为病,留于体内,阻于经络,清阳不升,清空之窍失其所养,则头目眩晕,更兼内生之风、火作祟,则痰夹风、火,而眩晕更甚。故痰浊中阻、清阳不升为本病主要病机,温胆汤是治疗本病的有效方剂。梅尼埃病现代医学认为是内耳的淋巴代谢失调,淋巴液分泌过多,或吸收障碍,引起内耳迷路积水所致,可视为中医的痰证、饮证范畴,张仲景早有"心下有支饮,其人苦冒眩,泽泻汤主之"之方论,验之临床,每叮获捷效。据现代研究,泽泻能促进内耳淋巴液排泄,消除迷路积水。其他如苓桂术甘汤、乌梅丸亦为有效方。

医案精选

◎案

袁某,男,55 岁。1993 年 3 月 21 日初诊。主诉:有眩晕病约 4 年,经常发作。初起较轻微,持续时间比较短,间隔时间长。近年来,间隔时间忽长忽短,短者仅 1 天,长者月余,没有规律,症状逐渐加重。甚则如入云雾,视物旋转,呕吐欲仆,时间持续数小时至数日不等。先后按颈椎病、神经官能症治疗,疗效不佳。后到某医院诊断为梅尼埃病,经西药治疗效亦不显。症见:胸脘痞闷,嘈杂,心烦心悸,食纳不佳,四肢欠温,冬重夏轻,大便呈黏糊状,多有未尽之意,舌红、苔薄白,脉沉细。中医辨证为气血虚弱、寒热内郁、风痰相结。方用乌梅丸加减。

处方:乌梅、党参、半夏、白术各 12g,制附子、桂枝、当归、天麻各 10g,生龙骨、生牡蛎各 15g,黄连、川楝子 10g。5 剂,日 1 剂,水煎服。

二诊:服完第三剂后复发 1 次,症状较前明显减轻,在一诊方的基础上,稍有变更,共服 10 剂,诸症消失,追访半年未复发。

按 中医古籍中,有关眩晕的描述有许多颇具内耳眩晕症的临床特征。在《黄帝内经》中多次提到了眩晕与耳鸣的同时发生。诸如"耳鸣头眩""脑转耳鸣""耳鸣眩转"等。《丹溪心法》中提到的"身转耳聋,如立身船之上",《济生方》所说的"眼花屋转,起则眩倒"等,都与内耳眩晕症的临床表现相同。内耳眩晕症虽病位在耳,其病变主要在肝。《黄帝内经》云"诸风掉眩,皆属于肝"。该类患者多有口苦咽干、舌红、苔黄的热象,又常见四肢厥冷、尿清、便溏的寒象,呈现上热下寒、正虚邪实之症。考《伤寒论》乌梅丸为厥阴证主方,本方寒热并用,扶正祛邪,治肝脏正气虚弱而寒热夹杂之症。采用本方治疗上热下寒、肝风掉眩之内耳眩晕症,契合病机,故能收到较满意之疗效。方中用党参、当归补气血;半夏、白术、天麻祛风化痰通络;生龙骨、生牡蛎镇潜降逆;黄连、川楝子清泻郁热;制附子、桂枝驱散内寒,温通血脉;再以乌梅味酸入肝为君,以使药力达于肝经。

（三）链霉素中毒

由于链霉素的广泛运用,其毒性反应发病率较高,已成为一种常见病,严重影响人们的健康,给患者带来了极大的痛苦。链霉素可造成第8对脑神经损害,主要是链霉素易于进入内耳的外淋巴液,在该处的浓度过高,半衰期长,致使前庭器内和耳蜗内感觉毛细胞发生退行性变,常表现为头晕、耳鸣、听力下降、口唇周围麻木、运动失调、头痛、乏力、呕吐、颜面潮红,严重者亦有发生大汗、呼吸困难等症状。用药后不一定都发病,主要与过敏体质有关。

该病属于中医学"眩晕"范畴,中医认为不得虚邪不能独伤人,其发病多取决于脾虚、湿盛、痰浊之体。链霉素毒性反应的一系列表现多属于痰湿作祟,痰浊又能阻滞经络,以致气血运行不畅而出现麻木、震颤等症。故本病与气、血、痰、瘀为主要病理因素,治疗时主要以理气、活血化瘀、化痰通络为基本原则,可使病情得到迅速的治愈。

医案精选

◎案

彭某,女,28岁。1989年8月2日初诊。患者因患急性扁桃体炎注射青霉素80万U,链霉素0.5g,1日2次,用至第五次后,感到头痛、头晕,颜面及舌发麻,诊断为链霉素中毒,立即停用链霉素,给以10%葡萄糖、维生素C、肌苷、细胞色素等药输液。并口服肌苷、维生素C、三磷酸腺苷等药。连用1周,效不明显,且耳聋加重。症见:头痛、眩晕,感周围物体旋转,耳鸣耳聋,口干苦,烦躁,恶心欲吐,颜面及舌麻木,脉弦紧,舌苔黄厚。中医辨证为肝胆湿热。方用龙胆泻肝汤加天麻、钩藤、旋覆花、代赭石等药治疗1周不效。改用肝经主方乌梅丸加减。

处方:乌梅、天麻、代赭石、旋覆花各10g,川花椒、太子参各6g,细辛、桂枝、干姜、黄连、黄柏各3g,钩藤、泽泻各30g。3剂,日1剂,水煎服。

3剂而症减,10剂病愈。

（四）癔病性失音

癔病性失音又称功能性失音,是喉发声功能暂时性障碍,并无器质性改变的一种癔病表现。多见女性患者,患者受到精神刺激后,立即失去正常发声功能,轻者仍可低声讲话,重者仅能发出虚弱的耳语声,但很少完全无音。失音主要表现在讲话时,但咳嗽、哭笑的声音仍正常,呼吸亦完全正常。发声能力可以骤然回复正常,但在某种情况下又可突然复发。有时伴有不同程度的精神症状,如精神不振、淡漠、缺乏信心。

该病属于中医学"脏躁"范畴,多为情志过激,而致肝失条达,气血不和,厥气上冲,乱其神志。中医治疗一般疗效较好,采用暗示疗法多能奏效,首先要使患者建立能治愈的信心,有信心者经治疗常迅速见效。常用的暗示疗法有颈前注射、针刺、理疗等。

医案精选

◎案

徐某,女,26岁,未婚。2000年8月10日初诊。患者母亲代诉,其女于2000年8月6日因下夜班回家途中受惊吓致失语,其他均正常,在县医院住院治疗3天无好转,诊断为癔病性失音。方用乌梅汤加减。

处方:乌梅9g,川花椒4g,干姜4g,黄连6g,细辛3g,黄柏9g,制附子4g,桂枝3g,党参5g,当归6g。水煎2次对匀,分2次温服。

服药1剂,即可说话,如同常人,守原方服3剂以巩固疗效,随访3个月未见复发。

按 癔病性失音属中医学"脏躁""郁证""失音"等范畴。多因忧思郁怒,或突受惊恐,而致气机郁闭,声喑不出。其病因受恐吓致使肝失条达,气血不和,厥气上冲,乱其神志。治以泄肝宁神、调和气血为原则。乌梅汤为治厥阴之总方,其具有扶正泄肝、和血宁神之功,故用乌梅汤治疗癔病性失音而收全效。

第九节　眼科疾病

（一）慢性角膜炎、角膜溃疡

慢性角膜炎、角膜溃疡，以感染性角膜溃疡为多见。角膜溃疡病因复杂，有感染源性、内源性、局部蔓延性区别，病情发展快，如果治疗不及时或不当，易引起角膜穿孔、眼内感染而致眼球萎缩失明。感染性角膜溃疡是临床眼科常见病，在我国是主要致盲眼病之一，有单纯疱疹病毒性角膜炎、绿脓杆菌性角膜溃疡、真菌性角膜溃疡等。真菌性角膜溃疡的致病菌主要是镰孢菌属、曲菌属、青霉菌属、念珠菌属、酵母菌等；绿脓杆菌性角膜溃疡由于起病急、发展迅速，易导致角膜穿孔。

中医学中称此病为"云翳白陷"，是指黑睛生翳，四周高起，中间底陷，状如花瓣的眼病。如治疗不及时或不当，病变向纵深发展，可引起黑睛破溃，变生蟹睛等恶候。角膜溃疡是由外感风热毒邪，肺肝火炽于内，内外相搏，火攻风轮所致。目前西医还没有特效医药疗法，采用中西医结合综合治疗方法，疗效确切，可促进溃疡愈合、减少后遗症、缩短病程。如辨证施治，内服中药调理脏腑，同时结合外用中药熏洗患眼，可达到疏通经络、消退红肿、收泪止痛等作用。

医案精选

◎案

秦某，男，32 岁。视力减退 3 年，目睛刺痛，头昏额痛，烦躁失眠，口干而苦，胃纳不佳，饥不欲食，大便微溏，舌尖红、边有瘀斑，苔白腻，脉弦细而数。检查：乌珠浑浊，上有云翳，细粒如星点或如碎末、萝卜花、鱼鳞等形状。西医诊断为慢性角膜炎、角膜溃疡。初予养阴清热、退翳明目之剂，服药 10 余剂，病情未减。后改用乌梅丸加减。

二诊：服上药 5 剂后，口干苦、烦躁、纳差稍减。复于上方加三棱、莪术各 6g，炮穿山甲 9g。继服 5 剂。

三诊：目痛减轻，视力稍增，他症亦趋好转，继服 5 剂。

四诊：视物清晰，云翳消散。守方再服 10 剂，云翳白陷已不复见。前后共服药 25 剂，多年病疾，遂得根除。

按 本案患者目睛刺痛，头昏额痛，烦躁失眠，口干而苦乃肝经火旺，上攻于目所致；胃纳不佳，饥不欲食，大便微溏，舌尖红，脉弦细而数又为脾弱虚火偏旺之象。故证属虚实错杂，初予养阴清热、退翳明目之剂无效，为药不对证，而乌梅丸恰好与病机贴合，故收良效。

（二）风火眼

风火眼一般见于西医之角膜溃疡、结膜炎等眼疾，感染性角膜溃疡是主要的致盲眼病，溃疡面积大于 3mm，浸润深的病变是临床治疗的难点。

风火眼的基本病机为风热火毒，上炎攻目，而见目赤痒痛，羞明流泪等症，或伴其他上焦热盛之征。清热泻火是基本治则。

医案精选

◎案

黄某，男，48 岁。1991 年 4 月 25 日初诊。诉自 1988 年以来，已连续 4 年入春后病发双眼红赤，每待入夏后方逐渐转愈。曾就诊于多家大医院眼科，均以卡他性结膜炎论治，收效甚微。症见：双眼红赤痒痛，羞明流泪，自感胸中热气上出咽喉。平素四肢不温，胃脘灼痛，胸满气胀，舌淡红、苔薄滑，脉弦。中医辨证为寒热错杂、气机郁遏、风升热郁、化火攻目。治以调理寒热、行气解郁、清热泻火。方用乌梅丸加减。

处方：黄连、黄柏、当归、龙胆草、党参各 10g，柴胡 15g，大黄 25g（后下），乌梅、菊花、石决明、决明子各 20g，干姜、桂枝、细辛、川花椒、制附子各 3g。3 剂，水煎服，2 日 1 剂。

3 剂尽，眼红赤大减，续服 2 剂获愈。至今 8 年未复发。

按 患者平素四肢不温，胃脘灼痛，胸满气胀，即为寒热错杂、气机郁遏。

4年来眼疾发病在春,此乃风升热郁,化火攻目;其愈在夏,乃夏气炎热,郁遏之气机得热则开,郁热之火随开得泄,眼红自退。方中大黄、龙胆草、菊花、石决明、决明子清热泻火以治标;乌梅、黄连、黄柏、柴胡、制附子、干姜、桂枝、川花椒、细辛调理厥阴寒热,行气解郁以治本;党参、当归益气补血,扶正祛邪。标本兼治,故病愈久安。

第十节　其他

(一)胆囊术后胁下痛

胁痛是临床常见的一种自觉症状,多种内科病都能出现胁痛。胁痛多与肝胆疾病有关,属于中医学"胁痛""胆胀"等范畴。凡情志抑郁,肝气郁结,或过食肥甘,嗜酒无度,或久病体虚,忧思劳倦,或跌仆外伤等皆可导致胁痛。病理性质有虚实之分,因气滞、血瘀、湿热致肝胆不利,经络瘀阻所致者属于实证;由于肝肾阴亏精乏,脏失所养所致者属于虚证。故中医治疗多宗理气活血,通络止痛,或补益肝肾之法。

医案精选

◎案

王某,男,71岁,离休干部。10年前因胆囊炎、胆结石在某医院行胆囊切除术,术后疼痛未能缓解,又行第二次手术,原因不详。二次手术后,患者右胁下仍感疼痛,继续抗菌治疗。10年来,反复发作,每年至少4~5次,每次均用3种以上抗生素治疗,10余天方能缓解,中药迭经疏肝利胆化瘀等法治疗,症状时作时休。症见:右胁下隐隐胀痛,脘腹胀满,嗳气频作,口干口苦,大便正常,小便微黄,寒热不明显,形体矮胖,面色红赤,右上腹见手术瘢痕愈合良好,下肢不肿,苔薄黄腻、舌质红,脉弦滑。就诊时已应用头孢拉定、阿米卡星(丁胺卡那霉素)等抗生素静脉注射10天,观前医处方大柴胡汤加活血化瘀方,症状未见改善。中医辨证为湿热蕴结、肝失疏泄、肝阴受损、肝胃不和。治以抑肝和胃。方用乌梅丸加减。

处方:乌梅15g,白芍15g,甘草4g,黄连3g,竹茹10g,川楝子10g,炒延胡索10g,代赭石20g。6 剂,水煎,日服 3 次。

二诊:服上药 6 剂后,疼痛大减,嗳气已除,苔渐净、舌红,脉小弦,前方即效,继续加减。

处方:乌梅10g,赤芍、白芍各10g,甘草4g,黄连2g,黄柏3g,姜半夏10g,陈皮6g,竹茹10g,木瓜10g。5 剂,日 1 剂,水煎服。

三诊:服上方 5 剂后,临床症状基本消失,大便偏干,口中和,食纳不佳。六腑以通为用,上方加生大黄3g,继服 6 剂。

四诊:服上方 6 剂后,大便日行 1 次,质偏薄,自觉无痛苦而食养善后。

按 本案患者特点为火盛于上,气逆于中,故方用黄连、黄柏、川楝子、竹茹重在清降肝热,清火于上,降逆于中;而去桂枝、附子、细辛刚性温下之品,加入姜半夏、黄连,有辛开苦降之意,代赭石为重镇降逆要药。症见嗳气频频,脘腹胀满,说明湿热较甚,当去人参、当归。症见舌苔糙,舌质红,说明因疏泄太过,损伤肝阴,故前医用大柴胡汤效差,乃用乌梅、白芍、甘草酸甘化阴治本,要点仍然在酸以平肝。三诊时大便偏干,加生大黄少许,以通为用,同时健脾。

(二)雷诺病

雷诺病,指肢端动脉阵发性痉挛,有末梢小动脉痉挛,致使受累部位皮肤出现苍白、发冷,继而青紫、疼痛,再转潮红,然后复原。1862 年,Maurice Raynaud 首先报道几例因寒冷所致肢体肤色改变的病状:包括皮肤苍白、发绀和潮红。此后,这一现象被称为雷诺综合征。手是好发部位,趾、面颊及耳偶尔亦可累及,女性多见,占 60%～90%,尤其多见于伴有结缔组织疾病的女青年。男性患者则多见于老年,且伴有动脉粥样硬化,操作震动剧烈工具的人员发病率高达40%～90%。其发病机制被认为是由中枢神经系统功能紊乱导致肢体远端小动脉、毛细血管前动脉处于收缩状态,且皮肤动静脉分流。

该病属中医学"手足厥冷""痹症"等范畴。如成无己的《伤寒明理论》

对该病的病因、病机及临床表现有较详细的描述,认为"伤寒厥者,何以明之? 厥者,冷也,甚于四逆也。《经》曰:厥者,阴阳气不相顺接,便为厥。厥者,手足逆冷是也,谓阳气内陷,热气逆伏,而手足为之冷也"。本病外因是寒邪凝滞,内因是素体血虚、阳气不足,感受寒邪致营卫不和,气血运行不畅,四肢失于温养,发为本病。故临床多以养血活血、温阳通脉为法,疗效较佳。

医案精选

◎案

刘某,女,30 岁,工人。2004 年 3 月 29 日初诊。四肢肢端间歇性苍白、发绀、潮红交替出现 2 年。开始于指趾尖端,以后逐渐上行,累及手足掌部。发时局部发绀,寒凉麻木,有针刺样疼痛,转为潮红时伴有烧灼感,整个过程约持续 1 小时,可自行缓解,遇寒冷或情绪刺激易发作。西医诊断为雷诺病,应用烟酸、硝苯地平等治疗有所好转,但停药后复发如初,本次因再次发作而来诊,察其舌质淡、苔薄黄,脉滑细,依据寒热发作之症给予乌梅丸加减。

处方:乌梅 15g,细辛 6g,干姜 10g,黄连 12g,制附子 9g,当归 15g,川花椒 10g,桂枝 15g,人参 6g,黄柏 10g。10 剂,日 1 剂,水煎分 2 次服。

二诊:服上药 10 剂后,症状明显减轻,守方再进 10 剂,症状基本消除。再坚持服用月余,1 年后随访未复发。

按 本案患者发病时局部发绀,寒凉麻木,病机当为之脏寒(脾与肠中有寒)而非脏厥(肾脏真阳极虚而致四肢厥冷),患者阳虚不能温养四肢,外有寒邪客于血脉之中,脉络收引,血流不畅,瘀于肢端而致疼痛。细审乌梅丸方义,用寒用热,亦敛亦散,既温且通,攻补兼施,稍事加减,正中病机,故收效满意。

(三)发热

现代医学的不明原因发热的定义:①发热时间持续 3 周;②体温多次高于 38.3℃;③经完整的病史询问、体格检查和常规实验室检查后仍不能确诊。发热一般分为感染性发热与非感染性发热两大类,感染性发热见于感染性疾病(细菌性感染、病毒性感染等)、结核病(肺结核、肺外结核、肠结核、腹腔结核、脑膜结核)等,是细菌或病毒等病原微生物侵入人体而引起的急性临床症状;非感染性发热是由于术后切口内无菌性坏死物、出血及渗液的吸收,吞噬细胞吞食坏死细胞的蛋白分解产物后,释放出致热原而引起发热。

中医学将发热分为外感发热与内伤发热两大类,感染性发热一般属于外感发热范畴,临证以发热恶寒、口苦头晕、胸脘痞闷、恶心纳呆、大便不畅或便秘、舌苔黄厚而腻、脉弦滑为主症,属湿热病邪侵入人体所引起的湿温病范畴,乃湿中蕴热、湿热蒸酿为患。湿热相结,如油裹面,难解难分,病邪伏匿膜原,根深蒂固,病势多缠绵,难以速愈。外感发热多因风、寒、暑、湿、燥、火致病,且其发病急,传变快,多为高热,亦有低者。非感染性发热大都属于内伤发热范畴,"凡脏腑气血虚损或失调引起发热,称内伤发热"。内伤病变均可导致长期低热,体温可升高,亦有自觉烦热而体温升高不明显者;一般发病慢,病程长,时作时止或发有定时,热不恶寒或稍感怕冷,得衣被则冷减。相对而言,较之外感致热者其疗效与预后均有不及。对于发热的治疗,宗虚则补之,实则泻之,虚实并见者补泻同施,常能取得良好效果。

医案精选

◎案

刘某,男,23 岁,学生。1999 年 11 月 2 日初诊。近 2 周来,自觉低热,体温 37.3 ~ 37.5℃,伴周身乏力,烦躁,休息时加重,口苦,胸胁胀满,大便溏泻,舌淡苔白,脉弦弱无力。患者曾在省某医院做生化检查,未见异常,西医诊断为发热待查,服用抗生素未见疗效,前来求助中医治疗。辨证为肝失疏泄,郁而化火。方用乌梅丸加减。

处方:乌梅、干姜、川花椒、肉桂、细辛各 10g,制附子 10g(先煎),党参、当归各 12g,黄芪 15g,黄连、白芍各 9g,黄柏 5g,炙甘草 6g。3 剂,日 1 剂,水煎服。

药后诸症悉除。半年后随访未见复发。

◎案

唐某,男,13 岁。1990 年 1 月 26 日初诊。其母代诉:患感冒发热数日不解,伴肝区疼痛,经某医院检查诊为肝脓肿而收入院。入院后行手术、抗炎及对症治疗32天,查切口愈合,各项检查均正常,唯发热未尽退,转求治中医。症见:每日午后约2点始发热,体温37.5℃,傍晚体温38.4℃。用药后,须待凌晨3点许汗出方解。伴肢厥恶风,倦怠乏力,口渴饮冷,纳差,面黄消瘦,舌质淡红,苔薄白,脉细数。中医辨证为寒热错杂、气机失调。治以寒热并投、疏通气机。方用乌梅丸加减。

处方:乌梅20g,柴胡25g,黄连、黄柏、制附子、党参、当归、桂枝各10g,细辛、川花椒、干姜各3g。水煎服,2日1剂。

仅服2剂热退,随访3年未复发。

按 从中医阴阳消长论之,下午乃阳消阴长之时,失展之气机遇寒则凝闭,郁而发热;下半夜乃阴消阳长之时,郁闭之气机得温则开,热随汗泄自解。结合肢厥恶风、口渴饮冷等,本案辨证乃寒热错杂、气机失调。方中乌梅、柴胡、黄连、黄柏、制附子、桂枝、细辛、川花椒、干姜辛开苦降,疏展气机,透达郁热;当归、党参益气补血,扶正祛邪。诸药合用,寒热错杂得解,气机调和,发热自愈。

◎案

白某,男,65岁。2000年5月28日初诊。患者持续发热2个月余。2个月前因发热,经X线片诊断为肺结核。当地医院用头孢菌素类抗生素、异烟肼、利福平等药治疗,发热不退。午后体温上升至39℃以上,清晨则减至38℃左右。发热时兼喜热饮,体温越高,越喜热饮。先后投以小柴胡汤、白通加猪胆汁汤、青蒿汤等治疗,症状无改善。察其舌红、苔白,脉细数。辨证为寒热错杂、热多厥少。治以清热益气、温脏祛寒。方用乌梅丸加减。

处方:乌梅10g,黄连、党参各9g,制附子、桂枝、当归、甘草各6g,细辛3g,鲜马兰(酒炒)、青蒿、板蓝根各15g。

水煎服,每日1剂。服药第二天午后体温降至38℃,且未再升。效不更方,以此方治疗1周,体温恢复正常。随访1年未复发。

按 热邪郁于内,则发热口渴。脏有寒则热饮,故以黄连、乌梅、青蒿清热透达;制附子、桂枝温脏祛寒,寒温并用,以治寒热错杂;当归、党参补气血,顾正气之虚;板蓝根治久热为长;马兰清厥阴经热;细辛交通阴阳。诸药合用,阴阳调和,热退症消。

◎案

文某,男,29 岁,司机。1992 年 3 月 29 日初诊。23 天前,患者出车途中天气骤寒,衣着较单薄,加之用凉水擦洗车身,数小时后出现畏寒、发热、咳嗽、咽痛等症。在某职工医院住院,按"上呼吸道感染"治疗半月无效,体温一直波动在 37.3~38.9℃(清晨最低时 37.3~37.5℃,午后最高时 38.7~38.9℃),遂于 8 天前转入某医院,转院当天体温高达 40.2℃。体格检查:见急性热病容,HR 100 次/分,余无任何阳性体征,心肺(-),肝脾未扣及。心电图、X 线检查和多项化验均正常,唯周围血项中 EO 0.47×10^9/L。结合发热、畏寒、咳嗽、乏力,以及入院后 2 次夜寐中有蛔虫由喉而出的临床表现,诊断为嗜酸粒细胞增多症,病因为蛔虫感染。经用解热、驱虫、抗感染等治疗,病情依然如故,乃于 29 日停用一切西药,邀中医试治。症见:患者卧床不起,畏寒较甚,厚盖双被尚嫌寒冷,而扣之身肤灼热,手足不凉,并觉阵阵发热,汗出较甚,烦热不宁,口干不渴,颜面潮红,目睛红赤,又咽喉痒痛(望之色淡),干咳频作,胸腹不痛,饮食无减,浑身酸软,小便色黄量少,大便稀溏夹有气泡,舌微红而水滑、苔白腻而覆黄,脉滑数。中医诊断为感冒夹蛔证。辨证为寒热错杂、阴阳混淆。治以温清并用、阴阳互调。方用乌梅丸加减。

处方:桂枝 10g,制附子 10g,干姜 10g,细辛 10g,黄连 20g,黄柏 10g,乌梅 20g,川花椒 10g,党参 15g,当归 10g。2 剂,日 1 剂,水煎服。

二诊:药后寒热尽除,体温正常,浑身轻松,心绪宁静,颜面不红,目赤、咽痛、咽痒和干咳俱失,小便清,大便成形,舌苔趋于薄白,脉象渐缓。药即显效,守方 2 剂,并加槟榔、川楝子各 12g 以驱虫。

三诊:患者已下床行走,自理生活,昨日便出死蛔虫 2 条,舌淡红、苔薄白,脉濡缓。诸症尽失,病邪已除。经停药观察 2 日,病情无反复,化验血常规正常,遂于 4 月 5 日痊愈出院。

按 本案既无《伤寒论》厥阴病之见证,又与乌梅丸原文方证不符,但用乌梅丸者,乃是据证选药,取其药物功效和寒热配伍之巧。因病机寒热错杂,故药分温清两组,风寒郁表,寒趋胃肠,药用桂枝调和营卫,散肌腠之邪,制附子、干姜、细辛则由里达外温散寒气;郁热在表,渐于趋里,选用黄连、黄柏清热,且量与制附子、干姜、细辛相等,意在大辛大热以散寒,必大苦大寒以清热,同时发挥作用,乃不至寒热偏颇,而达寒热共除之目的。风寒喉痹,用桂枝、制附子、干姜、细辛以温通;目睛红赤,用黄连每有效应;青年男性,久热不退,适当佐用黄柏有助于退热,此又个人之经验。内有虫疾,二诊时恰逢农历三月初,按照《名医类案》和《幼幼集成》月初驱虫方效之说,正是杀虫驱虫的最佳时机,故用乌梅、川花椒安蛔杀虫,加川楝子、槟榔以驱虫。寒热日久,正气必伤,用党参、当归以益气血;黄柏苦寒坚阴。总使正气充沛,寒热尽除,虫体亦下,故病速愈。

下篇

现代研究

本篇从两个部分对乌梅丸的应用研究进行论述：第一章不仅从现代实验室的角度对乌梅丸全方的作用机制进行探索，还从组成乌梅丸的主要药物药理作用进行研究分析，为读者提供了充分的现代研究作用基础。第二章为经方应用研究，选取了具有代表性的名医验案，以便更好地应用经方。

第一章　现代实验室研究

第一节　乌梅丸全方研究

一、具有麻醉虫体的作用

乌梅丸对蛔虫没有直接杀伤作用,但可麻醉虫体,抑制蛔虫的活动能力。将未用驱虫药物手术直接取出十分活跃的蛔虫,分别放入37℃生理盐水及30%和5%的乌梅丸溶液中,2分后发现,生理盐水中的蛔虫仍十分活跃,而30%的药液中的蛔虫则呈静止状态,5%药液中的蛔虫活动性迟钝。复将30%药液中的蛔虫放入生理盐水中,2~3分后活跃性恢复,放入10%的葡萄糖溶液中则活泼性恢复更快。表明乌梅丸有显著的麻醉虫体的作用。

二、具有增加胆囊收缩、增加胆汁分泌的作用

对健康人及慢性胆囊炎患者各5例做胆囊造影,可以发现本药对胆囊收缩和胆汁排泄有促进作用。人口服乌梅汤后用胆囊造影和 A 型超声波检查方法观察本方对人体胆囊的作用,结果表明,服药90分后,胆囊造影见胆囊长度明现缩短($P < 0.01$),宽度无变化;超声波检查显示胆囊上下径显著缩小($P < 0.01$),而前后径、横径变化不明显。若将方中乌梅加倍,则作用强度明显增加,胆囊造影可见在60分和90分时胆囊宽度明显缩小,超声检查在服药30分时胆囊上下径即显著缩小,60分前后也缩小,到90分后前后径、

上下径和横径均显著缩小。动物实验表明,本方能作用于肝脏,促进肝脏分泌胆汁量增加,降低胆汁的 pH,其 pH 下降趋势与胆汁增多一致,即胆汁分泌量增加,pH 亦随之下降。

三、松弛奥狄括约肌

本方对奥狄括约肌有明显的迟缓扩张作用。向胆道术后放置的 T 形管内注入 12.5% 碘化钠造影剂,发现服本药后造影剂迅速通过奥狄括约肌流入十二指肠。

四、抑制肠蠕动,降低小肠平滑肌张力

乌梅含苹果酸、柠檬酸等,能够抑制肠蠕动,降低小肠平滑肌张力。大剂量(5g/kg 体重)乌梅能显著降低新斯的明所致肠蠕动亢进小鼠的肠炭末推进率($P < 0.05$),且能减少蓖麻油所致小鼠的稀便量($P < 0.05$)。证明乌梅能抑制在体肠运动,对抗新斯的明和蓖麻油引起的小鼠肠运动亢进,为乌梅(丸)治疗久泻久痢提供了实验依据。离体实验发现,乌梅能抑制家兔离体肠的蠕动和平滑肌张力,并可显著对抗毛果芸香碱和氯化钡所致的肠痉挛收缩,同时对阿托品和肾上腺素所致的肠平滑肌松弛可降低张力,起协同作用。由此可见乌梅可能通过直接抑制平滑肌运动而起松弛肠平滑肌的作用,其作用可能与 M 受体阻断亦有一定关系。

五、抗疲劳作用和耐缺氧作用

宋俊生等进行实验研究,取小鼠 30 只,用完全随机法将小鼠分成给药组与对照组各半,分槽喂养。给药组小鼠灌服乌梅丸 0.1g/kg 体重(按人体0.2g/500g 体重,用量 25～30 倍计算),每日分 2 次,连续 8 天。对照组灌服等量生理盐水,分 2 次灌入,连续 8 天。将给药组与对照组小鼠用苦味酸分别标记,后腿系上锚坠,每只小鼠负重 15g,然后各 3 只分别放入 4 个水箱内,同时计秒表,然后用木棒驱赶,使其不断游动,勿使休息,小鼠在负重疲

劳的情况下,记录其死亡时间。乌梅丸组在缺氧情况下明显延长了小鼠存活时间,但跳跃次数、呼吸加快时间无明显差别。

六、巨噬细胞吞噬功能的影响

周尔文等进行动物实验研究,选小鼠用完全随机法将小鼠分成给药组与对照组各半,分槽喂养。给药组小鼠按 0.1g/kg 体重给药(按人体 2.2g/kg 体重的 25 倍用量计算),每日分 2 次灌服,15 天。对照组灌服等量生理盐水。于第 15 天灌药后 4 小时在小鼠腹腔内注射 2% 的淀粉液 1ml。连续 2 天,第 2 次注射后 1 小时,再给小鼠腹腔中注射 5% 的鸽子红细胞悬液 0.5ml,注射后 40 分,脱臼处死小鼠,解剖取腹腔渗出液推片,自然干燥后染色,滴瑞氏液于标本上,30 ~ 60 秒。之后,将蒸馏水滴于染液中,经 3 ~ 5 分,水洗,待干镜检。镜下观察小鼠巨噬细胞吞噬鸽子红细胞的情况,计数 200 个巨噬细胞,计算吞噬百分率。乌梅丸组小鼠的吞噬率与对照组相比,明显增高。

第二节　主要组成药物的药理研究

一、乌梅

(一)对蛔虫的作用

乌梅有麻醉蛔虫作用,能使蛔虫活动迟钝、静止。实验研究表明,在 30% 的乌梅溶液中蛔虫呈静止状态,若将其移至生理盐水,即能逐渐恢复活动。乌梅丸是以乌梅为主药的方剂,可使蛔虫呈现濒死状态,当蛔虫离开乌梅丸液一定时间后,可逐渐恢复活性,表明本方没有直接杀灭蛔虫作用,但能使蛔虫失去附着肠壁的能力。另有报道,取大小不同猪蛔虫活体放入 1%

氯化钠和0.1%碳酸氢钠溶液中,保持温度在38℃厌氧条件下,在溶液中加入50%乌梅煎剂,结果乌梅使蛔虫活动增强。说明乌梅对有兴奋、刺激蛔虫后退的作用。

（二）利胆作用

实验证明,乌梅汤对胆囊有促进收缩和排胆汁作用,减少和防止胆道感染,也有利于减少蛔虫卵留在胆道内而形成胆石核心,从而可减少胆石症的发生。并发现加大乌梅剂量,对胆囊的上述作用明显加强,但单味乌梅作用没有复方强,表明乌梅汤有协同作用。此外,乌梅可引起胆囊收缩、胆管括约肌松弛,有利于胆道蛔虫的排出。例如,用B超在空腹服用50g乌梅煎剂后探测胆囊大小,结果对正常人的胆囊平均收缩35%左右。用胆囊造影剂观察,乌梅对胆囊亦有轻度收缩作用。

（三）抗病原微生物作用

乌梅煎剂体外试验对脑膜炎球菌、隐球菌、百日咳杆菌、伤寒杆菌、副伤寒杆菌、炭疽杆菌、大肠杆菌等抗菌作用较强;对甲型溶血性链球菌、乙型溶血性链球菌、肺炎链球菌有中等度抗菌作用;对白色念珠菌、白喉杆菌、牛型布杆菌、副大肠杆菌、粪产碱杆菌等抗菌作用较弱;对结核杆菌有一定抗菌作用;但对金黄色葡萄球菌、痢疾杆菌、绿脓杆菌等各家报道不一致,这可能与乌梅产地、制备方法、菌株等不同有关。另外,乌梅对某些致病性真菌(如须疮真菌、石膏样小芽孢菌、絮状表皮癣菌等)也有抗菌作用,而对流感病毒则无抑制作用。

（四）抗肿瘤作用

乌梅的提取液和乌梅中所含的主要三萜类成分——熊果酸,体外抗肿瘤和免疫调节初步研究结果表明,乌梅具有抑制人原始巨核白血病(HIMeg)细胞和人早幼粒白血病(HL-60)细胞生长的作用。

（五）免疫调节作用

乌梅及其有效成分可对某些已知的诱变剂如丙烯酰胺、苯并芘及黄曲霉素呈抑制作用,发挥抑制变异原性作用,增强机体的免疫功能。

（六）其他作用

乌梅有抗过敏的作用。乌梅煎剂对豚鼠蛋白质过敏性休克及组胺性休克有对抗作用，但对组胺所致豚鼠气管哮喘无对抗作用。还能抗疲劳、抗辐射、抗衰老。乌梅干所含大量的柠檬酸，在体内是能量转换过程中不可缺少的物质，使葡萄糖的效力增加 10 倍，释放更多的能量以消除疲劳；乌梅还可使放射性 90Sr，尽快排出体外，以达抗辐射目的。乌梅不仅有促进皮肤细胞新陈代谢，有美肌美发效果，尚有难得的促进激素分泌物活性，从而达到抗衰老作用。还有研究发现，乌梅有较强的杀精子作用，杀精子的主要有效成分为乌梅－柠檬酸。乌梅有显著的整肠作用，促进肠蠕动，消除炎症；同时又有收缩肠壁作用，因而可用于治疗腹泻。乌梅有增进食欲，刺激唾液腺、胃腺分泌消化液，促进消化，促使碳化合物代谢。乌梅还可防止乳酸和肌肉蛋白质结合，避免细胞及血管硬化；尚可使体液保持弱碱性，使血液中的酸性有毒物质分解以改善血液循环等作用。最新研究发现，有乌梅的六味二陈汤与无乌梅的四味二陈汤相较，六味二陈汤在 TG 降低方面有优势。

二、黄连

（一）抗病原微生物的作用

1. 抗菌作用

黄连煎剂 100% 浓度，对痢疾杆菌、伤寒杆菌、副伤寒杆菌、霍乱弧菌、大肠杆菌、变形杆菌等 7 种革兰阴性菌及葡萄球菌、α－溶血性链球菌、β－溶血性链球菌、肺炎双球菌、百日咳杆菌 5 种革兰阳性菌有较强的抑菌作用。黄连煎剂以试管稀释法试验表明，对体内痢疾杆菌、弗氏痢疾杆菌、志贺痢疾杆菌及施氏痢疾杆菌，对鼠疫杆菌、J 人结核杆菌（H37），对炭疽杆菌、金黄色葡萄球菌、丹毒杆菌及绿脓杆菌，均有抑制作用。黄连煎剂及醇提取剂 1g/ml，平板打洞法对脑膜炎球菌有抑制作用。

2. 抗真菌作用

黄连煎剂 15% 浓度对许兰黄癣菌、铁锈色黄癣菌有抑制作用。8% 浓度能够对小芽孢菌、絮状表皮癣菌、黄色毛癣菌有抑制作用。10%浓度对红色毛癣菌,25%浓度对足趾毛癣菌,35%浓度对白色念珠菌均有抑制作用。

3.抗病毒作用

黄连对各型流感病毒、瘟病毒、沙眼衣原体、均有一定的抑制作用。黄连煎剂25%～100%浓度对乙肝病毒、DNA有抑制作用。

4.抗原虫作用

黄连煎液及小檗碱在体外及体内均有抗阿米巴作用,小檗碱对体外及鼠体内滴虫、热带利什曼原虫、锥虫亦有杀灭作用。

（二）对心血管系统的作用

1.对心肌的作用

小檗碱在一定剂量范围内,对动物离体心脏及整体心脏均显示出正性肌力作用。对麻醉状态正常及静脉滴注戊巴比妥钠引起衰竭的豚鼠心脏,静脉灌注0.1%小檗碱,心室内压变化最大速率增加,显示正性肌力作用。小檗碱对改善戊巴比妥钠引起的犬的心力衰竭作用比西地兰作用更明显。小檗碱静脉注射对清醒状态的犬也有一定的强心作用。另有文献报道,小檗碱增强心肌收缩力的作用仅在小剂量范围内明显,随剂量大到一定程度时产生抑制作用。小檗碱具有促进心肌细胞内Ca^{2+}内流,导致细胞内Ca^{2+}浓度增加作用,小檗碱正性肌力作用产生与此有关。大剂量长时间灌流;离子电流减小,甚至消失,显示钙通道阻滞作用,导致收缩力下降,小檗碱对缺血性心肌具有保护作用。并发现小剂量盐酸小檗碱对缺氧性损害心肌细胞的搏动、乳酸脱氢酶释放、细胞存活率、细胞超微结构均有较明显的保护作用,而大剂量(30μg/ml)盐酸小檗碱则可加重缺氧引起的心肌细胞损害。

2.抗心律和心率的作用

小檗碱4mg/kg,静脉注射,对大鼠心肌缺血所致血小板和红细胞聚集性度增高等血液流变学的异常改变有明显的对抗作用,这可能有助于其抗缺血性心律失常的作用。30mol/L小檗碱可抑制缺氧引起豚鼠离体心肌细胞APD(动作电位时程)和ERP(有效不应期)的缩短,并使缺氧心肌细胞APA

（动作电位幅值）、OS（超射）和 Vmax（最大除极速率）进一步降低,这也可能是小檗碱抗缺血性心律失常作用的重要机制。离体实验,小檗碱（30μmol/L）能抑制高钙条件下 Ca^{2+} 内流,而增加低钙条件下的 Ca^{2+} 内流。表明小檗碱预防再灌注心律失常作用可能与其对心肌 Ca^{2+} 内流有双向调节作用有关,尤其在高 Ca^{2+} 条件下,降低 Ca^{2+} 内流可能是其抗心律失常作用机制之一。小檗碱抗律失常作用机制可能与前述降低心肌自律性、延长动作电位时程及有效不应期,消除折返冲动有关。小檗碱抗心律失常作用可能与抑制心肌 Na^+ 内流作用有关。大剂量小檗碱可抑制豚鼠心乳头状肌缓慢内向离子电流,有 Ca^{2+} 通道阻滞作用。小檗碱抗心律失常的作用可能与自主神经无关。静脉注射后,迷走神经或交感神经刺激引起的 APD 缩短作用减弱或消失,并抑制交感神经刺激诱发的 DAD（心肌细胞延迟后除极）和触发活动。这些亦可能是小檗碱抗心律失常作用的机制之一。小檗碱对延迟激活钾通道有阻断作用,这也是其延长心肌细胞动作电位时程及发挥抗心律失常作用的重要机制之一。

3. 对冠脉和血压的作用

黄连的有效成分小檗碱 3mg/kg 静脉注射,均能增加心肌血流量23.1%,降低冠脉阻力 68%,降低心肌耗氧量 23%。给麻醉犬静脉滴注盐酸小檗碱溶液,开始时血压轻度下降,冠状动脉流量增加,随滴注时间延长,体内药量不断增加,血压下降明显,冠状动脉流量减少。给清醒大鼠静脉注射小檗碱,每次 1mg/kg,共 3 次或者单次静脉给药 10mg/kg,均能产生明显的降压作用,影响程度依次为舒张压 > 收缩压 > 左室压。在后负荷和心率下降的同时,伴有左室心肌收缩力的加强。说明小檗碱降压作用主要与心率减慢及外周阻力降低有关。黄连所含药根碱对麻醉、清醒大鼠以及肾性高血压大鼠亦有显著的降压作用,其降压作用的机制也与 α 受体阻断引起外周血管阻力降低有关。此外另有报道,0.1% 小檗碱静脉滴注对正常和心力衰竭豚鼠产生强心作用的同时有升压作用。

（三）对消化系统的作用

小檗碱抑制大鼠基础胃酸的分泌,胃酸总排出量明显减少（$P < 0.01$）,

对大鼠醋酸性胃溃疡有愈合作用。研究显示,黄连对幽门螺杆菌也有较强的抑菌作用,这可能也是黄连抗溃疡的途径之一。给小鼠灌胃小檗碱40mg/kg,80mg/kg,可对抗蓖麻油及番泻叶引起的腹泻,但对正常小鼠胃肠墨汁推进功能未有明显影响。小檗碱能延长小肠传递时间,它的抗腹泻作用至少部分与之有关。小檗碱具有抗小肠分泌的作用,类似于阿片受体激动剂。和胆碱能受体拮抗剂。它与吗啡或可乐定合用无相加作用,但与受体激动剂合用,增加其抗分泌作用,α受体阻断剂不拮抗小檗碱阻止大肠杆菌热稳定肠毒素引起的水和电解质丢失,说明小檗碱不是通过兴奋α受体起作用。研究表明,黄连能抑制小鼠胃肠推进运动及家兔离体的肠平滑肌自发运动;并能拮抗新斯的明引起的小鼠胃肠推进运动亢进,及乙酸胆碱、氯化钡引起的家兔离体小肠平滑肌强制性收缩。小檗碱在低浓度时加强,高浓度时抑制离体豚鼠回肠收缩反应,对子氯化钙引起的去极化回肠收缩,也呈加强作用,且高浓度不能降低氯化钙的收缩效应。黄连甲醇提取物、小檗碱、黄连碱对盐酸乙醇致胃黏膜损伤有抑制作用,小檗碱还有抑制应激性胃出血的作用。

(四)降血糖作用

给正常小鼠口服黄连水煎液1g/kg,2.5g/kg,5g/kg及10g/kg,引起血糖下降,并呈量效关系。50mg/kg小檗碱,1次灌胃或连续7天给药均能降低正常小鼠血糖。1次给药后2~4小时内,降血糖作用最强,6小时后作用尽减弱。上述剂量的小檗碱灌胃,连续15天,对自发性糖尿病小鼠及四氧嘧啶糖尿病小鼠也显示有降血糖作用。1次灌胃给药对葡萄糖和肾上腺素引起的血糖升高均有降低作用。小檗碱灌胃对小鼠胰岛素分泌及小鼠给葡萄糖负荷后的胰岛素释放均无明显影响,对正常小鼠肝细胞膜胰岛素受体数目及亲和力亦无明显影响,说明小檗碱的降血糖作用与胰岛素的释放等因素无关。小檗碱能降低肝脏和膈肌糖原含量,抑制丙氨酸为底物的糖原异生作用。小檗碱的降血糖作用还与血中乳酸含量的升高密切相关,因此推测,小檗碱的降血糖作用是通过抑制肝脏的糖原异生和(或)促进外周组织的葡萄糖酵解作用产生的。

（五）对血液系统的作用

小檗碱是一种有效的抗血小板药物,对 ADP(二磷酸腺苷)、花生四烯酸(AA)、胶原 II(COB)及钙离子载体(A2 3187)诱发的家兔血小板聚集、ATP释放均有不同程度的抑制作用。其中以对胶原诱发的聚集和释放作用抑制最为明显。血小板内富含 α_2 受体,参与血小板的聚集过程,小檗碱具有 α_2 受体抑制作用,可能竞争性抑制血小板功能。小檗碱抗血小板作用与 Ca^{2+} 拮抗作用有关。小檗碱有抑制 AA 自血小板膜磷脂释放和代谢的作用。小檗碱与阿司匹林相似,也对 AA 所致的血小板血栓有抑制作用。

（六）降血脂作用

小鼠以 50mg/kg 剂量灌胃给予小檗碱,每日 1 次,连续 7 日,能显著降低喂高胆固乳剂引起的小鼠血清胆固醇水平升高。小檗碱不仅能明显降低高胰岛素血症,改善糖耐量异常,而且能明显升高肝脏 SOD(超氧化物歧化酶)活性。降低肝脏 LPO(脂质过氧化物)水平及血清 TG,TC,VLDL – C 含量,提高机体抗氧化能力,促进脂类的分解代谢,起到治疗非胰岛素依赖性糖尿病的预防动脉粥样硬化的作用。

（七）对神经系统的作用

小檗碱具有改善记忆的作用:研究小檗碱对小鼠学习记忆行为及在新异环境中的探究行为和自主活动的影响,小檗碱以每只 $0.4\mu g$,$4\mu g$ 侧脑室注射,可改善东莨菪碱致小鼠记忆障碍及促进正常小鼠的记忆保持,对于环己烯亚胺致记忆再现障碍及开场行为无影响。

黄连具有镇静作用:黄连解毒滴丸大剂量给药时 30 ~ 90 分内能显著提高小鼠热刺激痛阈,小剂量应用作用弱于大剂量应用。

（八）对免疫的作用

用硫酸小檗碱对小鼠进行整体及离体试验以探索其对免疫系统的影响。结果表明,硫酸小檗碱 10^4mol/L,10^5mol/L 可增强腹腔巨噬细胞和人全血白细胞吞噬白葡萄球菌的功能;促进小鼠腹腔巨噬细胞产生 IL – 1(白介素 1),抑制脾细胞产生 IL – 2(白介素 2)和抑制 T 淋巴细胞、B 淋巴细胞转化。25mg/kg,50mg/kg 扩掩加速小鼠网状内皮系统对炭粒的廓清速度,抑制小鼠血清溶血素的产生和足肠的 DTH(迟发型变态反应)。提示硫酸小檗碱可增强小鼠非特异性免疫反应,抑制细胞和体液免疫功能。小檗碱可抑制二硝基氟苯诱导的小鼠迟发型超敏反应,降低其血清 γ - 干扰素(IFN - γ)水平,抑制其腹腔巨噬细胞产生 IL - 1 及 TNF - α(肿瘤坏死因子),抑制其脾细胞产生 IL - 2。表明小檗碱有抑制小鼠 DTH 的作用。其机制可能是抑制了 IFN - α,IL - 1,TNF - α,IL - 2 等细胞因子的产生和分泌,从而抑制免疫反应,减轻炎症损伤。研究显示,小檗碱能抑制静息的及 IL - 1,TNF 激活的内皮细胞与淋巴细胞间的黏附,其主要分子机制为下调内皮细胞表面翻附分子(细胞间黏附分子 - 1)的表达;小檗碱能抑制 IL - 1 激活的淋巴细胞与内皮细胞的黏附力,从而抑制淋巴细胞再循环,这可能是小檗碱发挥免疫抑制作用的机制之一。

此外,黄连还具有抗肿瘤、抗氧化等作用。

三、干姜

(一)对消化系统的影响

干姜有抗溃疡及胃液抑制分泌的作用,可以抑制肠管活动。炮姜(干姜经沙烫炮制而成)水煎以每日 4.5g/kg,灌胃 3 日,对大鼠应激性胃溃疡、幽门结扎型胃溃疡、乙酸诱发胃溃疡均有明显抑制作用,而对消炎痛(吲哚美辛)型胃溃疡无作用;干姜煎 4.5g。同法实验对 4 种溃疡模型均无影响。干姜浸剂(10g/kg 灌胃)对小鼠应激性溃疡有抑制倾向,对小鼠胃液分泌有显著的抑制作用,并有减少胃液酸度的倾向。干姜以抗胆碱样作用和抗组胺作用抑制肠管活动。姜的辛辣成分如姜油酮、姜酚、姜烯酮给家兔灌胃,可使肠管松弛,蠕动减慢。此外干姜还具有保肝利胆的作用。

(二)对心血管系统的影响

1. 抗血栓及抗血小板聚集

姜烯酮对家兔血小板环氧酶和血栓素 B2(TXB2)都有抑制作用。6 - 姜酚有抑制前列腺素生物合成的作用。可见姜及其有效成分的抗血小板凝集作用的机制是基于前列腺素生成的抑制作用。另有报道,干姜水煎剂 10mg/ml

浓度具有延长凝血时间并使纤维蛋白部分溶解。

2. 对血压的影响

给大鼠静脉注射干姜甲醇提取液 0.25g/kg,初期呈现暂时性升压作用,继则产生持续的降压作用,阿托品、普萘洛尔、苯海拉明及甲硫咪胺不影响其降压作用。

(三)止呕作用

淋巴注射干姜甲醇提取物 10g/kg,可显著抑制末梢性催吐药硫酸铜诱发蛙的呕吐,使呕吐次数减少 52%。给犬灌服生姜浸膏也有同效。

(四)对各种病原体的影响

干姜具有抗菌、灭螺、抗血吸虫的作用。体外实验表明,生姜水浸剂对伤寒杆菌、霍乱弧菌、沙门菌、葡萄球菌、链球菌、肺炎球菌有明显的抑菌作用。姜油酮及姜烯酮对上述病原菌也有较强的杀菌作用。姜辣素和姜烯酮有显著的灭螺活性。

(五)解热、镇痛、抗炎作用

生姜油腹腔注射 0.12~0.24ml/kg 或灌胃 0.3~0.4ml/kg,能明显抑制小鼠自发活动,延长戊巴比妥钠睡眠时间,对抗戊四氮惊厥,并能降低酵母致热大鼠体温,表明生姜油对中枢神经有抑制作用。姜及其有效成分的解热、镇痛、抗炎作用也与其抑制前列腺素生物合成有关。

(六)止咳平喘作用

2~10g/ml 干姜能明显抑制乙酰胆碱、组胺引起的豚鼠离体气管痉挛。生姜挥发油 0.000 2ml/kg 灌胃给药,对豚鼠过敏性支气管痉挛有明显的保护作用。

四、当归

(一)对心血管系统的影响

1. 有增加冠脉流量、降低心肌耗氧量和增加外周输氧的作用

离体豚鼠心脏实验证明,2% 当归液灌注,有明显的扩张冠脉作用,流量

明显增加。麻醉狗静脉注射2%当归液后2分,心律无明显改变时,冠脉、脑的血流量均明显增加,较给药前分别增加了54%和48%。而冠脉、脑和外周动脉阻力却分别降低50%、41%和76%。给药2分后,心用肌耗氧量较用药前的(92±1.5)ml/(100g·分)下降为(75±1.7)ml/(100g·分),另外心排出量和心搏指数均有增加趋势。

2.有缩小心肌梗死面积,抗心肌缺血-再灌注损伤的作用

整体狗麻醉后以手术结扎冠状动脉左前降支,造成冠脉闭塞性心肌梗死和室性心律失常,静脉滴注当归2g/kg,结果显示对照组心肌梗死范围为26.16%±2.23%,而当归组仅为14.39%±1.53%。说明当归对狗的实验性心肌梗死有明显的疗效。有实验进一步证实当归对心肌缺血-再灌注损伤有保护作用。当归能使PKC(蛋白激酶C)活性增强,含量增加,并能使心肌细胞的PKC从细胞核或细胞质移位到细胞膜上,分布发生改变,提示当归抗心肌缺血-再灌注损伤的作用与蛋白激酶C有关。

3.对血管、血压和器官血流量的作用

25%当归煎剂给蟾蜍血管灌流时,有收缩血管作用。水提醇液1~4g(生药)静脉注射1~2分后可观察到麻醉狗的动脉血压分别降低了29%和137%,同时增加了外周血流速和减少了血管阻力,其作用随药物剂量加大而增强。正常血压的麻醉狗在静脉注射2g后1~2分血压下降最明显,从给药前的(18.2±0.9)kPa降至(11.7±1.2)kPa。对于清醒的高血压狗静脉注射当归2g/kg共6次,则血压明显升高。麻醉狗股动脉注射当归的10mg/kg、20mg/kg和40mg/kg(生药)时,股动脉血流量分别比给药前增加了92%、106%和142%,血压变化不明显。

4.有降血脂的作用,还能降低血小板聚集

当归粉1.5g/kg灌服对大鼠及家兔实验性高脂血症有降低血脂作用。家兔在造成高脂模型时,治疗组隔日静脉注射30%复方当归液7.5ml,对照组给生理盐水7.5ml/kg。3周后对照组的血清三酰甘油由(1.72±10.23)mmol增高至(8.21±1.010)mmol;治疗组则由(1.73±0.15)mmol仅增至(5.03±0.20)mmol,显示有降低三酰甘油的作用。整体实验表明大鼠静脉注射当归

液,5 分后对 ADP 和胶原诱导的大鼠血小板聚集有明显的抑制作用。

（二）对血液系统的影响

当归多糖能增加外周血红细胞、白细胞、血红蛋白及骨髓有核细胞数。这种作用在外周血细胞减少和骨髓受到抑制时尤为明显。当归多糖可能是当归中促进造血功能致敏成分之一。当归补血的机制之一可能与刺激造血组织细胞增殖、分化有关。

（三）对免疫系统的影响

1. 对非特异性免疫功能的影响

当归及其一些提取成分对非特异免疫功能有显著的刺激作用,对免疫功能处于抑制状态的机体也有调节和恢复的作用。

2. 对特异性免疫功能的影响

当归及其有效成分对细胞免疫及体液免疫均有一定的促进作用。

（四）对子宫的作用

当归对子宫有"双向性"作用。当归挥发油（沸点 $180 \sim 210℃$）$1:50$浓度即对子宫有抑制作用,作用迅速而持久,使子宫节律性收缩减少,子宫肌弛缓;$1:25$浓度可完全停止收缩,但洗去药液后,子宫收缩恢复,对子宫无明显损害。当归水或醇溶性非挥发性物质对离体子宫有兴奋作用。当归醇浸膏$1:1$浓度对小鼠、豚鼠、兔离体子宫的兴奋作用比水浸膏大 10 倍左右,大量或多次给药时,甚至可以出现强直性收缩。

（五）有改善急性脑缺血、缺氧的作用

脑缺血过程存在神经元凋亡,当归所含丁基苯酞能使低糖、低氧诱导的神经细胞凋亡过程减弱或停止,阻止脑梗死面积扩大。进一步的研究表明,当归在减少脑缺血损伤后缺血区细胞凋亡的发生过程中能明显促进微管相关蛋白 -2 的表达。当归对大鼠脑缺血半暗带再灌流细胞凋亡具有明显的抑制作用。使用当归后大鼠脑缺血半暗带凋亡相关因子 BCL -2 的表达明显增加。这些细胞凋亡相关因子表达的变化可能是当归对急性脑缺血、缺氧的保护作用机制之一。

（六）平喘作用

当归中有平喘作用的成分为正丁烯酞内酯和藁本内酯。体外试验证明,正丁烯酞内酯浓度为 $4.4 \times 10^4/ml$ 时,对豚鼠气管平滑肌有松弛作用,藁本内酯不仅对离体的豚鼠气管条有松弛作用,而且对乙酰胆碱、组胺以及氯化钡引起的气管平滑肌痉挛收缩也都有明显的解痉作用。

（七）其他作用

文献报道,当归还有抗辐射、抗炎、抗菌、保肝、抗肿瘤等多种药理作用。当归多糖对小鼠急性放射损害有防护作用。小鼠灌服当归水提液 185.9mg/kg（生药）,对血管通透性的（半数抑制量）与口服阿司匹林 201.1mg/kg 作用相当,且亦似阿司匹林能抑制血小板中致炎物质如 5 - 羟色胺的释放,从而产生抗炎作用。当归煎剂在不同浓度分别对鼠疫杆菌、变形杆菌、志贺痢疾杆菌、伤寒杆菌、副伤寒杆菌、霍乱弧菌、福氏痢疾杆菌、肺炎球菌、溶血性链球菌和白喉杆菌有抑菌作用。还有实验提示当归可显著减轻肝纤维化程度。当归多糖对实体瘤有一定抑瘤作用。

五、人参

（一）对心血管系统等的影响

人参对心脏功能的影响主要是增加心肌收缩力,减慢心率,增加输出量和冠脉流量。人参总皂苷在增强麻醉猫心肌收缩力的同时,可使冠脉血流量增加,心率减慢,动、静脉氧分压降低,而对血压影响不明显。其强心作用原理,可能由于某些人参皂苷如 Re 可能是肾上腺素受体的竞争物,人参皂苷抑制 $Na^+ - K - ATP$ 酶可能与其对心脏的影响有密切关系。此外,人参尚有抗缺氧和保护心肌作用。

（二）对血液系统的影响

1.对血液流变学的影响

人参具有抗血小板聚集和纤溶活性,抑制血栓形成的作用。当给家兔静脉注射人参皂苷 80mg/kg 时,显著抑制了花生四烯酸和 ADP 诱发的血小板聚集,血小板内 cAMP(环磷酸腺苷)含量升高,同时血小板内环氧酶和血栓素 A2(TXA2)合成酶受到抑制。TXA2 通过膜受体使细胞内 Ca 离子浓度提高,这是血小板聚集的扳机点。人参皂苷,可能是抑制血小板聚集的主要成分。离体实验证明,人参皂苷升高 CAMP 的水平乃由于激活腺苷环化酶和抑制磷酸二酯酶活性的缘故。人参皂苷升高 CAMP 含量可能为其抑制血小板激活的重要机制。

2. 对血液和造血功能的影响

人参对骨髓造血功能有保护和刺激作用,能使正常和贫血动物红细胞、白细胞数及血红蛋白量增加。当骨髓受到抑制时,人参增加外周血细胞数的作用更为明显。人参通过促进骨髓 DNA、RNA、蛋白质及脂质的合成一,促进了骨髓细胞有丝分裂,刺激骨髓的造血功能。所以人参可用于各种贫血的治疗,但剂量选择值得注意。

(三)具有促进学习和记忆的功能

人参中增强学习和记忆能力的有效成分为人参皂苷,其中人参皂苷 Rb 和 Rg 对学习和记忆功能均有良好影响。人参皂苷 Rb,在剂量为 25mg/kg,50mg/kg 和 100mg/kg 腹腔注射时,对小鼠记忆获得障碍有不同程度的改善作用。人参皂苷 Rg 对 AP(淀粉样蛋白)所致的小鼠学习记忆有显著改善作用,其对胆碱酶系统的影响是人参皂苷 Rg 的重要作用机制之一。

(四)对垂体–肾上腺皮质系统功能的影响

人参对垂体–肾上腺皮质功能有刺激作用,其有效成分为人参皂苷。各种人参皂苷促进肾上腺皮质激素分泌的作用强度不同,人参皂苷 Rd 促进皮质酮分泌的 ED 最小,即其作用最强。人参根总皂苷无论灌胃(35mg/kg 和 75mg/kg)或腹腔注射(7mg/kg)均能增加皮质激素的分泌。

(五)降糖作用

药理学研究证明,于 10 天内每天给大鼠腹腔注射人参皂苷 30mg/kg 和 100mg/kg,待第 7 次给药后 2 小时,给大鼠尾静脉注射四氧嘧啶 100mg/kg,于第 8,第 11 天及停药后 7 天测血糖,结果表明人参总苷有明显的降血糖作用,其降血糖作用呈明显的量效关系,于停药后 7 天仍有作用。人参总皂苷按 100mg/kg 腹腔注射,不但能预防小鼠高血糖,而且对四氧嘧啶引起的高血糖也有治疗作用。进而证明,人参皂苷 Rb 有明显的降血糖作用。人参多糖是人参中另一类降血糖成分。人参多糖 A 和多糖 B 按照 30mg/kg 给小鼠腹腔注射时,于给药后 5~7 小时使小鼠血糖明显降低。多糖 B 的降血糖机制是由于增加了胰岛素的分泌和提高组织对胰岛素的敏感性;而多糖 A 的降血糖作用,可能由于它影响了糖代谢过程中某些酶的活性。实验证明,人参多糖 A 使小鼠血糖降低,肝葡萄糖 – 6 – 磷酸酶的活性受到抑制,而使肝磷酸化酶、葡萄糖 – 6 – 磷酸脱氢酶及磷酸果糖激酶的活性升高,从而加速了糖的利用和减少了糖原的合成,导致血糖降低。

（六）抗肿瘤作用

人参具有抗肿瘤作用,其抗肿瘤的活性成分可分为三类:①人参皂苷;②人参多糖;③人参烯醇类化合物。人参皂苷是通过阻止细胞增殖周期 G0/G1 期或促使细胞死亡两种方式抑制了肿瘤细胞 U2OS 的增殖。小田岛肃夫曾观察在离体条件下,人参皂苷 Rb、Rb2、Rc、Rd、Rh1、Re 等对各种癌细胞增殖的影响。结果表明,人参皂苷 Rh2 的抑瘤作用最强。王本祥等证明人参多糖对正常小鼠和荷瘤小鼠的细胞及体液免疫有刺激作用。进一步研究证明,人参多糖腹腔注射剂量为(50~460)mg/次时,对 S180(小鼠肉瘤)、U14(宫颈癌细胞)和 EAS(小鼠移植性肿瘤)均有明显的抑制作用。实验证明人参烯醇类对吉田肉瘤培养细胞的 50% 生长抑制浓度为 0.5μg/ml。

（七）对免疫功能的影响

人参对细胞和体液免疫都有影响。人参皂苷和人参多糖是人参调节免疫功能的活性成分。人参茎叶皂苷、人参花皂苷对小鼠网状内皮系统吞噬功能均有促进作用,增加小鼠血清特异性抗体的浓度。人参花皂苷体外浓度为 0.01~10μg/ml 时,可促进 T 淋巴细胞、B 淋巴细胞致分裂原如 PHA(植物血凝素)、Con – A(刀豆蛋白 A),LPS(脂多糖)刺激的淋转反应。王本祥等首先报告,人参多糖 50mg/(kg·天)、200mg/(kg·天)和 400mg/(kg·天),连服 3 天,可促进小鼠的网状内皮系统的吞噬功能,豚鼠的补体生成及提高用羊红细胞免疫小鼠血清中溶血素的浓度。人参多糖具有抗肿瘤作用,其抗肿瘤作用机制主要由于调整了机体的细胞和体液免疫功能。正常成人外周血 NK 细胞活性随人参皂苷 Re 0.16～100mg/ml 剂量增加杀伤活性显著增强,说明人参皂苷 Re 是一种理想的免疫调节剂。另外还有研究证明,与对照组比较,红参能抑制 HRA(人卵巢癌细胞)在无胸腺小鼠体内的生长,抑制肿瘤增殖。对于卵巢癌术后患者,维持化疗并用红参,其 NK 细胞活性呈增强倾向。说明红参具有增强 NK 细胞活性作用。

（八）人参的抗氧化和抗衰老作用

给小鼠按 1.6g/kg 剂量灌胃人参甲醇提取物,对乙醇引起肝中毒小鼠肝组织脂质过氧化物含量有明显降低作用。离体实验证明,人参茎叶皂苷浓度为 0.03% 或 0.04% 时,可使温孵培养的中老年大鼠的心、肝、大脑线粒体,微粒体及红细胞膜丙二醛含量明显降低。给家兔每日按 100mg/ml 灌服人参茎叶皂苷,共给药 8 周,结果表明,人参茎叶皂苷可显著增加红细胞膜和血小板膜的流动性,降低红细胞和血小板膜的胆固醇卵磷脂比值,提示人参茎叶皂苷对高脂血症引起的细胞膜损伤有保护作用。人参皂苷有稳定神经元膜系统,促进蛋白质合成,延缓神经元衰老的作用。人参具有确实的抗脂质过氧化作用,因为其含有多种抗氧化物质。该类化合物可能是其抗衰老作用的物质基础。人参的抗衰老作用,除了上述抗氧化作用外,可能与其对神经、内分泌、免疫功能及物质代谢等生理功能的调节作用有关系。

（九）其他

人参的其他作用还包括:抗应激,抗辐射,抗休克等。健康犬肌内注射人参皂苷生理盐水溶液 25mg/kg,失血后 5 小时,存活率明显提高,心肌超微结构病变,如肌膜、肌原纤维、肌浆网、线粒体、闰盘等细胞器损害明显减轻,心肌肌浆网内 Ca^{2+} 增加,线粒体内 Ca^{2+} 减少。这些结果说明,人参皂苷有保护心肌、抗休克作用。此外,人参皂苷对各生发活动非常旺盛的组织如睾丸及骨髓等器官,不但能刺激 RNA 和蛋白质合成,也能促进 DNA 的合成。人参根及茎叶皂苷具有中枢兴奋作用。人参茎叶多糖不但灌胃给药有抗溃疡作用,而且皮下注射也有效。每天灌胃给予 0.06mg/kg 剂量的人参茎叶皂苷可明显抑制醋酸泼尼松引起的兔血清总脂、总胆固醇和三酰甘油的升高,抑制率分别达 66.2%、58.1% 和 92.8%。

六、附子

（一）对心脏的作用

1.强心作用

给猫静脉注射附子水提物 15.30mg/kg,2 分后左心室压力(LVP)及其上升最大速度（LV dp/dt max）均明显增加。对心力衰竭猫,待 LVP 和 LV dp/dt max分别降至正常水平的 41% 和 30% 后,静脉注射附子水提物 30mg/kg,其峰值分别恢复到正常水平的 75% 和 72%,比给药前增加了 96% 和 22%,可见附子水提物对正常或心力衰竭的猫均有明显的强心作用。2.5%、5% 熟制附子煎剂 0.1ml 对蟾蜍离体心脏显示强心作用,浓度增至 20% 0.1ml,可使蟾蜍离体心脏出现收缩期停止;2.5%、5% 制附子煎剂 0.1ml 也可使离体兔、豚鼠、大白鼠离体心脏心跳振幅加大,频率加快,但十几分后心跳振幅变小,有时可出现心律不齐。给犬静脉注射 10mg/kg,对其心脏收缩也有增强作用。附子的强心成分不因煎煮时间延长而减弱,而所含致心律失常的主要成分乌头碱则在煎煮过程中逐渐水解为乌头原碱而毒性大为降低,但强心作用不被破坏。说明去甲乌药碱有明显增加正常心脏功能的作用。

2.对心律和心率的影响

实验表明,附子能加强心肌收缩力,加快心率,增加心输出量,有增加心肌耗氧量、降低心脏做功效率的作用。附子的强心成分去甲乌头碱在麻醉剂、维拉帕米及烟碱等心律失常动物模型中均有一定的预防和治疗作用,表明去甲乌头碱可对抗缓慢型的心律失常。乌头碱有阻滞 L 型钙通道的作用,此作用与其导致心律失常扩张血管等作用有关。附子能改善和恢复病窦的窦房结搏功能。其机制可能与附子具有 α、β 肾上腺素受体激动剂作用有关。乌头碱、中乌头碱、北草乌碱和次乌头碱均有很强的致心律失常作用。乌头碱可引起多种动物和人的心律失常,随剂量增大,可出现心动过缓、室性期外收缩、室性心动过速、心室颤动、心跳停止等,乌头碱可使心肌细胞 Na$^+$ 通道开放,加速 Na$^+$ 内流,使细胞膜去极化。给大鼠 200mg/kg、400mg/kg 静脉注射或 500mg/kg、1 000mg/kg 十二指肠给予水溶性部分(不含乌头碱类生物碱)均可使由乌头碱诱发的大鼠心律失常恢复正常。

3. 抗休克作用

给内毒素引起休克的猫以每分 2mg/kg 静脉滴注附子水溶部分,或 1 次静脉注射 30mg/kg,能明显对抗主动脉压力、左心室收缩压力和左心室上升最大速率的降低心率和减慢并延长生存时间,表明其对内毒素引起的休克有治疗作用。给内毒素休克犬静脉注射去甲乌药碱 1μg/(kg·分),连续观察 10 小时,结果可使每搏输出量、心输出量和心脏指数增加,外周阻力降低。对予心源性休克犬,去甲乌药碱可使平均动脉压,左室压峰值,左室压一阶微分正、负压最大值提高,中心静脉压降低。另有报道,制附子提取物可显著延长烫伤休克大鼠的存活时间。

4. 抗心肌缺血

静脉注射附子注射液 50mg/kg,对麻醉开胸犬急性心肌缺血损伤的范围、程度有明显缩小和减轻作用。附子在降低缺血心肌耗氧的同时,又能增加对缺血心肌的血流灌注,增加供氧量,从而改善了氧的供求平衡。给大鼠静脉注射附子注射液 50mg/kg,对垂体后叶素引起的急性心肌缺血和心律失常有明显的对抗作用。小鼠腹腔注射 50% 附子注射液 13ml/kg 和 10ml/kg,能显著提高小鼠对缺氧的耐受力。给麻醉开胸犬静脉注射附子注射液 2g/kg,去甲乌药碱 50mg/kg,能使冠脉流量明显增加,冠脉阻力和总外周阻力降低,心排出量和心脏指数以及心肌耗氧量增加,但去甲乌药碱使心率明显加快,血压下降。附子对不麻醉犬有心率加速作用和对麻醉犬冠脉血流、心肌耗氧量有增加作用,可被普萘洛尔部分对抗;对不麻醉犬的升压作用能被酚妥拉明翻转,表明附子的心血管作用,可能是通过肾上腺受体的兴奋而实现。

(二)抗炎作用

给大鼠灌胃附子水煎剂 5g/kg,每日 1 次,连续 5 天,或 10g/kg 1 次灌胃,对甲醛及蛋清引起的大鼠足肿胀有明显的抑制作用,但对肾上腺内维生素 C 含量均无影响,对去肾上腺大鼠仍有抗炎作用,由此认为抗炎作用不是通过肾上腺皮质而引起的。但也有报道制附子煎剂给大鼠灌胃(2g/kg),皮下注射(0.5g/kg)或肌内注射(0.25g/kg),每日 1 次,连续 4 天,均能显著降低肾上腺内维生素 C 含量,其作用不被戊巴比妥钠及氯丙嗪所阻断,但能被可的松部分阻断,作用的有效成分系生物碱。制附子煎剂能增加大鼠尿中17-酮类固醇的排泄,减少末梢血液中嗜酸性粒细胞,并对大鼠蛋清性足肿胀有抑制作用,因此认为制附子对垂体-肾上腺皮质系统有兴奋作用。乌头碱、中乌头碱和次乌头碱是附子的抗炎有效成分。灌胃乌头碱能明显抑制角叉聚糖引起的小鼠足肿胀,抑制组胺和乙酸引起的大、小鼠皮肤血管通透性增加,减少受精鸡胚浆膜上肉芽组织形成。抗炎机制可能与中枢及组织中的前列腺素有关。

（三）对中枢神经系统等的作用

1. 镇痛作用

采用热板法测定附子煎剂 10g/kg、20g/kg 灌胃,或腹腔注射 15g/kg、10g/kg、5g/kg、2.5g/kg、1.25g/kg,小鼠痛阈明显提高,镇痛强度与剂量呈正相关。采用乙酸扭体法给小鼠灌胃附子煎剂 10g/kg、20g/kg,扭体次数明显减少。用电刺激大鼠尾部法,测得乌头碱最小镇痛有效量为 25mg/kg,镇痛指数为 11.8,小鼠静脉注射 1/4ID50,乌头碱和中乌头碱 60μg/kg 以及次乌头碱 300μg/kg,均可抑制乙酸引起的扭体反应,中乌头碱镇痛效力比乌头碱强 2 倍,次乌头碱则比乌头碱弱,其镇痛机制可能是抑制兴奋在神经干中的传导或使神经干完全丧失兴奋和传导能力。有学者认为乌头碱类生物碱的镇痛作用是中枢性的,因为小鼠脑内注射中乌头碱可呈现强的镇痛作用,多巴胺也使其作用增强,可能它们的镇痛作用主要是通过多巴胺系统而发挥作用。另有证明,对痛阈无影响的剂量能明显增强乌头碱的作用,直流电损毁脑内蓝斑,可使乌头碱镇痛作用消失,提示镇痛作用与中枢去甲肾上腺素有关。亦有实验表明,松潘乌头总碱(TAS)是一种不同于吗啡的非成瘾性镇痛剂。

2. 对体温的影响

附子水煎剂 20g/kg 小鼠灌胃,可显著延长受寒小鼠的存活率($P <$0.01)。附子水煎剂和冷浸液均能抑制寒冷情况下引起的鸡和大鼠的体温下降,甚至使降低的体温恢复,延长生存时间,降低死亡率。

3. 镇静作用

附子冷浸液能够延长小鼠使用环己巴比妥钙睡眠的时间,减少自主运动,而制附子在相同条件下则无此作用。

4. 对血液系统的影响

附子水提取物在促血小板聚集、纤溶酶抑制红细胞膜稳定化作用及抑制中蛋白热变性作用等方面均为阳性。给大鼠附子水煎剂 10g/kg、20g/kg,能使部分凝血活酶时间及凝血酶原消耗时间明显延长,并能预防大鼠体内血栓的形成。

5. 对消化系统的影响

实验表明附子水煎剂能显著对抗小鼠水浸应激和大鼠盐酸损伤性溃疡;还能对抗蓖麻油和番泻叶引起的小鼠药物性腹泻,但对小鼠胃肠推进运动无明显影响。附子水煎剂在 1mg/ml、2mg/ml、4mg/ml、12mg/ml 浓度有兴奋离体肠管作用,并推测附子可能具有胆碱样、组胺样和抗肾上腺素样作用。

（四）其他作用

1. 局麻作用

有实验报道,附子能够刺激局部皮肤、黏膜和感觉神经末梢,先兴奋产生瘙痒和灼热感,继而产生麻醉感,丧失知觉,说明附子的局麻作用。

2. 肾血流量

有实验表明,去甲乌头碱成分能明显降低家兔肾血流量,使尿钠减少,而对尿量和尿钾无明显影响。

3. 对免疫功能的影响

有实验表明,附子对特异性体液免疫、非特异性免疫均有促进作用。附子水溶性提取物 60g/kg 灌胃,可提高"阳虚"小鼠特异性体液免疫功能。

4. 扩张外周血管的作用

附子煎剂可明显扩张麻醉犬和猫的后肢血管。

5. 对平滑肌的作用

乌头碱和中乌头碱对平滑肌的收缩作用,不是直接作用于平滑肌本身,而是通过交感神经发生作用的。

6. 对血糖的影响

附子有明显的降血糖作用,研究者认为其降血糖的机制是增加葡萄糖的利用,而不是提高胰岛素水平。

(五)毒理研究

用序贯法测得附子水溶部分小鼠静脉注射 ID 为 589mg/kg,大鼠静脉注射最小致死量为 1 037 ± 82mg/kg。制附子煎剂小鼠灌胃和静脉注射的 ID 分别为 17.42 ± 1.024g/kg 和 3.516 ± 0.419g/kg。乌头碱、中乌头碱和次乌头碱的毒性作用性质相似,中毒特征是呼吸抑制和引起心律失常。

七、细辛

(一)对神经系统的作用

腹腔注射细辛挥发油 0.06ml/kg、0.12ml/kg,可使小鼠安静,自主活动减少;0.06ml/kg 可产生明显镇静作用,翻正反射消失,随剂量增大,中枢抑制作用增强,1.2ml/kg 可致小鼠呼吸停止而死亡。细辛挥发 0.05 ~ 0.075ml/kg 与阈下剂量的戊巴比妥钠水合氯醛具有协同作用。细辛水煎剂 29g/kg,对电击鼠尾具有镇痛作用。小鼠腹腔注射细辛挥发油(0.06 ~ 0.24)ml/kg 可明显抑制乙酸引起的扭体反应,并显著提高电击痛阈。腹腔注射细辛挥发油 0.06 ~ 0.24ml/kg,可对抗电诱发小鼠惊厥及戊四氮或士的宁诱发的小鼠惊厥。腹腔注射其挥发油 0.06 ~ 0.24ml/kg 30 分即可降低正常大鼠体温,并且降低酵母致热大鼠的体温,解热作用于给药后 1 小时呈现,可持续 5 小时以上。

（二）抗炎作用

细辛中去甲乌药碱对组胺诱发的大鼠膝关节肿有明显的抗炎作用。华细辛水提液（相当于生药 5g/kg）灌胃，对大鼠甲醛性及蛋清性关节炎（10g/kg）也有一定抑制作用。腹腔注射细辛挥发油 0.24ml/kg 可降低毛细血管通透性，对白细胞游走抑制率为 43%，而且能抑制棉球肉芽肿，使胸腺萎缩和降低正常大鼠肾上腺内维生素 C 含量，明显降低角叉聚糖所致炎性渗出和组织内组胺含量。细辛挥发油能对抗巴豆油引起的小鼠耳肿胀，并抑制抗大鼠兔血清引起的大鼠皮肤浮肿。毛细辛挥发油 0.5ml/kg 或辽细辛挥发油 15ml/kg 给大鼠腹腔注射，连续 8 天，表明二者均能明显抑制棉球所致肉芽组织增生；毛细辛挥发油可显著降低血清锌含量，辽细辛挥发油虽可降低血清锌含量，但不显著。

（三）对心血管的作用

细辛挥发油能明显增加离体豚鼠心脏的冠脉流量。细辛醇提物 0.3ml/kg，去甲乌药碱 5μg/kg 静脉注射能提高心源性休克犬的平均动脉压、左心室内压、左心室最大收缩和舒张速率，降低中心静脉压，并增加冠脉血流量。还有报道，细辛挥发油使蟾蜍内脏血管扩张，静脉注射对麻醉犬、猫有降压作用，而细辛煎剂对麻醉猫却有明显的升压作用。细辛液 14ml/kg 进行小鼠腹腔注射，使耳郭微循环血流减慢或停止，血管管径轻度收缩。

（四）对呼吸系统的作用

细辛挥发油能松弛组胺、乙酸胆碱引起的离体气管痉挛，细辛中甲基丁香酚对豚鼠离体气管有显著的松弛作用。北细辛醇浸剂对离体肺灌流量先呈短暂降低，而后持续增加，可维持 15~30 分。

（五）抗过敏作用

北细辛甲醇浸出液的水不溶性分离部分，均可明显抑制组胺所致离体豚鼠回肠的收缩。细辛的水和乙醇提取物均能使速发型变态反应总过敏介质释放量减少 40% 以上。细辛水煎液 50mg/ml 能明显降低分离的豚鼠外周血中淋巴细胞。

（六）对平滑肌的作用

低浓度细辛挥发油能使兔离体子宫、肠管张力先增加后降低，而高浓度则呈现抑制作用，并能松弛组胺、乙酰胆碱以及氯化钡引起的豚鼠离体回肠痉挛。

（七）抑菌作用

体外试验表明细辛醇浸剂、挥发油对革兰阳性菌、枯草杆菌及伤寒杆菌有抑制作用，煎剂对结核杆菌及伤寒杆菌亦有抑制作用。细辛挥发油中黄樟醚 5×10^4 mg/ml 培养基有较强的抑真菌作用。

（八）其他作用

细辛对 D - 半乳糖所致衰老小鼠模型有抗氧化作用，能够提高老年小鼠脑中超氧化物歧化酶和一氧化氮合成酶（NOS）的活性，对小鼠的心、肝组织的谷胱甘肽过氧化物酶的活性也有所提高。细辛中的去甲乌药碱有较强的清除超氧自由基的能力和抑制鼠肝匀浆脂质过氧化作用，对超氧自由基诱发的透明质酸和牛关节液中氨基多糖的解聚具有保护作用。

（九）毒理研究

1. 急性毒性

细辛煎剂给小鼠灌胃与静脉注射，ID 二分别 12.375g/kg 及 0.778g/kg。小鼠腹腔注射细辛挥发油按寇氏法测得 ID 为（0.55 ± 0.01）ml/kg，按概率对数绘图法测得 LD 为（1.2 ± 0.04）ml/kg。

2. 亚急性毒性

细辛挥发油 0.06ml/kg、0.12ml/kg、0.24ml/kg 腹腔注射，每日 1 次，连续给药 18 天，血常规，丙氨酸氨基转移酶尿素氮，心、肝、脾、肺、病理切片检查，给药组与对照组比较，组间均无明显差异。细辛挥发油中所含黄樟醚毒性较大，在饲料中掺入，2 年后使 28% 大鼠发生肝癌。

八、肉桂

（一）对消化系统的影响

肉桂水煎剂有增加肠蠕动、增加胃黏膜血流量、改善微循环、抗溃疡的作用。20g/kg 肉桂水煎剂灌胃，能显著抑制小白鼠的胃肠推进率。对 5 - 羟色胺所致大鼠溃疡西咪替丁无效，而肉桂水提物通过增加胃黏膜血流量，改善微循环，从而抑制 5 - 羟色胺引起的胃溃疡。

（二）对心血管系统的影响

肉桂有显著的改善心肌缺血的作用。每日按 1.2g/kg（生药）剂量灌胃给药，连续 6 天，对垂体后叶素引起兔急性心肌缺血有改善。煎剂能增加豚鼠离体心脏的冠脉流量，对垂体后叶素所致豚鼠离体心脏的冠脉流量减少有对抗作用。肉桂水提物强于肉桂油，肉桂制剂能使舒张压得到较充分提高，冠状动脉及脑动脉灌注压相应增高，促进心肌及胸部侧支循环开放，从而改变其血液供应，呈现对心肌的保护作用。

（三）抗菌作用

肉桂醇提取物对厌氧菌株中的艰难梭菌、普通类杆菌、伊氏放线菌、多形类杆菌、脆弱类杆菌、卵圆类杆菌、产黑素类杆菌、痤疮丙酸杆菌、消化链球菌、吉氏类杆菌均有非常明显抑菌作用。肉桂石油醚提取物 0.1ml 对产黑素类杆菌、消化链球菌、伊氏放线菌、痤疮丙酸杆菌、吉氏杆菌、多形杆菌、脆弱类杆菌、产气荚膜梭菌等有强抑制作用。肉桂煎剂在体外对真菌有抑制作用。肉桂的乙醇或乙醚浸出液浓度 1% ~10% 对许兰毛癣菌等多种致病性皮肤真菌有抑制作用。

（四）抗炎、镇痛、解热作用

小鼠尾压法或腹腔内注射醋酸扭体法，均证明其镇痛作用。桂皮醛及肉桂酸钠对温热刺激引起的发热家兔有解热作用。大鼠每天灌胃 100mg/kg，连续 5 天，对棉球致大鼠肉芽组织增生慢性炎症模型的抑制率为 51.2%。

（五）抗血小板聚集作用

体外实验,肉桂水煎剂、肉桂酸或香豆素对 ADP 诱导的大鼠血小板聚集有抑制作用。

（六）对细胞代谢的影响

肉桂具有钾通道开放活性及钙离子通道拮抗活性。膜片钳实验证明其能增强血管平滑肌钾通道延迟整流电流,说明其舒张血管作用机制之一为开放血管平滑肌的钾通道。药理实验表明,肉桂还具有钙离子通道拮抗活性,具有较强的扩血管活性。

（七）其他作用

肉桂还有升白细胞的作用。以 0.000 35mg/kg 的剂量给犬皮下注射桂皮酸钠,可使外周白细胞升高 150% ~200% 。

九、黄柏

黄柏内也含有大量小檗碱,但不及黄连,论述同黄连,其他药理作用如下:

（一）抗病原微生物作用

黄柏对金黄色葡萄球菌、溶血性链球菌、肺炎链球菌、白喉杆菌、炭疽杆菌以及大肠杆菌、伤寒杆菌、副伤寒杆菌、绿脓杆菌和脑膜炎双球菌等均有抑制作用。另有报道,50% 黄柏煎液对念珠菌无效,对红色毛癣菌、石膏样毛癣菌、絮状表皮癣菌均有抑制作用。

（二）对心血管系统的影响

黄柏具有抗心律失常及降血压的作用。黄柏成分药根碱 10mg/kg 静脉注射,对大鼠心肌缺血和复灌所致心律失常均有对抗作用。20 世纪 60 年代初期研究报道,黄柏具有降压作用。给麻醉猫腹腔注射黄柏水煎液 12g/kg,引起血压急骤下降,10 分降至较低水平,90 分时血压为给药前之 60% 。降压同时伴有心率和呼吸减慢。

（三）抗溃疡作用

给大鼠皮下注射黄柏提取物,可使乙醇引起的胃黏膜损伤抑制21.9%和63.3%。灌胃给药具有相同作用。另外,对阿司匹林、幽门结扎以及水浸应激法引起的大鼠急性胃黏膜损伤均有保护作用。

（四）其他作用

黄柏能抑制免疫反应引起的炎症损伤,实验证明,黄柏有抑制小鼠迟发型超敏反应DTH的作用,其机制可能是抑制了IFN $-\gamma$、IL -1、TNF $-\alpha$、IL -2等细胞因子的产生和释放。

此外,黄柏还有一定抗肿瘤作用。以BGC823人胃癌细胞为实验材料研究黄柏在480nm和650nm光照下对癌细胞的光敏作用影响,结果发现黄柏加药照光组对癌细胞生长、癌细胞噻唑蓝代谢活力均有光敏抑制效应。

十、川花椒

（一）抗菌消炎及杀虫作用

实验测定,川花椒在试管内对炭疽杆菌、α – 溶血链球菌、β – 溶血链球菌、白喉杆菌、假白喉杆菌、肺炎双球菌、金黄色葡萄球菌、柠檬色葡萄球菌、白色葡萄球菌及枯草杆菌等7种革兰阳性肠内致病菌有完全抑制作用,对大肠杆菌、宋内痢疾杆菌、变形杆菌、伤寒杆菌、副伤寒杆菌、绿脓杆菌及霍乱弧菌等7种革兰阴性肠内致病菌有完全抑制作用。

（二）对凝血系统的作用

川花椒有抑制血小板聚集,抗凝血的作用。取Wistar大鼠,分别给川花椒水提取物10g/kg、20g/kg灌胃;川花椒醚提取物1.5ml/kg、3.0ml/kg灌胃,给药1小时后,测定血栓形成时间,并取血测定生化项目。结果显示:川花椒水提取物10g/kg、20g/kg剂量下均使实验性体内血栓形成时间延迟,剂量与效用相关;川花椒醚提取物在1.5ml/kg剂量下使体内血栓形成时间延迟不明显,在3.0ml/kg剂量下,有明显延迟血栓形成时间的作用。故川花椒具有一定的抗凝作用,且川花椒水提取物强于川花椒醚提取物。采用冰水应激下心肌血管内血小板聚集引起的心肌损伤模型,观察川花椒水提取物对血小板聚集功能的影响。血小板聚集反应采用不同剂量的川花椒水提取物对比浓度;ADP 诱导血小板聚集,结果显示:川花椒水提取物和川花椒醚提取物对冰水应激状态下儿茶酚胺分泌增加所引起的血小板聚集有抑制作用。还有报道,川花椒根浸剂可以用作血友病的止血剂,并着重指出只有它的氯仿、甲醛或乙醚提取物才具有延长血栓形成的活性。

（三）对消化系统的影响

1.对肝脏保护作用

张明发等给大鼠每日灌服川花椒水提取物2.5g/kg、5.0g/kg,连续5天,能够降低四氯化碳所致血清丙氨酸氨基转移酶的升高,但对血清天门冬氨酸氨基转移酶升高无保护作用,而醚提物则无作用。川花椒水提取物和醚提取物经十二指肠给药均无利胆作用。

2.抗溃疡作用

鼠灌胃川花椒水提物5g/kg 和1g/kg,对应激或吲哚美辛加乙醇所致溃疡均有明显抑制作用。给大鼠灌胃川花椒水提物5g/kg 能明显抑制结扎幽门性溃疡的形成。石油醚提取物3ml/kg 对大鼠盐酸性胃溃疡有抑制作用。

3.对胃肠运动的影响

口服 20g/kg 的川花椒煎剂,结果生理盐水组和川花椒液组的小鼠胃肠推进率分别为 60 ± 10 和 22 ± 24,两组比较($P < 0.01$),表明川花椒明显抑制胃肠的推动运动。口服 20g/kg 川花椒显著对抗吗啡抑制小鼠胃肠推进率。口服 20g/kg 川花椒显著对抗阿托品抑制小鼠胃肠推进率。口服 5g/kg 的川花椒煎剂对酚妥拉明、吗啡、阿托品性小鼠胃肠墨汁推进率无显著影响。川花椒水提取物 10g/kg 灌胃有明显抑制小鼠胃肠墨汁推进运动,但川花椒醚提取物在 3.0ml/kg、6.0ml/kg 组均无抑制作用。对离体肠管的影响,川花椒在低浓度时显著兴奋离体兔空肠自发收缩活动,但在高浓度时则抑制离体兔空肠自发收缩活动。

4.止泻作用

给小鼠口服川花椒液 10g/kg、20g/kg 可显著对抗蓖麻油引起的小鼠腹泻,20g/kg 川花椒液可显著对抗番泻叶引起的小鼠腹泻,口服川花椒液5g/kg对蓖麻油和番泻叶引起的腹泻均无显著影响。

（四）对心血管系统的影响

1. 降压作用

川花椒植物浸出物的水蒸气蒸馏部分 0.1ml/kg 给狗静脉注射,可知血压暂时下降,其作用不被阿托品或酚妥拉明所阻断。家兔给予香茅醇静脉注射可使血压迅速下降。野川花椒根中提得水溶性生物碱,具有一定的横纹肌松弛作用,但可使血压明显降低,临床试用时应注意。

2. 对应激性心肌损伤的保护作用

采用冰水应激下心肌血管内血小板聚集引起的心肌损伤模型,观察川花椒提取物对心肌细胞结合酶、血清及肝内三酰甘油含量的影响。研究结果表明:川花椒水提取物对 5-核苷酸酶活性改变不明显,且川花椒醚提取物能显著降低其活性,两者对单胺氧化酶活性均能明显降低,能明显降低血清三酰甘油,且不降低肝内三酰甘油含量;川花椒水提取物对 ADP 和胶原诱导的血小板聚集有抑制作用。故川花椒对应激性心肌损伤有保护作用。

（五）对呼吸系统的作用

香茅醇能反射性兴奋呼吸。川花椒油能抑制磷酸组胺、氯乙酸胆碱、慢反应物质对器官平滑肌的收缩,与其平喘作用密切相关。

（六）局麻作用

川花椒果皮制成50%的注射液可用于止痛。川花椒挥发油和川花椒水溶物对蟾蜍离体坐骨神经冲动有阻滞作用,川花椒浸液在一定浓度下降低蟾蜍离体坐骨神经的兴奋性和可逆性阻断神经的传导,是产生局麻的基础。川花椒稀醇液对家兔角膜有麻醉作用,作用强度弱于丁卡因,用于豚鼠浸润麻醉作用较普鲁卡因强。

（七）抗癌及致突变作用

川花椒宁碱具有抗癌作用,对人白血病具有极强作用,并对病毒引起的几种癌症有效。

（八）其他作用

川花椒素 10mg/kg 静脉注射可致强烈惊厥,本品有兴奋唾液腺,抑制乳汁分泌,降血脂,抗动脉硬化作用。香茅醇能加强肾上腺素对子宫的收缩作用,抑制小肠收缩,给大鼠灌胃,小剂量有轻度利尿作用,大剂量则显著抑制尿的排泄。

（九）毒副作用

香茅醇急性毒性试验,小鼠灌胃 ID 为 4.8g/kg,家兔静脉注 50mg/kg,死于呼吸麻痹。川花椒醚提取物灌服小鼠 ID(32.9±2.9)ml/kg(寇氏法),水提取物灌服 ID 为(52±5)g/kg(寇氏法),动物死亡前表现为电休克样强直性惊厥,似有小毒。给小鼠灌胃青川花椒水煎剂的 ID 为 122g/kg(生药),川花椒的 ID 为 45g/kg(生药),故川花椒毒性明显大于青川花椒。

第二章 经方应用研究

一、叶天士对乌梅丸方的发挥

叶天士善于运用乌梅丸方,将其广泛运用于治疗六淫为病和内伤杂病,正是对辨证论治的深刻理解,把握了乌梅丸证寒热错杂(脾肾寒,肝胃热)的病机特点。

(一)主治脾胃病(木乘土、泄泻、痢、呕吐、便血等)

叶天士以乌梅丸方化裁治疗脾胃病,并总结为"泄肝安胃"一法,其具体用药规律为乌梅酸泻肝热,生白芍酸敛肝血,相辅相成,切合肝的生理特点,既泄其邪,又扶其正,体现江南医家遣方用药的心思细密,灵活变通。在针对中焦脾胃方面,或配合大麦芽、陈皮、半夏曲、佩兰之醒脾健胃法;或配合人参、茯苓、粳米、淡姜渣、枳实之通降阳明法;或配合麦冬、石斛之补益胃阴法;而在针对肝热方面,或加味川楝子、吴茱萸,增益泄肝止痛的功效,或加味木瓜柔肝养血,如此种种皆是顾护中焦脾胃,泄肝安胃之意,为叶天士发挥乌梅丸方之特色。

(二)主治虫证

叶天士认为,狐惑和蛔虫都是由于湿热所化生,脾胃虚,木乘土为其本质。乌梅丸方为驱虫专方,除了能够泄肝安胃,又具备辛开苦降、化解湿热的功效,在针对湿热的方面,或加黄芩清热化湿,或采用半夏泻心汤方意,半夏与黄连、干姜相配伍,辛开苦降,调整脾胃气机;或加川楝子、延胡索、芦荟,增益杀虫止痛的功效。

（三）主治暑病、疟病

暑、疟均为六淫邪气,深入人体,劫伤阴津,由于既有邪热,又有阴伤,如暑病侵犯下焦厥阴,选用乌梅肉、川黄连酸苦泻热,以生地黄、麦冬、阿胶奠安下焦肝肾之阴;如以乌梅丸治疗疟病,在酸苦泻热、辛开苦降的基础上,还加用了苦温燥湿的草果、厚朴、炒常山,另加天花粉、知母凉润,调和诸药苦温燥烈的性味,此为叶天士所习用的截疟之法。

（四）兼主中风、虚劳、痉厥等,旁涉妇儿诸病

叶天士抓住乌梅丸中主药乌梅肉、黄连酸苦泻肝胃之热的配伍特点,并将其应用于中风、虚劳、痉厥、脱肛、疮疡、痛证等病证,虽然在《临证指南医案》中,以乌梅丸主治上述病症的例子不多,但是却给后人如何应用经方以垂范。从这些有限的例子中,可以管窥乌梅丸方的使用思路,如乌梅丸是"柔剂",针对肝"体阴用阳",起到泻热不伤阴的效果。另外,乌梅丸方在针对具体病症时,亦有其不足,这就需要联合其他方法使用,如通降阳明法、酸甘养阴法、合阳明法、辛开苦降法等,此是乌梅丸方主治疾病范围扩大的内在合理性。

二、柯琴对乌梅丸的发挥及临床应用

柯琴在论乌梅丸时指出:"六经惟厥阴最为难治,其本阴而标热,其体风木,其用相火,以其具合晦朔之理。阴之初尽,即阳之初出,所以一阳为纪,一阴为独,则厥阴病热,是少阳之相火使然也。火旺则水亏,故消渴;气有余便是火,故气上撞心;心中疼热,木甚则克土,故饥不欲食,是为风化;饥则胃中空虚,蛔闻食臭则出,故吐蛔。此厥阴之火证,非厥阴之伤寒也。《内经》曰:'必伏其所主,而先其所因。或收或散,或逆或从,随所利而行之,调其中气,使之和平。'是厥阴之治法也。仲景之方,多以辛甘、甘凉为君,独此方用酸收之品者,以厥阴主肝而属木。《洪范》云:'木曰曲直,曲直作酸。'《内经》曰:'木生酸,酸入肝,以酸泻之,以酸收之。'君乌梅之大酸,是伏其所主也。佐黄连泻心而除痞,黄柏滋肾以除渴,先其所因也。肾者肝之母,椒、附

以温肾,则火有所归,而肝得所养,是固其本也。肝欲散,细辛、干姜以散之;肝藏血,桂枝、当归引血归经也。寒热并用,五味兼收,则气味不和,故佐以人参调其中气。以苦酒浸乌梅,同气相求,蒸之米下,资其谷气。加蜜为丸,少与而渐加之,缓以治其本。"

柯琴说:"小柴胡为少阳主方,乌梅为厥阴主方。二方虽不同,而寒温互用,攻补兼施之法相合者,以脏腑相连,经络相贯,风木合气,同司相火故也。其中皆用人参,补中益气,以固本逐邪,而他味俱不相袭者,因阴阳异位。阳宜升发,故主以柴胡;阴宜收降,故主以乌梅。阳主热,故重用寒凉;阴主寒,故重用辛热。"由此可知,乌梅丸非治蛔厥之专方,更非驱虫之小剂,乌梅丸在《伤寒论》中与小柴胡汤、理中汤等有同等重要的地位,乃一经之主方。厥阴以肝风内动,寒热错杂为本证,以提纲所述"消渴,气上撞心,心中疼热,饥而不欲食,食则吐蛔,下之,利不止"为主症,乌梅丸是治疗厥阴病的主方。正如陈修园曰:"肝病治法,悉备于乌梅丸之中也。"其"味备酸甘焦苦,性兼调补助益,统厥阴体用而并治之。"至于乌梅丸能治蛔厥,兼治久利,柯氏认为:"蛔从风化,得酸则静,得辛则伏,得苦则下。""久利则虚,调其寒热,扶其正气,酸以收之,其利自止。"因此,临床运用乌梅丸既不能受蛔厥、久利证候之束缚,更应摆脱驱蛔、止利治法的禁锢,谨守肝风内动、寒热错杂的病机,掌握乌梅丸证的症状表现,方能广泛运用,真正发挥乌梅丸厥阴主方、理肝要剂的重要作用。

临床运用乌梅丸除提纲所述主症外,他如内脏经脉相传而致厥阴经脉证之眩晕、头痛、发痉、麻痹、胁痛;因木土生克相传之脘腹痞胀、腹痛、呕吐、呃逆、吞酸、便血;因手足同经相传之昏厥、烦躁、巅痛、失眠、郁证、狂证;因下焦肝肾同属冲任之痛经、崩漏、月经不调、奔豚、白带、不孕等症,皆可与主症互参,辨证运用。无论何种疾病,只要诊断其证属厥阴阴阳寒热错杂,肝风内动,出现提纲的主症,皆可用乌梅丸,取得异病同治的效果。然因其症状表现复杂,临床应随症加减。若风甚者,重用酸收,或加白芍、木瓜;热重者,重用黄连、黄柏,酌减辛热,或加黄芩、芦荟,或用连梅汤;寒重者,重用干姜、附子,稍减苦寒,或加吴茱萸、肉桂,或用椒梅汤;虚重者,重用人参、当归,或用人参乌梅丸;阳气虚弱,重用参附,减酸苦之品;阴血亏虚,重用当归、乌梅,除辛燥之品。病偏上者,重配黄连、桂枝;病偏中者,重配黄连、干姜;病偏下者,配附子、黄柏。如中焦脾胃症状突出者,可用加减乌梅丸,或安胃丸。若兼太阳表寒,仍佐桂枝、细辛,合当归四逆汤之意;兼少阳气郁,可加柴胡、枳壳,合小柴胡汤之意;兼阳明腑热,可加大黄、枳实,合小承气汤之意;兼阳明寒饮,可加吴茱萸、生姜,合吴茱萸汤之意;兼少阴虚寒,重用附子,再加甘草,合四逆汤之意;兼少阴虚热,重用黄连,再加阿胶,合黄连阿胶汤之意;兼太阴寒湿,重用干姜,再加白术,合理中汤之意;兼厥阴气逆,可加柴胡、白芍、枳实,合四逆散之意。可见乌梅丸酸苦辛甘齐备,寒热并行,立法严谨,配伍合理,加减化裁灵活。临证若能谨守病机,领会酸收息风的妙用,则可变通其法,广而用之。

三、高忠英教授应用乌梅丸加减治疗慢性溃疡性结肠炎

高忠英教授认为溃疡性结肠炎临床上常表现为寒热混杂,虚实相兼,故治疗上也要求寒热并用,清补结合。而乌梅丸作为厥阴病的寒热错杂证的主方,具有辛开苦降、寒热并用,补泻兼施、气血两调的特点,正好适合本病的治疗。

高忠英教授应用乌梅丸加减治疗慢性溃疡性结肠炎,突出体现以下特点:其一,本证为本虚标实,疗溃止血以治标为急。当归、白芍是本病治疗之要药,古有"红痢(血多)用当归,白痢(脓冻)用芍药"的说法,根据大便情况,出血多用当归,黏液多白芍。若血止,脓退重用白芍在溃疡面上"加膜",即在肠黏膜表面形成一层保护层,保护再生之上皮及肉芽组织。其二,随症状主次变化,酌加补虚药,有利整体的恢复。根据患者寒热的不同程度,调整凉药和热药的比例,并且根据患者虚实情况,酌情选择清补药物,如热象明显,补虚药选用清补之品的太子参。若寒证明显,选用党参以温中补气。其三,因其久病正虚,故治标之药多选用炭药,如生姜、黄芩、黄连及金银花等皆用炭,其优点既保存药力,又可缓解寒热之性,使之无伤正之虑,且炭药善于收涩,固肠止血又有治疗溃疡的功效。其四,肉桂与赤石脂在本方加减运用是高忠英教授用药的一大特色。肉桂既能温暖脏腑、散寒止痛,又

能助溃疡愈合,作用特殊。且现代药理学研究,肉桂能加速溃疡面愈合。血便过多时当合用赤石脂以涩肠止血。高忠英教授在治疗溃疡性结肠炎时常以二药同用,临床效果很好,有待进一步研究其药理机制,但毕竟为十九畏,七情之相反药,不可随意效仿。

医案精选

◎案

李某,女,43岁。2011年2月19日初诊。患慢性溃疡性结肠炎20余年,近2周加重。现便不成形,便前腹痛,便中带血,日行5~6次,纳差,乏力,面色苍白。舌淡苔白,脉沉细。中医诊断为泄泻。西医诊断为溃疡性结肠炎。观其脉证,辨证为阳虚运化失健,寒热错杂,损伤肠络。治以温阳逐寒、清肠止血。方用乌梅丸加减。

处方:乌梅12g,党参15g,姜炭10g,黄芩炭10g,炒黄柏10g,金银花炭10g,炒槐花10g,赤石脂10g,枳壳10g,地榆炭10g,当归10g,白芍15g,肉桂6g。

经4诊,服药2月余,病情明显好转。3个月后随诊,患者情况稳定,大便次数每日1~2次,便已成形,无腹痛,便血已除,精神尚佳。

按 本案患者久病,纳差、乏力、便溏、面色苍白、舌淡为久病脾肾虚寒之象;便中带血,示寒热错杂伤于肠络。寒热错杂,寒重热轻。故用乌梅酸涩止泻、止痛;党参、当归、白芍补气调气养血;姜炭、肉桂温肾散寒;黄芩炭、金银花炭、地榆炭、炒槐花清热止血,因患者久病体虚,恐清热之力太过伤正,故四药皆用炭炒,缓其性,用其效,用赤石脂涩肠止血,敛疮生肌,收效甚佳。

四、石琢莹教授应用乌梅丸的临床经验

石琢莹教授认为乌梅丸证的病机有寒热夹杂和虚实并见两方面。在用药方面,药味少而精,组方严密,方中酸苦辛甘合用,酸以柔肝,辛以疏肝散寒,苦以清热,甘则和缓、调补气血。辛苦同用,辛开苦降,斡旋中州;酸辛相配,柔肝疏肝,调木扶土;酸苦泻热、辛温散寒在于祛邪,辛甘化阳、酸甘化阴

在于扶正,十分符合寒热错杂,虚实并见的病机。

医案精选

◎案（泄泻）

某,女,69 岁。2002 年 11 月 16 日初诊。主诉:腹泻近 5 年,时轻时重。直肠镜检查诊断为慢性溃疡型结肠炎。诸药不效,症见:形弱体羸,面色少华,少气懒言,手足发凉,心烦口渴,尿赤,大便质稀,日行 3~4 次。舌淡苔薄微黄,脉沉。中医诊断为泄泻。辨证为寒热错杂、中气不足。方用乌梅丸加减。

处方:乌梅 12g,制附子、黄连、黄柏各 9g,干姜、川椒、桂枝各 6g,细辛 3g,党参、白术各 12g,赤石脂 15g。3 剂,日 1 剂,水煎服。

二诊:服药 3 剂,大便次数大减,日 1 次。为巩固疗效,原方去赤石脂,3 倍剂量研末米醋为丸,每丸 3g,日 2 次,每次 3 丸。后来因他病来诊言泄泻未再发。

按 泄泻日久,正气必衰,故见面白、形羸肢凉,但又见口渴尿赤,此为阳衰于下而热盛于上之寒热错杂证,方中辛热甘温助肠胃中阳气,以祛寒扶正,苦寒酸涩清热燥湿涩肠。诸药合用,能温能清,能补能涩,故可治疗寒热错杂之慢性泄泻。

◎案（痛经）

某,女,28 岁。2003 年 3 月 29 日初诊。主诉:行经腹痛近 2 年,月经后期,量少,小腹冷痛,痛甚则呕吐清涎,四肢发凉。平素见面色微红,口干喜饮。舌苔黄白相间,脉沉。观前医温通、理气、活血之法俱用而疗效不显。中医诊断为痛经。辨证为寒热错杂。方用乌梅丸加减。

处方:乌梅 15g,干姜、当归、党参、桂枝各 10g,川黄连、黄柏各 6g,细辛 3g,制附子 6g,吴茱萸 5g。2 剂,日 1 剂,水煎服。

2 剂尽,痛微减。嘱上方继进 2 个月经周期,共计 10 余剂,痛止。

按 患者腹痛肢凉吐清涎,为厥阴阴寒之象,但平素又有少许热象,前医诸法俱用而疗效不显,辨为寒热错杂。并在经行时用药,桂枝、制附子、干姜、细辛及吴茱萸辛温以祛厥阴之寒,黄连、黄柏反佐于其中,乌梅味酸引入厥阴,合当归、党参酸甘化阴,补阴血之不足,故寒祛、血和、脉通而痛止。

参考文献

[1]李赛美,李宇航.伤寒论讲义[M].北京:人民卫生出版社,2012.

[2]陈烨文,连建伟,龚一萍.论叶天士及《温病条辨》对乌梅丸方的发挥[J].中华中医药,2015,30(5):1608 – 1609.

[3]黄煌.张仲景50味药证[M].北京:人民卫生出版社,1998.

[4]肖静.《临证指南医案》中乌梅及乌梅丸运用规律探讨[D].广州:广州中医药大学,2015.

[5]曹兰秀,周永学,顿宝生.细辛功效应用历史概况[J].陕西中医学院学报,2009,32(3):59 – 60.

[6]林渊.干姜功效发挥方向应用历史沿革探析[J].四川中医,2006,24(9):36 – 37.

[7]陈西平.影响黄连在复方中功效发挥方向的多因素研究[D].成都:成都中医药大学,2011.

[8]秦凯华,宋健平,叶俏波.附子功效的本草考证[J].中药材,2015,38(1):185 – 186.

[9]凌智群,程宝宏,等.川花椒功效发展的历史沿革[J].云南中医学院学报,2008,31(4):49 – 50.

[10]谢谋华,王建军,姜宏博.乌梅丸加减治疗慢性溃疡性结肠炎36例[J].实用中医内科杂志,2007,21(8):51

[11]魏志军,张悦.辨证治疗非特异性溃疡性结肠炎90例疗效观察[J].湖南中医杂志,2000,16(3):16.

[12]王玉超.乌梅丸剂治疗慢性非特异性结肠炎100例[J].甘肃中医2007,20(9):27.

[13]樊遂明,张素义,唐云华.乌梅丸治疗慢性结肠炎86例[J].河南中医药学刊,1999,14(6):28.

[14]刘海立,闰冬梅.中西医结合治疗溃疡性结肠炎32例[J].现代中西医结合杂志,2004,13(24):3228.

[15]周桃元.中西医结合治疗溃疡性结肠炎74例[J].湖南中医药导报,2000,6(12):22.

[16]柳文,沈琳.乌梅丸合痛泻要方治疗溃疡性结肠炎30例[J].上海中医药杂志,2003,37(1):37.

[17]高先正,郭星.乌梅丸化裁治疗慢性溃疡性结肠炎120例[J].现代中医药,2006,26(5):30.

[18]郭洪波,等.乌梅丸加减治疗溃疡性结肠炎44例[J].新中医,2007,39(1).

[19]白文,李竹君.白映准运用乌梅丸治疗久痢经验[J].实用中医内科志,2007,21(5):14.

[20]祁宏.经方在胃肠病中的应用[J].吉林中医药,2002,22(6);50.

[21]路瑞琴.乌梅丸加减治疗肠易激综合征33例[J].安徽中医学院学报,1997,16(5):14.

[22]林金钟.乌梅丸临床运用3则[J].福建中医药,2005,36(1);48.

[23]杨金环.乌梅丸加减治疗慢性胆囊炎69例[J].河南中医,2006,26(1).

[24]朱玲.乌梅丸治疗慢性萎缩性胃炎36例[J].浙江中医杂志,2006,41(12):703.

[25]李双.加减乌梅汤治疗慢性萎缩性胃炎46例临床观察[J].湖南中医药导报,2004,20(8):17.

[26]杨扩美.乌梅丸加减治疗慢性萎缩性胃炎78例[J].陕西中医,2004,25(1);6.

[27]王绪霖,缴稳玲,吕家舜.抑制幽门螺旋杆菌中药的初步筛选[J].中国中西医结合杂志,1994,4(9):534.

[28]魏世超.乌梅汤变量辨证治疗滴虫性肠炎100例疗效观察[J].中医杂志,1994,35(10).

[29]曹钟东.乌梅丸加味治疗克隆病21例小结[J].甘肃中医,2000,3:32.

[30]刘选民.乌梅丸化裁治疗胆道蛔虫48例[J].现代中医药,2002(6):36.

[31]夏明清.中西医结合治疗胆道蛔虫病42例[J].实用中医药杂志,2001,17(8):30.

[32]赵志伟,杨梅.中西医结合治疗胆道蛔虫症24例报告[J].中国民族民间医药杂志,2002,58:288.

[33]尹有学.加减乌梅丸治疗胆道蛔虫11例[J].新中医,1995,27(1):49.

[34]杨增昌,毛兴兵.乌梅汤治疗胆道蛔虫病[J].新中医,1999,31(3):50.

[35]李德胜.乌梅丸合承气汤治疗胆道蛔虫病28例[J].实用中西医结合杂志,1994,7(6):336.

[36]祝丽萍,李上康,等.静注维生素C联合乌梅汤治疗胆道蛔虫症168例[J].中国中医急症,2004,13(6):352.

[37]钱能达,谢佩芳.重症蛔厥治验1例[J].安徽中医临床杂志,1998,10(3):168.

[38]胡玲玲.乌梅丸加味治疗顽固性腹泻验案 3 则[J].安徽中医临床杂志,1998,10(2):32.

[39]陈涤平.古方辨治久泻 5 则[J].安徽中医学院学报,2002,21(6):24 – 25.

[40]陈涤平.乌梅丸加减治疗慢性腹泻 36 例[J].江苏中医药,2002,23(12):20.

[41]陈庆华.血吸虫病致肝内肿块治验[J].湖北中医杂志,2001,17(2):52.

[42]陈庆华.乌梅丸临证新用[J].湖北中医杂志,2001,23(4):38.

[43]刘月敏.乌梅汤治疗吞酸 2 例[J].陕西中医,2001,22(10):63.

[44]郭沈旺.乌梅丸治疗木乘土胃脘痛[J].浙江中医学院学报,2001,25(5):46.

[45]余俊.乌梅丸治疗胃脘痛 62 例[J].云南中医药杂志,1999,20(1):23.

[46]邹世昌.乌梅丸治疗糖尿病性胃轻瘫 42 例临床观察[J].新中医,2001,33(22):34.

[47]余国俊.乌梅丸治愈顽固性腹胀[J].河南中医,1998,18(1):21.

[48]王道成.乌梅丸的临床运用[J].河南中医,1996,16(2):34.

[49]杨建新,刘岁元.乌梅丸治疗消化道出血验案举隅[J].国医论坛,2000,12(5):10.

[50]陈英明.乌梅丸治疗腹痛的研究[J].江西中医药,1995,5(2).

[51]郑开东,邓兴和.乌梅丸治疗小肠功能紊乱 86 例疗效观察[J].云南中医中药杂志,2003,2.

[52]郑德元,朱佑民,等.中西医结合治疗肝肾综合征疗效观察[J].现代中西医结合杂志,2006,15(12):1614.

[53]李国鑫.乌梅丸加减治疗胆汁性肝硬化继发肝肾综合征 2 例[J].山西中医,1992,13(1):26

[54]刘洪钧.巧用乌梅丸验案三则[J].辽宁中医杂志,1997,24(4):181.

[55]常先前.乌梅丸治疗顽固性呃逆[J].广西中医药,1995,26(3):36.

[56]陈爱芝.乌梅丸临床新用[J].河南中医,1994,14(5):307.

[57]林穗芳.经方治验呃逆四则[J].广西中医药,2006,29(4):38.

[58]郝宪恩.乌梅丸治疗心血管神经症 50 例[J].陕西中医,2005,26(2):124.

[59]郑春叶,锥晓东.帕病 3 号方治疗帕金森病 30 例临床研究[J].中医杂志,2006,47(7):516.

[60]郑春叶.锥晓东教授妙用乌梅丸治验[J].北京中医药大学学报(中医临床版),2005,12(3):36.

[61]刘英锋.以厥阴主风理论指导乌梅丸的推广运用[J].中医杂志,198,39(1):15 – 16.

[62]于立民.乌梅丸治偏头痛 1 例[J].江西中医药,1999,30(1):61.

[63]杨合增,王凤菊.乌梅丸治疗神经性疾病举隅[J].河南中医学院学报,2004,19(2):56.

[64]刘西贤,张国骏。石琢莹教授应用乌梅丸的临床经验[J].天津中医药大学学报,2006,25(4):4,233.

[65]田媛,田方.乌梅丸临床新用三则[J].中国保健(医学研究版),2007,20(22):108.

[66]梅和平.乌梅丸新用[J].新中医,1993,25(7):45.

[67]何红权.乌梅丸新用[J].新中医,1995,27(11):50.

[68]陈庆华.乌梅丸临床运用举隅[J].浙江中医杂志,2001,36(5):215.

[69]蔡景辉,邓星.重温厥阴病活用乌梅丸[J].浙江中医杂志,2000,(5):187.

[70]张新,宋会都,等.乌梅丸新用举隅[J].山西中医,1994,(11):28.

[71]曹海英.乌梅丸应用举隅[J].山东中医杂志,2004,23(11):694.

[72]韩玉香,郝会萍.乌梅丸临床应用体会[J].内蒙古中医药,2000,(9):38.

[73]张再康,冯瑞雪,等.乌梅丸及其临床应用探析[J].浙江中医杂志,2002,(5):212.

[74]陈爱芝.乌梅丸临床新用[J].河南中医,1994,14(5):307.

[75]韩凯,郭文学.乌梅丸在神经系统疾病中的应用[J].河南中医,2006,26(3).

[76]刘康.乌梅丸临床应用举要[J].湖南中医杂志,2000,18(6):46.

[77]于月书.中西药合用防治变应性哮喘61例[J].黑龙江中医药,2004,6:17.

[78]崔红生,武维屏,任传云,等.加减乌梅丸治疗激素依赖型哮喘20例临床疗效观察[J].中国中医基础医学杂志,2004,10(8):49.

[79]杨硕,武维屏,崔红生.激素依赖性哮喘中医病机与辨治探讨[J].新中医,2004,36(12):5.

[80]杨硕,武维屏.乌梅丸治疗激素依赖型哮喘探析[J].中华中医药杂志,2005,20(8):486-487.

[81]赵富生.经方治验2则[J].甘肃中医,1995,8(2):22.

[82]雷玉慧,崔忠志,等.乌梅汤加减治疗慢性呼衰并肺部念珠菌感染疗效观察[J].辽宁中医杂志,2004,31(7):586.

[83]郑芳忠.乌梅丸加味治疗泌尿系结石36例[J].国医论坛,2006,21(3):10.

[84]杨扩美.乌梅丸加减治疗慢性肾功能衰竭71例[J].河南中医,2006,26(2):20.

[85]王庆英.乌梅丸临床运用体会[J].天津中医,2000,15(2):48.

[86]刘俊忠,姚雯.乌梅丸新用2则[J].国医论坛,1996,11(2):12.

[87]王红.古方新用治疗非感染性尿道综合征[J].湖北中医杂志,2003,25(8):37.

[88]冯鑫.李赛美教授巧用乌梅丸验案二则[J].湖南中医药导报,2003,9(7):12.

[89]边玉凤.乌梅丸治疗乳糜尿验案一则[J].安徽中医学院学报,1997,16(1):39.

[90]韩凯,郭文学.乌梅丸在神经系统疾病中的应用[J].河南中医,2006,26(3).

[91]王四平,吕淑静.乌梅丸新用举隅[J].四川中医,2002,20(5):67.

[92]黄云春.乌梅丸新用[J].新中医,2404,36(4):67.

[93]国万春,魏彦国.李士撇教授乌梅丸应用点滴[J].河北中医药学报,1999,14(2):28.

[94]郑昌炳.乌梅丸新用二则[J].湖南中医杂志,1993,9(3):43.

[95]司秀蕊,吕玉玲.乌梅汤保留灌肠治疗慢性盆腔炎46例[J].河南中医,1996,16(1):22.

[96]王付.运用经方加味治疗痛经举隅[J].江苏中医,2001,22(7):21.

[97]肖梦兰.乌梅丸治疗带下病21例[J].中国社区医师,2000,(9):43.

[98]马大正.经方治疗痛经验案举隅[J].山西中医,2005,21(5):47.

[99]李家发.乌梅丸异病同治之我见[J].湖北中医杂志,1999,21(11):514.

[100]陈英明.乌梅丸治疗腹痛的研究[J].江西中医药,1995(增刊):88.

[101]李苏苏.乌梅汤治疗崩漏15例[J].湖南中医杂志,1996,12(3):36.

[102]韩梅英,张森,等.乌梅丸加减治疗崩漏[J].内蒙古中医药,1998,(3):26.

[103]浦江晨,沈丽华.乌梅丸可治更年期综合征[J].浙江中医杂志,2005,(10):456.

[104]张再康,冯瑞雪,等.乌梅丸及其临床应用探析[J].浙江中医杂志,2002,14(5):212.

[105]陈立正.乌梅丸加减治疗小儿蛔虫病60例[J].实用中医药杂志,1998,14(3):22.

[106]张晓峰.乌梅汤治疗婴幼儿迁延性腹泻50例[J].江苏中医,1996,17(7):18.

[107]周正明.乌梅汤治疗小儿泻泄验案[J].青海医药杂志,2001,(3):21.

[108]刘宇,刘建荣.乌梅汤加减治疗小儿幽门螺杆菌相关性胃炎94例临床观察[J].四川中医,2004,22(8):71.

[109]何兵部.乌梅丸在儿科中的应用[J].现代中医药,2002,(3):40.

[110]张汉斌.白映淮运用乌梅丸治疗久痢经验[J].湖北中医杂志,1982,(2):36.

[111]张新,宋会都.乌梅丸新用举隅[J].山西中医,1994,(11):28.

[112]陈爱芝.乌梅丸临床新用[J].河南中医,1994,14(5):307.

[113]陈乔松.乌梅丸新用[J].新中医,1996,28(10):53.

[114]老昌辉.乌梅丸治疗慢性荨麻疹27例[J].新中医,1995,27(6):48.

[115]潘颖萍,刘民.乌梅汤治疗慢性荨麻疹 32 例[J].吉林中医药,2002.
　　22(2):38.

[116]庄建西.乌梅丸的临床运用[J].河南中医,2003,23(1):14.

[117]周玉泉,乌梅丸加减治疗复发性口疮[J].湖北中医杂志,2003,25(7):40.

[118]周杰,乌梅丸治疗复发性口腔溃疡[J].湖北中医杂志,2003,25(8):45.

[119]李晓绿,冯庆山,等.乌梅丸治疗复发性口腔溃疡[J].河南中医,2000,
　　20(5):24.

[120]张海成.乌梅丸治验 2 则[J].山西中医,2001,17(3):3.

[121]周杰.乌梅丸治疗复发性口腔溃疡 30 例临床观察[J].临床口腔医学杂志,
　　2003,19(6).

[122]王俊杰.乌梅丸加减治验举隅[J].河南中医,2008,28(1):1.

[123]张留香.乌梅丸的临床运用[J].吉林中医药,2000,(3):55.

[124]周嵘.乌梅汤治疗癔病失音例析[J].浙江中医杂志,2002,12(6):66.

[125]陈庆华.乌梅丸临床运用举隅[J].新中医,2003,35(2):45.

[126]郝应强,商铁刚.乌梅丸的药理实验研究[J].天津中医学院学报,1995,
　　3(3):44.

[127]李燕,史成和.高忠英教授应用乌梅丸加减治疗慢性溃疡性结肠炎的临床
　　经验[J].中国实验方剂学,2012,18(14):322－324.